全国高等职业教育创新教材

康复医学临床技能概论

（供康复治疗技术专业用）

主　审　宋虎杰（西安中医脑病医院）
主　编　高惠霞（陕西能源职业技术学院）
　　　　任春晓（陕西能源职业技术学院）

中国中医药出版社
·北　京·

图书在版编目（CIP）数据

康复医学临床技能概论/高惠霞，任春晓主编．—北京：中国中医药出版社，2019.8
全国高等职业教育创新教材
ISBN 978-7-5132-5620-9

Ⅰ．①康…　Ⅱ．①高…　②任…　Ⅲ．①康复医学-高等职业教育-教材　Ⅳ．①R49

中国版本图书馆 CIP 数据核字（2019）第 119609 号

中国中医药出版社出版

北京经济技术开发区科创十三街 31 号院二区 8 号楼
邮政编码　100176
传真　010-64405750
河北省武强县画业有限责任公司印刷
各地新华书店经销

开本 787×1092　1/16　印张 20　字数 450 千字
2019 年 8 月第 1 版　2019 年 8 月第 1 次印刷
书号　ISBN 978-7-5132-5620-9

定价　65.00 元
网址　www.cptcm.com

社 长 热 线　010-64405720
购 书 热 线　010-89535836
维 权 打 假　010-64405753

微信服务号　zgzyycbs
微商城网址　https://kdt.im/LIdUGr
官 方 微 博　http://e.weibo.com/cptcm
天猫旗舰店网址　https://zgzyycbs.tmall.com

如有印装质量问题请与本社出版部联系（010-64405510）

全国高等职业教育创新教材

《康复医学临床技能概论》编委会

编写说明

教育大计，教师为本。为了贯彻落实习近平总书记关于教师工作的系列重要指示精神，全面加强师德教育，提高职业院校教师的执教能力，打造一批德技双馨的"双师型"教师队伍，促进高职教育的蓬勃发展，践行"受教育者先受教育"，我们特编写了此教材。

随着社会的进步、经济的发展，以及医学模式的转变，现代康复医学的新技术不断涌现。知识的更新和新兴产业的出现，使社会对高素质技能型康复医学人才的需求更加迫切，呼唤着师德高尚、技艺高超的教师。抓好专业教师的技能训练，走产教融合、校企合作的职业教育发展道路，培养更多的复合型技能人才，对实现人才强国、质量强国的中国梦具有划时代的意义。

本教材是经院校和医院专家反复论证，共同编写的一本"理实一体化"创新教材。教材编写紧紧围绕"仁德、求实、慎思、笃行"这一主题，旨在提供基础的、实用的、最新的康复知识和临床技能。在内容上，涵盖了运动疗法、作业疗法、语言疗法等康复治疗的各个方面，筛选出康复临床必需的理论知识和操作技能，采用线条图和实际操作展现康复操作技能，以达到"真学、真做"、切实提高学习者实操能力的目的。

本教材共八章，后附康复技能操作规范与应用。教材注重理论与实践相结合，突出实用性，并融入了康复新技术和新进展。参加教材编写者均为教学一线的教师和临床一线的康复医师、治疗师。为了保证教材质量，编写人员本着严肃认真的态度反复研讨，并请专家对编写内容进行审定。教材编写得到了西安中医脑病医院的大力支持，许多专家、学者和学生提供了宝贵的图片，在此一并表示衷心的谢意。

本教材不仅适用于高等职业教育康复治疗技术专业的学生，也适用于康复治疗技术专业的教师，并可供热爱康复治疗和康复医学的人员参考。

　　本教材虽经多次讨论、修改，但由于经验不足、学识水平有限，不足之处还请读者提出，以便再版时修订提高。

《康复医学临床技能概论》编委会

2019 年 5 月

目　录

第一章　康复与康复医学 ▷▷▷

第一节　康　复

一、概述

1. 康复的内涵　康复是指综合、协调地应用医学的、教育的、职业的、社会的、工程的等各种手段，减少病、伤、残者的身体、心理和社会的功能障碍，以发挥其机体的最高潜能，提高其生活质量，最终能够重返社会。

2. 康复的对象　康复的对象是各种先天或后天原因造成的暂时或永久的各种功能缺失和障碍者。

二、康复的目标

康复的目标是以提高康复对象功能水平为中心，发挥其机体的最大潜能，使身体、心理、社会生活、职业、业余消遣和教育方面的潜能得到最充分的发挥，最终重返社会。

残疾者的功能障碍情况不同，康复的目标也不一样。即使障碍完全相同，也会因年龄、性别、体格等不同而使康复目标有所差异。康复的目标需兼顾可能性与可行性。确切的康复目标是在全面康复评定的基础上制定的，既能充分挖掘康复对象的全部潜能，又能通过各种努力达到客观目标。经过康复治疗达到既定目标后，康复对象就能重返生活环境，实现一定程度的社会回归。因此，准确、客观地制定康复目标是康复治疗最重要的一个环节。

三、康复的种类与服务形式

（一）康复的种类

康复措施包括医学的、工程的、教育的、职业的、社会的等一切可以利用的方法和技术。其构成了康复工作的主要内容，致力于帮助残疾人减轻身心和社会的功能障碍。

1. 医学康复　医学康复是指运用医学的手段和方法帮助康复对象减轻功能障碍，最大限度地改善和补偿其功能，使残存的功能和潜在的能力得以最充分发挥，从而实现康复目标。其内容包括功能障碍的预防、功能评定和康复治疗方法，如物理疗法、作业疗法、言语疗法、心理疗法、传统康复疗法等。

2. 教育康复 教育康复主要是指通过教育与训练，提高康复对象相应的素质与能力。如针对聋哑人的手语教育，针对盲人的盲文教育，针对智力、职业技能和适应社会的心理能力等的教育。

3. 职业康复 职业康复是指通过各种手段，帮助康复对象获得与其相适应的职业能力。其内容包括职业评定与就业咨询、职业教育与训练、就业和就业后随访。

4. 社会康复 社会康复是指从社会的角度，借助社会力量，减少或消除不利于康复对象重返社会的各种社会问题，维护其尊严和平等的权益，并使其履行社会职责。社会康复可推进医学康复、教育康复和职业康复。社会康复与社会制度、经济发展水平及地域文化等密切相关。维护康复对象的权利和尊严，改善其生活和福利条件，使其充分参与社会生活、实现自身价值是社会康复的中心工作。社会康复涉及面广，关键的是从法律上保证残疾人的权益，建立无障碍环境，增加其就业机会，改善其经济条件和社会精神环境。

5. 工程康复 工程康复是指研究康复对象的能力障碍和不利的社会条件，通过各种工程器具和仪器，或改造环境等措施，最大限度地恢复、代偿或重建康复对象的躯体功能，以实现康复目标。

不同的康复工作在康复过程中的作用不同，对不同的康复对象所采取的康复手段、方法和康复时间也不同。康复对象的个体条件，如年龄、性别、体格等也会影响康复的效果。因此，康复过程中需根据康复手段的特点和作用，结合康复对象的特点，制订个体化康复方案。

（二）康复的服务形式

康复服务采取的是多学科团队形式。康复服务以康复医生为首，成员包括物理治疗师、作业治疗师、言语治疗师、康复护士、康复工程人员、心理治疗师、社会工作者及康复相关人员。康复团队采用的康复服务形式主要针对的是残疾人的功能缺损，故采取的是反复的、主动的和有教育意义的方法，目的是积极解决残疾人的各种残疾问题。

第二节 康复医学

一、概述

1. 康复医学的内涵 康复医学是现代医学的一个重要分支，是指运用医学的手段与方法，对康复对象进行研究，实施预防、评定和治疗，以促进康复者功能最大限度恢复的一门学科。该学科具有相对独立的理论基础、功能评定与治疗方法，目标是预防和减轻康复对象的功能障碍程度，帮助他们回返社会。

2. 康复医学的原则 康复医学强调疾病早期的康复评定和康复训练与临床证治同步进行，鼓励康复对象主动参与康复训练而不是被动地接受治疗；对功能缺失无法恢复或较难恢复者进行功能重建，以康复医学特有的团队方式进行多学科、多方面的综合评价，从而实现康复的最终目标，即提高康复对象的生活质量，重返社会。

康复医学的核心是残疾功能的恢复和预防。康复医学以临床医学为基础，如生理学、解剖学、人体发育与运动学等，在此基础上强调功能的恢复机制。

二、康复医学的内容与对象

（一）康复医学的内容

康复医学属综合性学科，由康复基础学、残疾学、康复评定学和康复治疗学四部分构成。

1. 康复基础学　主要包括人体发育学、运动学、运动生理学、神经生理学、神经病理学和功能恢复机制学等。

2. 残疾学　主要包括运动系统残疾学、神经系统残疾学、心理精神残疾学、呼吸循环系统残疾学和功能障碍学等。

3. 康复评定学　主要包括躯体功能评定、语言听力功能评定、心理功能评定、职业能力评定、社会功能评定和功能结局评定等。

4. 康复治疗学　主要包括物理治疗学、作业治疗学、语言治疗学、心理治疗学、传统康复治疗学、康复护理学、康复工程学、职业咨询和社会服务等。

（二）康复医学的对象

康复医学的对象是各类暂时性和永久性功能障碍者，包括因疾病、损伤和老龄带来的功能障碍和先天发育障碍者。其功能障碍的发生与生理、社会、心理、职业等因素相关。康复医学以功能障碍恢复为主导。世界卫生组织（WHO）将功能障碍分为三类：器官水平的功能障碍（残损）、个体水平的功能障碍（残疾）和社会水平的功能障碍（残障）。

三、康复医学与其他医学的关系

（一）康复医学与临床医学的关系

在医学体系中，临床医学与康复医学关系密切，两者既相互联系，又有显著区别。康复医学既不是临床医学的延续，也不是临床医疗的重复，深入认识康复医学与临床医学的关系，对于医疗实践有着重要的指导意义。

康复医学与临床医学在病程的时间上、治疗的措施上和实施的人员上常常相互渗透。临床医学为康复医学的建立和发展提供基础，康复医学贯穿于临床医学之中。在伤病发生前采取有效的预防措施，能够防止功能障碍的发生；在伤病发生后，早期进行康复训练，能加快伤病的恢复，避免功能障碍的发生；在伤病恢复后期，采取康复措施，能减轻或避免功能障碍的发生；在功能障碍出现后加强康复训练，能最大限度地恢复其功能。

康复医学与临床医学又存在明显区别，体现在两者的对象、目的、方法及实施人员不同。临床医学以疾病为主导，以治愈疾病为目的；康复医学是以恢复功能为主导；临床医学是为了延长生命，康复医学是为了提高生存质量；临床医学采用的方法多为药物、手术等，康复医学采用的方法以物理、作业、器具代偿等为主。

（二） 康复医学与预防医学的关系

康复医学强调的是针对残疾的三级预防。通过积极的措施和健康教育等预防疾病的发生是一级预防；疾病发生后，通过积极的康复手段避免并发症、继发性功能障碍和残疾是二级预防；针对严重的功能障碍和残疾，积极进行康复治疗或功能替代，以提高其功能和生活质量是三级预防。康复医学与预防医学在这些方面是一致的。

（三） 康复医学与保健医学的关系

保健医学强调的是通过积极的健身和锻炼，提高机体抵抗疾病的能力和对外界环境的适应能力。这与康复医学强调的主动训练等康复措施是一致的。

第二章 康复评定技术 ▷▷▷▷

康复评定是对病伤残患者的功能状况及其水平进行定性和（或）定量描述，并对其结果做出合理解释的过程；是通过收集患者的病史和相关信息，使用客观的方法有效和准确地评定功能障碍的种类、性质、部位、范围、严重程度、预后，以及制定康复计划和评定疗效的过程。

第一节 人体形态评定

人体形态正常与否对于功能的行使有着重要的意义，是康复评定的基本内容之一。

一、上肢常用标志点

上肢常用标志点见图 2-1。

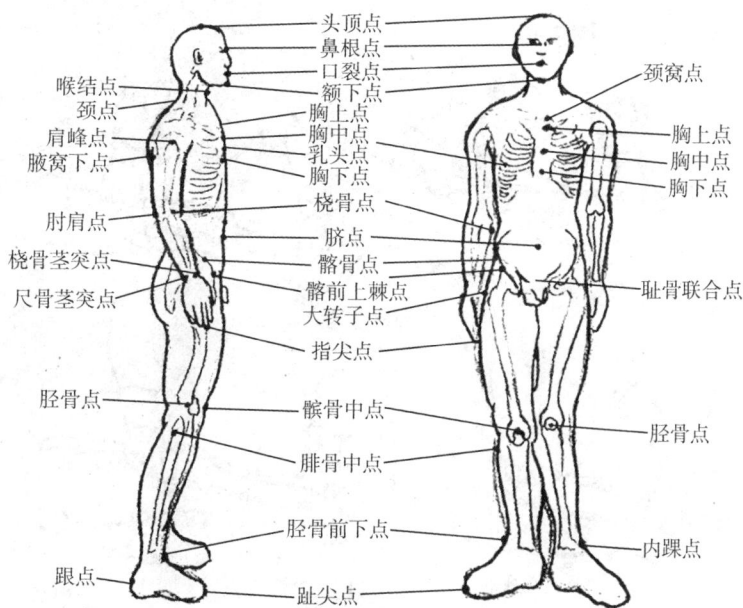

图 2-1 上肢常用标志点

二、身体长度测量

1. 上肢长度测量 见图 2-2。

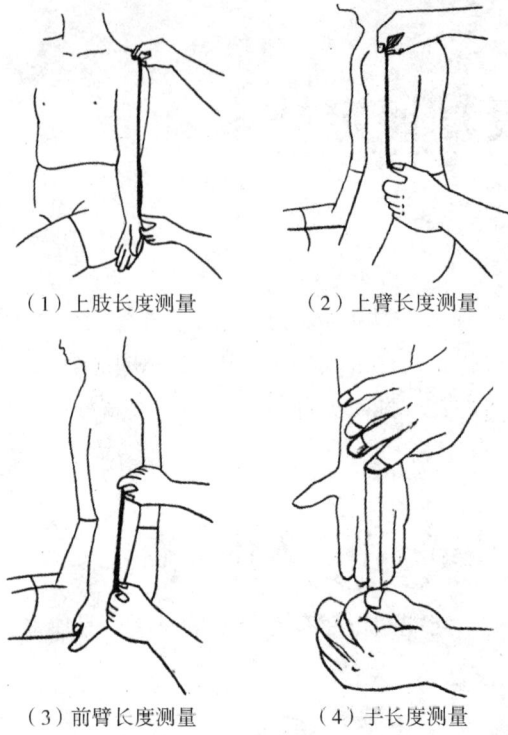

（1）上肢长度测量　　　　（2）上臂长度测量

（3）前臂长度测量　　　　（4）手长度测量

图 2-2　上肢长度测量

2. 下肢长度测量　见图 2-3。

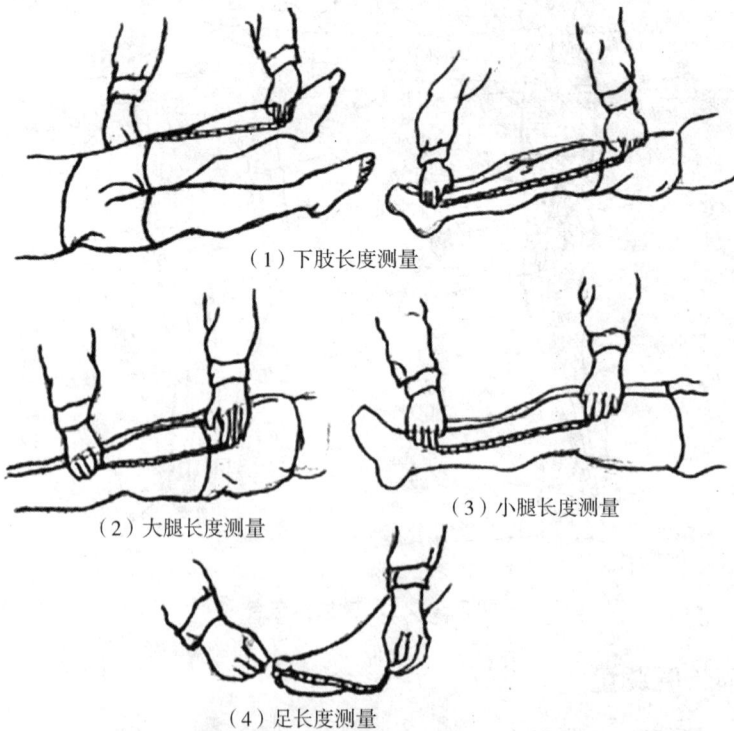

（1）下肢长度测量

（2）大腿长度测量　　　　（3）小腿长度测量

（4）足长度测量

图 2-3　下肢长度测量

三、残端长度测量

残端长度测量见图 2-4。

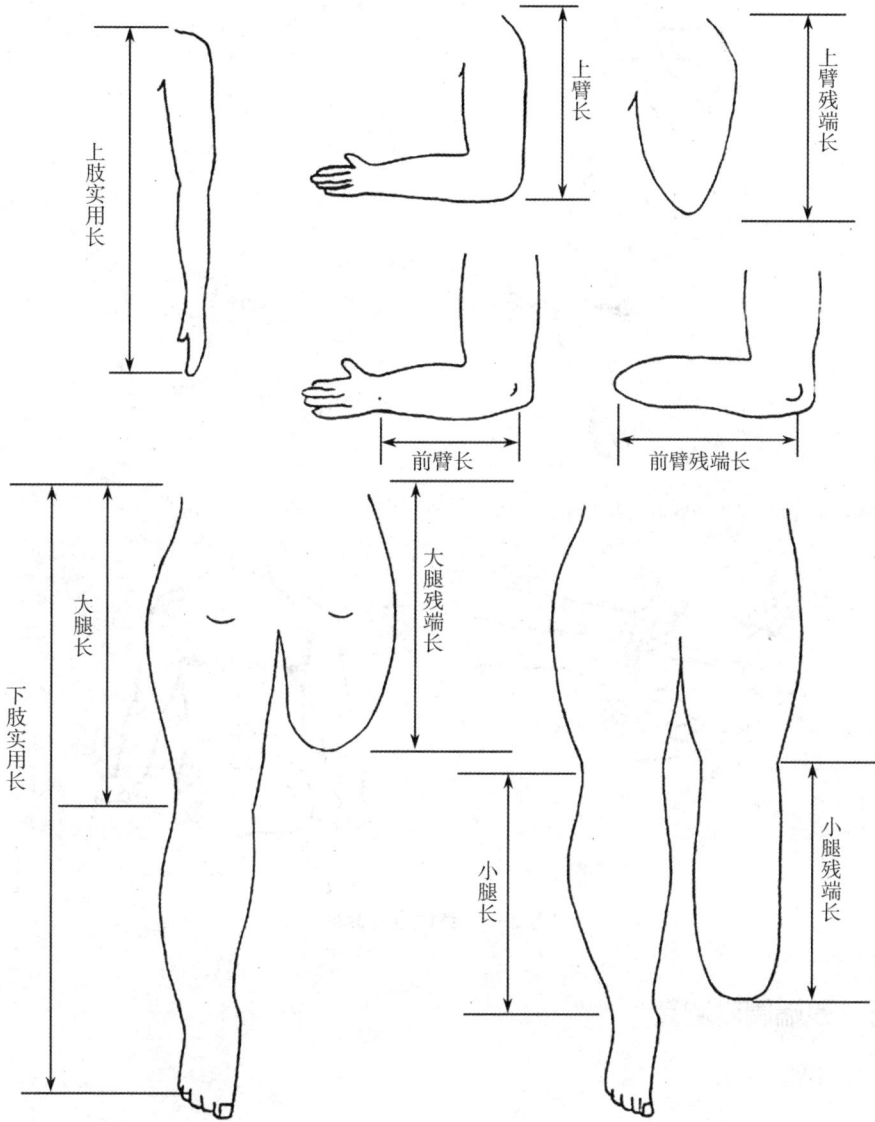

图 2-4 残端长度测量

四、身体围度测量

身体围度测量见图 2-5。

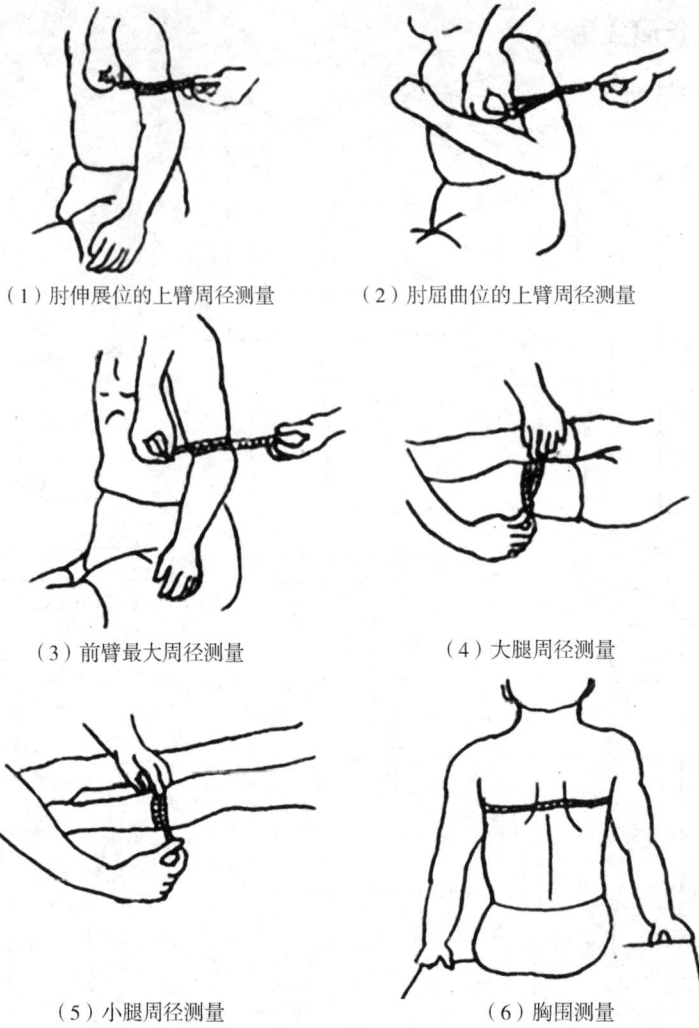

（1）肘伸展位的上臂周径测量　　（2）肘屈曲位的上臂周径测量

（3）前臂最大周径测量　　　　　　（4）大腿周径测量

（5）小腿周径测量　　　　　　　　（6）胸围测量

图 2-5　身体围度测量

五、残端围度测量

残端围度测量见图 2-6。

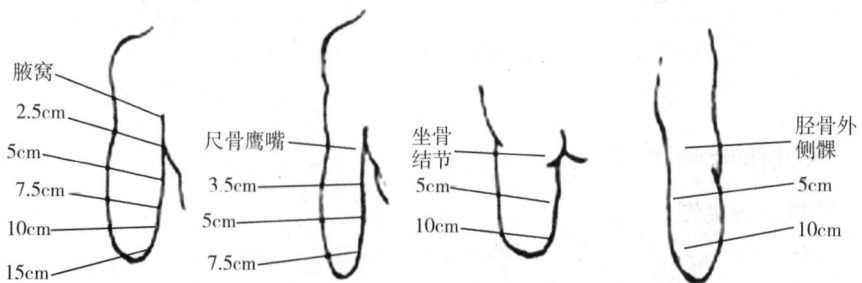

腋窝
2.5cm
5cm
7.5cm
10cm
15cm

尺骨鹰嘴
3.5cm
5cm
7.5cm

坐骨
结节
5cm
10cm

胫骨外
侧髁
5cm
10cm

图 2-6　残端围度测量

第二节　关节活动度评定

关节活动度评定是指运用一定的工具测量在特定体位下关节的最大活动范围，从而对关节功能进行判断。

一、主要关节的测量

（一）脊柱

1. 颈椎关节活动度

（1）颈前屈（0°~45°）

体位：端坐或直立位。

运动测量：要求患者屈颈使下颌贴近胸部，治疗师测量运动起始位与终末位之间的角度或从下颌至胸骨角的距离。

使用量角器时，治疗师将轴心位于下颌角，固定臂靠在患者肩上，同时将一压舌板置于患者齿间，使量角器的移动臂与压舌板平行。当患者进行颈屈运动时，随着压舌板的下移，移动臂与压舌板始终保持平行。

（2）颈后伸（0°~45°）

体位：端坐或直立位。

运动测量：要求患者仰望天花板，使头的背侧靠近胸椎。量角器的轴心位于下颌角，治疗师握住角度计将之固定臂靠在患者的肩上，移动臂与向上运动后处于终末位的压舌板平行。

（3）颈侧屈（0°~45°）

体位：端坐或直立位。

运动测量：要求患者向侧方屈颈使耳朵向肩部移动，用量角器测出它的运动角度或者用刻度尺量出从耳朵至肩部的距离。如果使用量角器的话，它的轴心位于第七颈椎棘突，固定臂放在患者肩上与地面平行（起始位：90°）或垂下与患者胸椎平行（起始位：0°），移动臂对准患者的枕后隆突。

（4）旋转（0°~60°）

体位：仰卧位。

运动测量：要求患者头部处于中立位，然后从右往左进行旋转。如果使用量角器，它的起始位为90°，轴心位于头顶，固定臂与地面平行或与测量一侧的肩峰平行，移动臂对准鼻尖。

2. 胸、腰椎关节活动度

（1）脊柱前屈（0°~80°）

体位：直立位。

四种测量方法：测量躯干相对纵轴向前曲的角度，治疗师固定住患者骨盆并观察任何脊柱前屈过程中的变化；测量患者向前弯腰指尖所能触到的腿的位置；测量患者弯腰后指尖与地面的距离；测量患者直立和弯腰后的第七颈椎至第一骶椎的脊柱长度。一个正常成年人脊柱前屈后所增加的平均长度为 1.6cm，但是如果患者直弯腰的话，在长度方面将不会有任何变化。

（2）脊柱侧屈（0°～40°）

体位：直立位。

运动测量：测量躯干侧屈有几种方法可供选择。用卷尺来测量躯干相对垂直位时所倾斜的程度。其他方法还包括：①评定第七颈椎棘突相对骨盆的位置。②测量侧屈时指尖与膝关节的距离。③使用长臂量角器，将其轴心置于第一骶椎，固定臂与地面垂直，移动臂对准第七颈椎棘突。

（3）脊柱后伸（0°～30°）

体位：直立或仰卧位。

运动测量：要求患者在固定骨盆的同时向后伸展脊柱。当患者处于直立位时，治疗师在前面提供必要的辅助并测量脊柱直立位时伸展的角度。测量时，移动臂对准第七颈椎棘突。

（4）脊柱旋转（0°～45°）

体位：仰卧或直立位。

运动测量：要求患者在维持骨盆中立位的同时旋转上躯干，直立位时尤其要注意固定骨盆。运动范围以角度为单位来记录，以头顶心为旋转轴并通过肩的旋转来测量运动弧。

（二） 上肢关节

1. 肩关节活动度

（1）肩关节屈（0°～170°）

体位：坐位或仰卧位（肱骨处于中立位）。

量角器摆放：轴心位于肱骨侧面的肩峰，固定臂与躯干平行，移动臂与肱骨平行。需要注意的是，在患者屈肩的同时，轴心逐渐向肩的后部。因此测量中末位的角度时，轴心应置于三角肌群所形成的皱襞末端。

（2）肩关节伸（0°～60°）

体位：坐位或仰卧位（肱骨处于中立位）。

量角器摆放：轴心位于肱骨侧面的肩峰，固定臂与躯干（腋中线）平行，移动臂与肱骨平行。注意患者肩后伸时轴心的位置不变；运动时伴随有肩胛骨的轻微向上倾斜，避免肩胛骨的过度运动。

（3）肩关节外展（0°～180°）

体位：坐位或俯卧位（肱骨处于外旋位）。

量角器摆放：轴心位于肩峰的后部，固定臂与躯干（脊柱）平行，移动臂与肱骨平行。

（4）肩关节内收、内旋（0°~60°）

体位：坐位（肱骨紧靠躯干，肘关节屈曲90°，前臂中立位并与身体的冠状面垂直）。

量角器摆放：轴心位于鹰嘴突，固定臂和移动臂与前臂平行。注意：当肩关节内旋时，固定臂仍保留于原来的位置与地面平行，移动臂则跟随前臂移动。

（5）肩关节外展、内旋（0°~70°）

体位：坐位或仰卧位（肩关节外展90°，肘关节屈曲90°，前臂中立位并与身体的冠状面垂直）。

量角器放：轴心位于鹰嘴突，固定臂和移动臂与前臂平行。注意：当肩关节内旋时，固定臂仍保留于原来的位置与地面平行，移动臂则跟随前臂移动。

（6）肩关节内收、外旋（0°~80°）

体位：坐位（肱骨紧靠躯干，肘关节屈曲90°，前臂处于中立位与身体的冠状面垂直）。

量角器摆放：轴心位于鹰嘴突，固定臂和移动臂与前臂平行。注意：当肩关节外旋时，固定臂仍保留于原来的位置与地面平行，移动臂则跟随前臂移动。

（7）肩关节外展、外旋（0°~90°）

体位：坐位或仰卧位（肩关节外展90°，肘关节屈曲90°，前臂旋前）。

量角器摆放：轴心位于鹰嘴突。固定臂和移动臂与前臂平行。注意：当肩关节外旋时，固定臂仍保留于原来的位置与地面平行，移动臂则跟随前臂移动。

（8）肩关节水平外展（0°~40°）

体位：垂直坐位（肩关节外展90°，肘伸直，掌心朝下）。

量角器摆放：轴心以肩峰突为中心，固定臂与肩峰至头颈的连线平行，移动臂与肱骨平行。

（9）肩关节水平内收（0°~130°）

体位和量角器摆放同水平外展。

2. 肘关节活动度 肘关节伸展、屈曲（0°~135°~150°）。

体位：站位、坐位或仰卧位（肱骨紧靠躯干，肩关节外旋，前臂旋后）。

量角器摆放：轴心位于肱骨外上髁，即肘关节皱襞的末端，固定臂与肱骨干中线平行，移动臂与桡骨平行。运动结束后，由于肌肉组织的活动，与肱骨外上髁有关的肘关节皱襞的位置将发生变化，因此，量角器的轴心在终末位时需重新摆放。

3. 前臂活动度

（1）前臂旋后（0°~80°~90°）

体位①：坐位或站位（肱骨紧靠躯干，肘关节屈曲90°，前臂处于中立位并与身体的冠状面垂直）。

量角器摆放：轴心位于腕关节掌侧横纹与尺骨远端的交点即尺骨茎突，移动臂与腕关节侧横纹平行，固定臂则与地面垂直。注意：在前臂旋后完成后，量角器需重新摆放，以确保移动臂通过前臂远端的中心。

体位②：患者手握一支铅笔使其与地面垂直，其余同上。

量角器摆放：轴心位于第三掌骨头，固定臂与地面垂直，移动臂与铅笔平行。

（2）前臂旋前（0°~80°~90°）

体位①：坐位或站位（肱骨紧靠躯干，肘关节屈曲90°，前臂处于中立位并与身体的冠状面垂直）。

量角器摆放：轴心位于腕关节背侧横纹与尺骨远端的交点即尺骨茎突，移动臂与腕关节背侧横纹平行，固定臂则与地面垂直。注意：在前臂旋前完成后，量角器需重新摆放，以确保移动臂通过前臂远端背侧的中心。

体位②：患者手握一支铅笔使其与地面垂直，其余同上。

量角器摆放：轴心位于第三掌骨头，固定臂与地面垂直，移动臂与铅笔平行。

4. 腕关节活动度

（1）腕关节掌屈（0°~80°）

体位：坐位（前臂中立位，前臂和手的尺侧面置于桌面上）。

量角器摆放：轴心位于腕关节桡侧的桡骨茎突，固定臂与桡骨平行，移动臂与食指掌骨平行。

（2）腕关节背伸（0°~70°）

体位和量角器摆放同掌屈。

（3）腕关节尺偏（0°~30°）

体位：坐位（前臂旋前，掌心朝下置于桌面上）。

量角器摆放：轴心位于腕关节背侧第三掌骨的根部，固定臂与第三掌骨平行。

（4）腕关节桡偏（0°~20°）

体位和量角点摆放同尺偏。

5. 手指关节活动度

（1）掌指关节（MP）屈曲（0°~90°）

体位：坐位（前臂中立位，腕关节0°位，前臂和手的尺侧置于桌面上）。

量角器摆放：轴心位于掌指关节顶端中心，固定臂与掌骨平行，移动臂与近端指骨平行。

（2）掌指关节（MP）过伸（0°~15°~45°）

体位：坐位（前臂中立位，腕关节0°位，前臂和手的尺侧置于桌面上）。

量角器摆放：轴心位于掌指关节顶端中心，固定臂与掌骨平行，移动臂与近端指骨平行。

（3）掌指关节（MP）外展（0°~25°）

体位：坐位（前臂旋前、手心向下置于桌面上，手指伸直）。

量角器摆放：轴心位于掌指关节中心，固定臂与掌骨平行，移动臂与近端指骨平行。

（4）近端指间关节（PIP）屈曲（0°~110°）

体位：坐位（前臂中立位，腕关节0°位，前臂和手的尺侧置于桌面上）。

量角器摆放：轴心位于近端指间关节的背侧中心，固定臂与近端指骨平行。

（5）远端指间关节（DIP）屈曲（0°~80°）

体位：坐位（前臂中立位，腕关节 0°位，前臂和手的尺侧置于桌面上）。

量角器摆放：轴心位于远端指间关节背侧，固定臂与中间指骨平行，移动臂与远端指骨平行。

6. 拇指关节活动度

（1）拇指掌指关节（MP）屈曲（0°~50°）

体位：坐位（前臂旋后 45°，腕关节 0°位，前臂和手置于桌面上）。

量角器摆放：轴心位于掌指关节背侧，固定臂与拇指掌骨平行，移动臂与近端指骨平行。

（2）拇指指间关节（IP）屈曲（0°~80°~90°）

量角器摆放：轴心位于远端指间关节背侧，固定臂与近端指骨平行，移动臂与远端指骨平行。

（3）拇指桡侧外展（0°~50°）

体位：坐位（前臂旋前，手掌朝下置于桌面上）。

量角器摆放：轴心位于拇指掌骨根部，固定臂与桡骨平行，移动臂与拇指掌骨平行。

（4）拇指掌侧外展（0°~50°）

体位：坐位（前臂中立位，腕关节 0°位，前臂和手的尺侧置于桌面上，拇指旋转至手掌侧面）。

量角器摆放：轴心位于拇指掌骨根部，固定臂与桡骨平行，移动臂与拇指掌骨平行。

（5）拇指对指 通过使用刻度尺测量拇指指腹至小指指腹的距离来评估。

（三）下肢关节

1. 髋关节活动度

（1）髋关节屈曲（0°~120°）

体位：仰卧位（髋关节、膝关节伸展）。

量角器摆放：轴心位于股骨大转子侧面，固定臂指向骨盆侧面，移动臂与股骨长轴平行。测量时膝关节屈曲。

（2）髋关节伸展（0°~15°~30°）

体位：俯卧位（髋膝中立位）或侧卧位或仰卧位。

量角器摆放：轴心位于股骨大转子侧面，固定臂指向骨盆侧面，移动臂与股骨长轴平行。测量时膝关节屈曲。

（3）髋关节外展（0°~45°）

体位：仰卧位。

量角器摆放：轴心位于髂前上棘，固定臂位于两髂前上棘的连线上，移动臂与股骨长轴平行。注意：测量起始位时，固定臂与移动臂的夹角为 90°，测量后需减去 90° 以获得正确的 ROM。

（4）髋关节内收（0°~35°）

体位：仰卧位（髋、膝关节伸展于 0° 中立位）。

量角器摆放：与髋外展的放置方法相同。注意：测量下肢应外展、屈膝于检查台边；测量起始位时，固定臂与移动臂的夹角为 90°，测量后需减去 90° 以获得正确的 ROM。

（5）关节内旋（0°~35°）

体位：坐位或仰卧位（髋、膝屈曲 90°）。

量角器摆放：轴心置于胫骨平台中点，固定臂和移动臂与胫骨长轴平行。当髋关节内旋时，固定臂仍保留于原来的位置与地面垂直，移动臂则跟随胫骨移动。

（6）髋关节外旋（0°~45°）

体位：坐位或仰卧位（髋、膝屈曲 90°）。

量角器摆放：与髋内旋的摆放方法相同。注意：测量下肢应屈膝，使下肢靠在台下，屈髋、屈膝使脚置于台上休息，同时，躯干保持直立位。另外，测量角度应减去 90°。

2. 膝关节活动度　膝关节伸展、屈曲（0°~135°）。

体位：俯卧位（髋、膝关节伸展）。

量角器摆放：轴心位于膝关节的腓骨小头，固定臂与股骨长轴平行，移动臂与腓骨长轴平行。

3. 踝关节活动度

（1）踝关节背屈（0°~20°）

体位：仰卧位或坐位（坐位时膝关节屈曲 90°），踝关节处于中立位。

量角器摆放：轴心位于踝中点下约 2.5cm，固定臂与腓骨长轴平行，移动臂与第 5 跖骨平行。注意：测量起始位时，固定臂与移动臂的夹角为 90°，测量后需减去 90° 以获得正确的 ROM。

（2）踝关节跖屈（0°~45°）

体位：仰卧位或坐位（坐位时膝关节屈曲 90°），踝关节处于中立位。

量角器摆放：与踝背屈的摆放方法相同。

（3）踝关节内翻（0°~35°）

体位：坐位或仰卧位（膝关节屈曲，踝关节于中立位）。

量角器摆放：轴心位于邻近跟骨的外侧面，固定臂与胫骨长轴平行，移动臂与足跟的跖面平行。注意：测量起始位时，固定臂与移动臂的夹角为 90°，测量后需减去 90° 以获得正确的 ROM。

（4）踝关节外翻（0°~35°）

体位：坐位或仰卧位（膝关节屈曲，踝关节于中立位）。

量角器摆放：轴心位于跖趾关节内侧面的中点，固定臂与腓骨长轴平行，移动臂与足跟的跖面平行。注意：测量起始位时，固定臂与移动臂的夹角为 90°，测量后需减去 90°以获得正确的 ROM。

二、关节活动度检查

关节活动度检查见表 2-1。

表 2-1　关节活动度检查表

检查者签名：

姓名						性别		年龄	病案号					
右侧						评价时间			左侧					
月 日		月 日		月 日		部位	检查项目	正常值	月 日		月 日		月 日	
主动	被动	主动	被动	主动	被动				主动	被动	主动	被动	主动	被动
						肩	前屈	~180						
							后伸	~50						
							外展	~180						
							内旋	~90						
							外旋	~90						
						肘	屈曲	~150						
							伸展	~0						
						前臂	旋前	~90						
							旋后	~90						
						腕	掌屈	~90						
							背伸	~70						
							桡偏	~25						
							尺偏	~65						
						四指	MP 屈曲	~90						
							PIP 屈曲	~100						
							DIP 屈曲	~80						
						拇指	外展							
							内收							

第三节　肌力评定

肌力测定是肌肉功能评定的重要方法，尤其是对肌肉骨骼系统病损及周围神经病损患者的功能评定十分重要。常用的评定工具和方法有徒手肌力测定和器械肌力测定。

一、徒手肌力测定

1. 根据受检肌肉或肌群的功能，让患者处于不同的受检位置，嘱患者在减重、抗重力或抗阻力的状态下做一定的动作，并使动作达到最大的活动范围。

2. 根据肌肉活动能力和抗阻力情况，按肌力分级标准评定级别。

目前，国际上普遍应用的是 Lovett 法，将肌力检查结果分为 0~5 级（表 2-2）。此外，还有一种补充分级法（表 2-3）。

表 2-2　Lovett 法徒手肌力检查分级

级别	名称	评级标准
5	正常	能抗重力及最大阻力，完成全关节范围活动
4	良好	能抗重力及部分阻力，完成全关节范围活动
3	可	能抗重力，完成全关节范围活动
2	差	解除重力的影响，能完成全关节范围活动
1	微弱	可触及肌肉收缩，但不能引起关节活动
0	零	未触及肌肉收缩

表 2-3　手法肌力检查补充分级法

级别	英文缩写	评级标准
5	N	抗充分阻力，完成全范围活动
5-	N-	抗充分阻力，完成大部分范围活动
4+	G+	抗充分阻力，完成小范围活动
4	G	抗部分阻力，完成全范围活动
4-	G-	抗部分阻力，完成大部分范围活动
3+	F+	抗重力，完成全范围活动，运动末期能抗较小阻力
3	F	抗重力，完成全范围活动
3-	F-	抗重力，完成大部分范围活动
2+	P+	抗重力，完成小范围活动
2	P	消除重力后，完成全范围活动
2-	P-	消除重力后，完成大部分范围活动
1	T	有肌肉收缩，无关节活动
0	Z	无肌肉收缩

3. 上肢、下肢、躯干主要肌肉力量的手检方法与评定

（1）上肢主要肌肉力量的手检方法与评定：见表 2-4。

表 2-4 上肢主要肌肉力量的手检

各肌肉	检查方法与评定		
	1 级	2 级	3 级、4 级、5 级
三角肌前部 喙肱肌	仰卧,尝试屈曲肩关节时可触及三角肌前部收缩	向对侧侧卧,受检上肢放于滑板上,肩可主动屈曲	坐位,肩内旋,屈肘,掌心向下,肩屈曲,阻力施加于上臂远端
三角肌后部 大圆肌 背阔肌	俯卧,尝试后伸肩关节时可触及大圆肌、背阔肌收缩	向对侧侧卧,受检上肢放于滑板上,肩可主动伸展	俯卧,肩伸展 30°~40°,阻力加于上臂远端
三角肌中部 冈上肌	仰卧,尝试肩外展时可触及三角肌收缩	仰卧,受检上肢放于滑板上,肩可主动外展	坐位,屈肘,肩外展至 90°,阻力加于上臂远端
冈下肌 小圆肌	俯卧,上肢在床缘外下垂,尝试肩外旋时,在肩胛骨外缘可触及肌肉收缩	俯卧,肩可主动外旋	俯卧,肩外展,屈肘,前臂在床缘外下垂,肩外展,阻力加于前臂远端
肩胛下肌 大圆肌 胸大肌 背阔肌	俯卧,上肢在床缘外下垂,尝试肩内旋时,在腋窝前、后壁可触及肌肉收缩	俯卧,肩可主动内旋	俯卧,肩外展,屈肘,前臂在床缘外下垂,肩内旋,阻力加于前臂远端
肱二头肌 肱肌 肱桡肌	坐位,肩外展,上臂放于滑板上,尝试屈曲肘关节时可触及相应肌肉收缩	位置同左,肘关节可主动屈曲	坐位,上肢下垂,屈曲肘关节,阻力加于前臂远端测肱二头肌,阻力加于前臂旋后位测肱肌,阻力加于前臂旋前位测肱桡肌;前臂中立位
肱三头肌 肘肌	坐位,肩外展,屈肘,上臂放于滑板上,尝试伸肘可触及相应肌肉收缩	体位同左,肘关节可主动伸展	俯卧,肩外展,屈肘,前臂在床缘外下垂,伸肘关节,阻力加于前臂远端
旋后肌 肱二头肌	俯卧,肩外展,前臂在床缘外下垂,尝试前臂旋后时可于前臂上端桡侧触及肌肉收缩	体位同左,前臂可主动旋后	坐位,屈肘 90°,前臂旋前位,做旋后动作,握住腕部施加相反方向阻力
旋前圆肌 旋前方肌	俯卧,肩外展,前臂在床缘外下垂,尝试前臂旋前时可于肘关节下、腕上触及肌肉收缩	体位同左,前臂可主动旋前	坐位,屈肘 90°,前臂旋后位,做旋前动作,握住腕部施加相反方向阻力
尺侧屈腕肌	向同侧侧卧,尝试做腕掌侧屈及尺侧偏时可触及其肌腱活动	体位同左,腕可掌屈及尺侧偏	体位同左,屈肘,腕向掌侧屈及尺侧偏,阻力施加于小鱼际
桡侧屈腕肌	坐位,屈肘伸展放于滑板上,尝试腕关节屈曲及桡侧偏时可触及其肌腱活动	体位同左,腕可掌屈及桡侧偏	体位同左,去掉滑板,腕向掌侧屈并向桡侧偏,阻力施加于大鱼际

续表

各肌肉	检查方法与评定		
	1级	2级	3级、4级、5级
尺侧伸腕肌	坐位，屈肘，上肢放于滑板上，尝试腕背伸及尺侧偏时可触及其肌腱活动	体位同左，腕可背伸及尺侧偏	体位同左，去掉滑板，腕背伸并向尺侧偏，阻力施加于掌背尺侧
桡侧腕长、短伸肌	坐位，屈肘，上肢放于滑板上，尝试腕背伸及桡侧偏时可触及其肌腱活动	体位同左，腕可背伸及桡侧偏	体位同左，去掉滑板，腕背伸并向桡侧偏，阻力施加于掌背桡侧
指总伸肌喙肱肌	尝试伸掌指关节时可触及掌背的肌腱活动	坐位，前臂中立位，手掌垂直时掌指关节可主动伸展	伸掌指关节并维持指间关节屈曲，阻力加于手指近节背侧
指浅屈肌	屈近端指间关节时可在手指近节掌侧触及肌腱活动	坐位，有一定的近端指间关节活动	屈曲近端指间关节，阻力加于手指中节掌侧
指深屈肌	屈远端指间关节时可在手指中节掌侧触及肌腱活动	坐位，有一定的远端指间关节屈曲活动	固定近端指间关节，屈远端指间关节，阻力加于手指末节指腹
拇收肌	内收拇指时可于1、2掌骨间触及肌肉活动	有一定的拇指内收活动	拇指伸直，从外侧位内收，阻力加于拇指尺侧
拇长、短展肌	外展拇指时可于桡骨茎突远端触及肌腱活动	有一定的拇指外展动作	拇指伸直，从内收位外展，阻力加于第一掌骨桡侧
拇短屈肌	伸拇指时于第一掌骨背侧触及肌肉活动	有一定的拇指屈曲动作	手心向上，拇指掌指关节屈曲，阻力加于拇指近节掌侧
拇短伸肌	伸拇指时于第一掌骨背侧触及肌肉活动	有一定的拇指伸直动作	手心向下，拇指掌指关节伸展，阻力加于拇指近节背侧
拇长屈肌	屈拇指时于拇指近节掌侧触及肌肉活动	有一定的拇指屈曲动作	手心向上，固定拇指近节，屈拇指，阻力加于拇指远节指腹
拇长伸肌	伸拇指时于拇指近节背侧触及肌肉活动	有一定的拇指指间关节伸展动作	手心向上，固定拇指近节，伸指间关节，阻力加于拇指远节背侧

（2）下肢主要肌肉力量的手检方法与评定：见表2-5。

表2-5　下肢主要肌肉力量的手检方法与评定

各肌肉	检查方法与评定		
	1级	2级	3级、4级、5级
髂腰肌	仰卧，尝试屈髋时于腹股沟上缘，可触及肌肉活动；俯卧，尝试伸髋时于臀部及坐骨结节下方触及肌肉活动	向同侧侧卧，托住对侧下肢，可主动屈髋；向同侧侧卧，托住对侧下肢，可主动伸髋	仰卧，小腿悬于床缘外，屈髋，阻力加于大腿远端前面 俯卧，屈膝（测臀大肌）或伸膝（测腘绳肌）伸髋10°~15°，阻力加于大腿远端后面

各肌肉	检查方法与评定		
	1 级	2 级	3 级、4 级、5 级
内收肌 大长短肌 股薄肌 耻骨肌	仰卧,分腿30°,尝试髋内收时,于股内侧可触及肌肉收缩	同左,下肢放滑板上可主动内收髋	向同侧侧卧,两腿伸直,托住对侧下肢,髋内收,阻力加于大腿远端内侧
臀中、小肌 阔筋膜张肌	仰卧,尝试髋外展时于大转子上方可触及肌活动	同左,下肢放滑板上可主动外展髋	向对侧侧卧,对侧下肢半屈,髋外展,阻力加于大腿远端外侧
股方肌 梨状肌 臀大肌 上、下孖肌、 闭孔内、外肌、	仰卧,腿伸直,尝试髋外旋时于大转子上方可触及肌肉活动	同左,可主动外旋髋	仰卧,小腿在床缘外下垂,髋外旋,阻力加于小腿下端内侧
臀小肌 阔筋膜张肌	仰卧,腿伸直,尝试髋内旋时于大转子上方可触及肌肉活动	同左,可主动内旋髋	仰卧,小腿在床缘外下垂,髋内旋,阻力加于小腿下端外侧
腘绳肌	俯卧,尝试屈膝时可于腘窝两侧触及肌腱活动	向同侧侧卧,托住对侧下肢,可主动屈膝	俯卧,膝从伸直位屈曲,阻力加于小腿下端后面
股四头肌	仰卧,尝试伸膝时可触及髌韧带活动	向同侧侧卧,托住对侧下肢,可主动伸膝	仰卧,小腿在床缘外下垂,伸膝,阻力加于小腿下端前面
腓肠肌 比目鱼肌	侧卧,尝试踝跖屈时可触及跟腱活动	同左,踝可主动跖屈	俯卧,膝伸直(测腓肠肌)或膝屈曲(测比目鱼肌),踝跖屈,阻力加于足跟
胫前肌	仰卧,尝试踝背屈及足内翻时可触及肌腱活动	侧卧,可以主动踝背屈、足内翻	坐位,小腿下垂,踝背屈并足内翻,阻力加于足背内缘
胫后肌	仰卧,尝试足内翻及跖屈时于内踝后方可触及肌腱活动	同左,可主动跖屈踝、足内翻	向同侧侧卧,足在床缘边,足内翻并踝跖屈,阻力加于足内缘
腓骨 长、短肌	仰卧,尝试足外翻时于外踝后方可触及肌腱活动	同左,可主动踝跖屈、足外翻	向对侧侧卧,使跖屈的足外翻,阻力加于足外缘
趾长、短屈肌	屈趾时于趾近节跖面可触及肌腱活动	有主动屈趾活动	仰卧,屈趾,阻力加于足趾近节跖面
趾长、短伸肌	伸趾时于足背面可触及肌腱活动	同左,有主动伸趾活动	同左,伸足趾,阻力加于足趾近节背侧
踇长伸肌	坐位,伸踇趾时于踇趾近节活动	同左,有主动伸踇趾活动	同左,固定踇近节,伸踇趾,阻力加于踇趾近节背面

（3）躯干主要肌肉力量的手检方法与评定：见表 2-6。

表 2-6 躯干主要肌肉力量的手检方法与评定（一）

各肌肉	检查方法与评定		
	1 级	2 级	3 级、4 级、5 级
斜方肌 菱形肌	坐位，臂外展放桌上，尝试使肩胛骨内收时可触及肌肉收缩	同左，使肩胛骨主动内收时可见运动	俯卧，两臂稍抬起，使肩胛骨内收，阻力为将肩胛骨向外推
斜方肌下部	俯卧，一臂前伸内旋，尝试使肩胛骨内收及下移时，可触及斜方肌下部收缩	同左，可见肩胛骨内收及下移活动	同左，肩胛骨内收及下移，阻力为将肩胛骨下角向外上推
斜方肌上部 肩胛提肌	俯卧，试图耸肩时可触及斜方肌上部收缩	同左，能主动耸肩	坐位，两臂垂于体侧，耸肩，向下压的阻力加于肩锁关节上方
前锯肌	坐位，一臂向前放桌上，上臂前伸时在肩胛骨内缘可触及肌肉收缩	同左，上臂前伸时可见肩胛骨活动	坐位，上臂前平举屈肘，上臂向前移动，肘不伸，向后推的阻力加于肘部
斜角肌 颈长肌 头长肌 胸锁乳突肌	仰卧，屈颈时可触及胸锁乳突肌	侧卧，托住头部时可屈颈 · 仰卧，能抬头，不能抗阻力	同左，能抗中等阻力 · 同左，抬头屈颈，能抗加于额部的较大阻力

表 2-6 躯干主要肌肉力量的手检方法与评定（二）

各肌肉	检查方法与评定				
	1 级	2 级	3 级	4 级	5 级
斜方肌 颈部骶棘肌	俯卧，抬头时触及斜方肌活动	侧卧，托住头部时可仰头	俯卧，能抬头，不能抗阻力	同左，能抗中等阻力	同左，抬头时能抗加于枕部的较大阻力
腹直肌	仰卧，抬头时触及上腹部腹肌紧张	仰卧，能屈颈抬头	仰卧，髋及膝屈，能抬起头及肩胛部	同左，双手前平举坐起	同左，双手抱头后能坐起
骶棘肌	俯卧，抬头时触及其收缩	俯卧位能抬头	俯卧，胸以上在床缘外下垂30°，固定下肢，能抬起上身，不能抗阻力	同左，能抗中等阻力	同左，能抗较大阻力
腹内斜肌 腹外斜肌	坐位，尝试转体时触及外斜肌收缩	同左，双臂下垂能大幅度转体	仰卧，能旋转上体至一肩离床	仰卧，屈髋，固定下肢，双手前平举能坐起并转体	同左，双手抱颈后能坐起同时向一侧转体

二、器械肌力测定

当徒手肌力超过 3 级时，为了进一步定量评定，需用专门器械进行肌力测定。根据测定时肌肉的收缩类型不同，肌力评定方法可分为三种。

1. 等长肌力测定　握力测定、捏力测定、背拉力测定。

2. 等张肌力测定　定量的负重练习器。

3. 等速肌力测定　主要采用带计算机系统的等速测力仪。

第四节　肌张力评定

肌张力是维持身体各种姿势和正常活动的基础，肌张力的正常与否主要取决于外周神经和中枢神经系统的支配情况。一旦这种支配情况发生改变就可导致肌张力过强、过低或肌张力障碍等功能问题。因此，肌张力异常是中枢神经系统损伤或外周神经损伤的重要特征。

一、肌张力异常

（一）肌张力增高

肌张力增高是指肌张力高于正常静息水平，有痉挛和僵硬两种状态。

1. 痉挛　痉挛是牵张反射高兴奋性所致的以速度依赖的紧张性牵张反射增强伴腱反射亢进为特征的运动障碍。

2. 僵硬（强直）　无论做哪个方向的关节被动活动，对同一肌肉，运动的起始和终末的抵抗感不变，即主动肌和拮抗肌张力同时增加。

（二）肌张力低下

肌张力低下是指肌张力低于正常静息水平，对关节进行被动活动时感觉到阻力。

二、肌张力评定

（一）姿势性肌张力检查

1. 正常姿势张力　反应迅速，姿势调整立即完成。

2. 痉挛或肌僵硬　过度抵抗，姿势调整迟缓。

3. 手足徐动　过度抵抗或抵抗消失交替出现。

4. 迟缓型　无肌张力变化，关节过伸展。

（二）钟摆实验

钟摆实验是一种肢体自抬高位沿重力方向下落过程中，观察肢体摆动然后停止的过程，是通过分析痉挛妨碍自由摆动的状态进行评定的方法，常用于下肢痉挛的评定（股四头肌），痉挛越重，摆动越受限。

（三）痉挛的徒手检查

常见的徒手检查方法有肌张力的神经科分级、改良 Ashworth 分级法、Penn 分级法和 Clonus 分级法。

1. 肌张力的神经科分级 见表 2-7。

表 2-7 肌张力的神经科分级

分级（级）	表现
0	肌张力降低
1	肌张力正常
2	肌张力稍高，但肢体活动未受限
3	肌张力高，肢体活动受限
4	肌肉僵硬，肢体被动活动困难或不能

2. 改良 Ashworth 分级法 见表 2-8。

表 2-8 改良 Ashworth 分级法

分级（级）	评定标准
0	无肌张力的增加
1	肌张力略微增加：受累部分被动屈伸时，在关节活动范围之末时呈现最小的阻力或突然出现卡住或释放
1+	肌张力轻度增加：在关节活动范围为后 50% 范围内突然卡住，然后在关节活动范围的后 50% 均出现最小的阻力
2	肌张力较明显增加：通过关节活动的大部分范围时，肌张力均较明显增加，但受累部分仍能较容易地移动
3	肌张力严重增高：被动运动困难
4	僵直：受累部分被动屈伸时呈现僵直状态，不能活动

3. Penn 分级法 见表 2-9。

表 2-9 Penn 分级法

分级（级）	评定标准
0	无痉挛
1	刺激肢体时，诱发轻、中度痉挛
2	痉挛偶有发作，<1 次/小时
3	痉挛经常发作，>1 次/小时
4	痉挛频繁发作，>10 次/小时

4. Clonus 分级法 见表 2-10。

表 2-10 Clonus 分级法

分级（级）	评定标准
0	无踝阵挛
1	踝阵挛持续 1~4 秒
2	踝阵挛持续 5~9 秒
3	踝阵挛持续 10~14 秒
4	踝阵挛持续 ≥15 秒

（四）肌张力低下的评定

弛缓性肌张力分级见表2-11。

表2-11 弛缓性肌张力分级

分级	评定标准
轻度	肌张力降低，肌力下降。把肢体放在可以下垂的位置并释放时，肢体只能短暂抗重力，然后立即落下，仍有一些功能活动
中度到重度	肌张力显著降低或消失，肌力0级或1级（徒手肌力检查）；把肢体放在可以下垂的位置并释放时，立即落下，不能进行任何有功能的活动

第五节 感觉评定

人体的主要感觉有躯体感觉、特殊感觉和内脏感觉。其中，躯体感觉是康复评定过程中的重要部分。本节主要讨论躯体感觉障碍的评定内容。

一、概述

1. 浅感觉评定 浅感觉评定包括痛觉、触觉和温度觉。

2. 深感觉评定 深感觉评定包括运动觉、位置觉、震动觉、皮肤定位觉、两点辨别觉、实体觉、图形觉、其他大脑皮质感觉等。

3. 常用评定工具 常用评定工具包括叩诊锤、检眼镜、棉签、128Hz音叉、笔式电筒、大头针等（图2-7）。

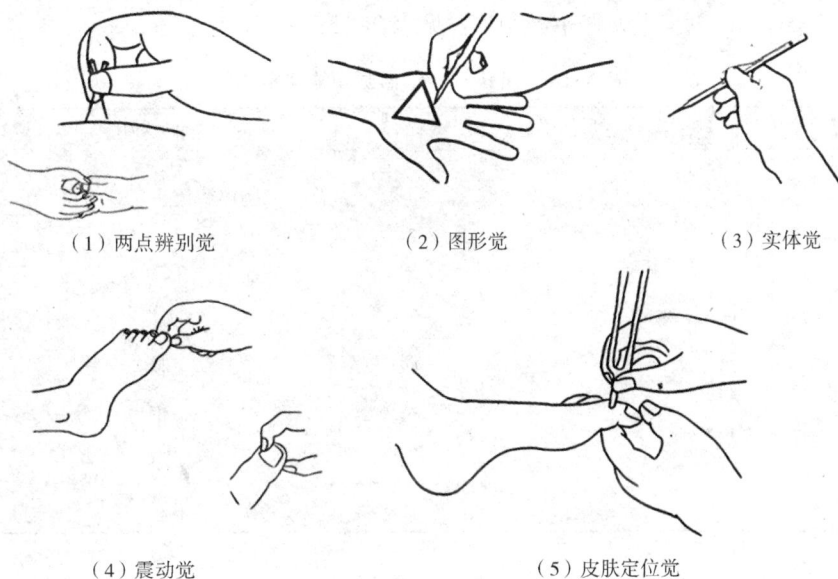

（1）两点辨别觉　　　　（2）图形觉　　　　（3）实体觉

（4）震动觉　　　　（5）皮肤定位觉

图2-7 感觉评定示意图

二、躯体感觉评定

1. 节段性感觉支配　见表2-12。

表2-12　节段性感觉支配表

节段性感觉支配	检查部位	节段性感觉支配	检查部位
C_2	枕外隆凸	T_8	第八肋间
C_3	锁骨上窝	T_9	第九肋间
C_4	肩锁关节的顶部	T_{10}	第十肋间（脐水平）
C_5	肘前窝的桡侧面	T_{11}	第十一肋间
C_6	拇指	T_{12}	腹股沟韧带中部
C_7	中指	L_1	T_{12}与L_2之间上1/3处
C_8	小指	L_2	大腿前中部
T_1	肘前窝的尺侧面	L_3	股骨内上髁
T_2	腋窝	L_4	内踝
T_3	第三肋间	L_5	足背第三跖趾关节
T_4	第四肋间（乳头线）	S_1	足跟外侧
T_5	第五肋间	S_2	腘窝中点
T_6	第六肋间（剑突水平）	S_3	坐骨结节
T_7	第七肋间	S_{4-5}	肛门周围

2. Fugl-meyer 感觉功能评定

（1）Fugl-meyer 感觉功能评定部位：见表2-13。

表2-13　Fugl-meyer 感觉功能评定部位

轻触觉	本体感觉
上肢	肩
手掌	肘
大腿	腕
足跟	拇指
	髋
	膝
	踝
	足趾

（2）Fugl-meyer 感觉功能评定标准：见表2-14。

表 2-14　Fugl-meyer 感觉功能评定标准

轻触觉		本体感觉	
0 分	感觉麻木	0 分	无感觉
1 分	感觉过度/异常	1 分	与健侧比，75%回答正确
2 分	感觉正常	2 分	全部回答正确，与健侧相比没有或只有少许差异
最高分	8 分		16 分

第六节　平衡与协调功能评定

人体平衡是指身体重心偏离稳定位置时，通过自发的、无意识的或反射性的活动，以恢复重心稳定的能力。

一、平衡功能评定

（一）平衡评定量表

常用的平衡评定量表有 Fugl-Meyer 平衡反应测试量表、Lindmark 平衡反应测试量表、Berg 平衡量表（BBS）、MAS 平衡功能评定和 Semans 平衡障碍分级法。

1. Fugl-Meyer 平衡反应测试量表　见表 2-15。

表 2-15　Fugl-Meyer 平衡反应测试量表

评定内容	评定标准	
支持坐位（分）	0	不能保持平衡
	1	能保持平衡，但时间短，不超过 5 分钟
	2	能保持平衡，超过 5 分钟
健侧展翅反应（分）	0	被推动时，无肩外展及伸肘
	1	健肢有不完全反应
	2	健肢有正常反应
患侧展翅反应（分）	0	被推动时，患肢无外展及伸肘
	1	患肢有不完全反应
	2	患肢有正常反应
支持站立（分）	0	不能站立
	1	完全在他人帮助下站立
	2	1 人帮助站立 1 分钟
无支持站立（分）	0	不能站立
	1	站立少于 1 分钟或身体摇摆
	2	站立平衡多于 1 分钟

评定内容	评定标准	
健肢站立（分）	0	维持平衡少于1~2秒
	1	维持平衡4~9秒
	2	维持平衡多于9秒
患肢站立（分）	0	维持平衡少于1~2秒
	1	维持平衡4~9秒
	2	维持平衡多于9秒

2. Lindmark 平衡反应测试量表　见表2-16。

表2-16　Lindmark 平衡反应量表

评定内容	评定标准	
自己坐（分）	0	不能坐
	1	稍许帮助（如一只手）即可坐
	2	独自坐超过5秒
	3	独自坐超过10秒
保护性反应——患者闭上眼睛，从左侧向右侧推；再从右侧向左侧推（分）	0	无反应
	1	反应很小
	2	反应缓慢，动作笨拙
	3	正常反应
在帮助下站立（分）	0	不能站立
	1	在2个人中度帮助下才能站立
	2	在1个人中度帮助下能够站立
	3	稍许帮助（如一只手）即可站立
独立站立（分）	0	不能站立
	1	能站立10秒，或重心明显偏向一侧下肢
	2	能站立1分钟，或站立时稍不对称
	3	能站立1分钟以上，上肢能在肩水平以上活动
单腿站立（左腿、右腿）（分）	0	不能站立
	1	能站立，不超过5秒
	2	能站立，超过5秒
	3	能站立，超过10秒

3. Berg 平衡量表（BBS）　见表2-17。

表 2-17 Berg 平衡量表（BBS）

姓名：	性别：	年龄：	测评员：	诊断：

项目	第一次评定得分 年 月 日	第二次评定得分 年 月 日	第三次评定得分 年 月 日
1. 从坐到站			
2. 独立站立			
3. 独立走			
4. 从站立到坐			
5. 床-椅转移			
6. 闭眼站立			
7. 双足并拢站立			
8. 站立位上肢前伸			
9. 站立位从地上拾物			
10. 转身向后看			
11. 转身一周			
12. 双足交替踏台阶			
13. 单足站立			
14. 双足前后站立			

评分结果

共 14 个项目，每个项目最低分为 0 分，最高分为 4 分，总分 56 分。根据所代表的活动状态，将评分结果分为三组。

0~20 分：平衡能力差，只能坐轮椅。

21~40 分：平衡能力可，能辅助步行。

41~56 分：平衡能力好，能独立行走。

40 分：预示有跌倒的危险。

4. MAS 平衡功能评定 见表 2-18。

表 2-18 MAS 平衡功能评定

评定内容		评定标准
坐位平衡 （分）	0	完全不能完成
	1	在支持下保持坐位平衡（治疗者给予受试者帮助）
	2	无支撑下保持坐位平衡 10 秒（受试者不抓握任何物体，膝足并拢，双足平放在地上）
	3	无支撑下保持坐位平衡，身体前倾，体重均匀分布（头部直立、挺胸、重心在髋关节前，体重分布在双侧下肢）

评定内容		评定标准
坐位平衡（分）	4	无支撑下保持坐位平衡，并能向后转动头部及躯干（双足并拢平放在地上，手放在膝上，不接触身体）
	5	无支撑下保持坐位平衡，并能身体向前，手摸地面，然后回到坐位平衡（双足平放在地上，不抓任何物体，保持下肢不动，必要时可支撑患侧上肢，手至少接触足前10cm）
	6	无支撑坐在椅上，向侧方弯腰，手摸地面，然后回到坐位平衡（双足平放在地上，不抓任何物体，保持下肢不动，必要时可支撑患侧上肢）
坐位到站立位（分）	0	完全不能完成
	1	在治疗者帮助下站起来
	2	借助辅具站起来，但体重分布不均匀，需要用手来支撑
	3	自己站起来，体重分布均匀，不需要用手支撑
	4	自己站起来，体重分布均匀，并能保持髋、膝伸直5秒
	5	自己站起来，体重分布均匀，髋、膝完全伸直，然后再坐下
	6	10秒内，不需要任何帮助，自己站起来、坐下3次，自己站起来时重心分布均匀

5. Semans平衡障碍分级法 Semans平衡障碍分级法适用于脑卒中后偏瘫和小儿脑瘫受试者（表2-19）。

表2-19 Semans平衡障碍分级法

平衡障碍分级	评定标准
V	能单腿站立
IV	能单膝跪立
III	双足前后交叉站立时，身体重心能从后足移向前足，能双足站立
II-3	能双膝跪立
II-2	能手膝位跪立
II-1	能在伸直下肢的情况下坐稳
I	伸直下肢时不能坐

（二）平衡仪测试

1. 静态平衡测试 静态平衡测试仪采用高精度传感器，利用计算机测量技术，将人体重心的微小移动距离，沿水平平面内X轴和Y轴移动速度等指标实时地以图形的形式显示，根据测量结果计算出X轴和Y轴上的速度动差、移动的总距离及X轴和Y轴上的平均速度，并采用自动优化的计算方法，给出测试者平衡能力的评价。

该仪器适用于大众体质状况检测、专业射击和射箭运动员状态检测，以及临床医疗、康复监控和检测等。

2. 动态平衡测试 模拟不同的情况，用以测定受试者的肌肉神经维持运动或静止的平衡能力，并可对某些方面的平衡问题进行针对性训练，用以提高受试者在不同情况下的平衡能力。

动态平衡仪的测试平台可以进行向前或向后、两侧或向中央的360°运动，用于各种训练和测试。平台的最大倾斜角度为20°，以保证对关节机械感受器的刺激和及时的生物反馈，能使患者更接近和重新恢复特定的运动模式。

（1）应用功能

1）平衡测试功能（睁眼与闭眼、单腿与双腿、两侧对比）：①动态平衡测试 1~8级。②动态稳定度测试 1~3级。适用于鉴定有潜在跌倒危险的患者；评定踝关节和膝关节的状态；评定稳定能力。

2）平衡训练功能（睁眼与闭眼、单腿与双腿、两侧对比）：①动态平衡训练 1~8级。②动态稳定性训练 1~3级。适用于本体感觉和稳定性训练、关节活动范围训练、重心转换训练。

（2）临床应用

1）平衡和运动的临床应用：①测试目的：鉴定有潜在跌倒危险者。②测试种类——预测值：测试结果和不同年龄段的测试值进行比较，分数比预测值高即表示力量、本体感觉、前庭或视觉有损伤。③训练能力：本体感觉和稳定练习；关节活动度练习；重心转换练习。

2）骨科和运动医学的临床应用：①测试目的：建立早期锻炼基准，了解全膝关节置换、前十字韧带（ACL）损伤、踝关节扭伤、骨折和截肢者状态损伤后的恢复。②测试种类——比较值：将一侧肢的动态平衡能力测试结果与另一侧进行比较，有差异即表示力量和本体感觉有缺损。③训练能力：本体感觉和平衡能力练习；关节活动度练习；重心转换练习。

（3）报告内容：包括：①综合稳定度报告。②前瞻性评价报告。③对比性测试报告。

（4）仪器参数：包括：①综合稳定指数。②前后方位稳定指数。③内/外方位稳定指数。④重心在不同指定区域内的停留时间比率。⑤综合平均值与标准偏差。⑥前/后方位平均值与标准偏差。⑦内/外方位平均值与标准偏差。

（5）图标：包括：①生物反馈式坐标图。②前/后、内/外、综合方位重心移动轨迹图。

二、协调功能评定

不同的运动缺陷，评定的方法不同（表2-20）。

表 2-20　运动缺陷评定方法

运动缺陷	评定方法	运动缺陷	评定方法
Ⅰ. 轮替运动障碍	指鼻测试 交替指鼻测试和指指测试 前臂旋转测试 膝关节屈伸测试 变速走	Ⅴ. 静止震颤	在静止时观察受试者 在活动时观察受试者，活动时缺陷减轻或消失
		Ⅵ. 姿势性震颤	观察正常的站立姿势
		Ⅶ. 运动徐缓	走路中观察手的摆动 变换速度和方向行走
Ⅱ. 辨距不良	指示准确 绘圆或横 8 字测试 跟膝胫测试 走标记物 指鼻测试 指-他人指测试	Ⅷ. 姿势紊乱	突然停止后再走 观察受试者功能活动 上、下肢固定或保持在某一位置 在坐或站位上出其不意地使之脱离平衡
Ⅲ. 动作分解	交替地跟-膝、跟-趾测试 趾-他人指测试	Ⅸ. 步态紊乱	改变站姿（双足正常站位变换为一足在另一足前方） 单足站 直线走 侧方走、倒退走 正步走 变速走 环形走
Ⅳ. 意向震颤	在功能活动中观察，接近靶时缺陷加重 交替指鼻和指指测试 对指测试 指-他人指测试 趾-他人指测试		

第七节　步态分析

一、概述

1. 步长　行走时一侧足跟着地到紧接着的对侧足跟着地所行进的距离称为步长，又称单步长，通常用 cm 表示。健康人平地行走时，一般步长为 50~80cm。个体步长的差异主要与腿长有关，腿长则步长也大。

2. 步幅　行走时由一侧足跟着地到该侧足跟再次着地所进行的距离称为步幅，又称复步长或跨步长，通常用 cm 表示，通常是步长的两倍。

3. 步宽　在行走中左、右两足间的距离称为步宽，通常以足跟中点为测量参考点，通常用 cm 表示，健康人约为（8±3.5）cm。

4. 足角　在行走中前进的方向与足的长轴所形成的夹角称为足角，通常用°表示，健全人约为 6.75°。

5. 步频　行走中每分钟迈出的步数称为步频，又称步调，通常用 steps/min 表示。健全人通常步频是 95~125 steps/min，东方男性的步频平均为（112.2±8.9）steps/min，女性平均为（123.4±8.0）steps/min。双人并肩行走时，一般是短腿者步频大于长腿者。

6. 步速 行走时单位时间内在行进的方向上整体移动的直线距离称为步速，即行走速度，通常用 m/min 表示。一般健全人通常行走的速度为 65~95m/min，也可以用步行 10m 所需的时间来计算。

7. 步行周期 在行走时一侧足跟着地到该侧足跟再次着地的过程被称为一个步行周期，通常用时间秒（s）表示。一般成人的步态周期为 1~1.32s 左右。

8. 步行时相 行走中每个步态周期都包含着一系列典型姿位的转移。通常把这种典型姿位变化划分出一系列时段，称为步态时相，一个步行周期可分为支撑相和摆动相。通常该时相所占步态周期用百分数（%）表示，也可用秒（s）表示。

9. 支撑相 支撑相是在步行中足与地面始终有接触的阶段，支撑相包括单支撑相和双支撑相。

二、主要肌肉活动

步行的动力主要来源于下肢及躯干的肌肉作用，在一个步行周期中，肌肉活动具有保持平衡、吸收震荡、加速、减速和推动肢体运动的功能。

1. 竖脊肌 为背部深层肌，纵列于脊柱两侧，下起骶骨、髂骨，上止椎骨、肋骨、枕骨，作用为使脊柱后伸、头后仰和维持人体于直立姿势。在步行周期站立相初期和末期，竖脊肌活动达到高峰，以确保行走时躯干正直。

2. 臀大肌 为髋关节伸肌，收缩活动始于摆动相末期，止于支撑相，即足底全面与地面接触时达到高峰。在摆动相后期，臀大肌收缩，目的在于使向前摆动的大腿减速，大约在步行周期的 85%，大腿的运动方向改变为向后，成为下一个步行周期的准备。在支撑相，臀大肌起稳定骨盆、控制躯干向前维持髋关节于伸展位的作用。

3. 髂腰肌 为髋关节屈肌。髋关节于足跟离地至足趾离地期间伸展角度达到峰值（10°~15°）。为对抗髋关节伸展，从支撑相中期开始至足趾离地前，髂腰肌呈离心性收缩，最终使髋关节从支撑相末期由伸展转为屈曲。髂腰肌第二次收缩活动始于摆动相初期，使髋关节屈曲，以确保下肢向前摆动。

4. 股四头肌 为全身最大的肌。其中股直肌起于髂前下棘，股内侧肌、外侧肌分别起自股骨粗线内、外侧唇，股中间肌起自股骨体的前面；四个头向下形成一腱，包绕髌骨的前面和两侧，往下为髌韧带，止于胫骨粗隆。股四头肌为膝关节强有力的伸肌，股直肌还可屈髋关节。股四头肌收缩活动始于摆动相末期，至支撑相负重期达最大值。此时作为膝关节伸肌，产生离心性收缩以控制膝关节屈曲度，从而使支撑中期免于出现因膝关节过度屈曲而跪倒的情况。步行周期中，股四头肌的第二个较小的收缩活动见于足跟离地后，足趾离地后达峰值。此时具有双重作用：一是作为髋关节屈肌，提拉起下肢进入摆动相；二是作为膝关节伸肌，通过离心性收缩来限制和控制小腿在摆动相初、中期向后的摆动，从而使下肢向前摆动成为可能。

5. 缝匠肌 是全身最长的肌，起于髂前上棘，经大腿的前面，斜向下内，止于胫骨上端的内侧面，作用为屈髋和屈膝关节，并使已屈的膝关节旋内。在支撑相末期和摆动相初期，作用为屈膝、屈髋；在摆动相末期和支撑相初期，使膝关节旋内。

6. 腘绳肌　包括股二头肌、半腱肌、半膜肌，均起于坐骨结节，跨越髋、膝两个关节，分别止于腓骨头和胫骨粗隆内下方、胫骨内侧髁，作用为伸髋、屈膝。主要收缩活动始于摆动相末期，足跟着地时达到活动高峰并持续到支撑相。在摆动相末期，作为屈膝肌，腘绳肌离心性收缩使小腿向前的摆动减速，以配合臀大肌收缩活动（使大腿向前摆动减速），为足跟着地做准备。足跟着地时及着地后，腘绳肌又作为伸髋肌，协助臀大肌伸髋，同时通过稳定骨盆，防止躯干前倾。

7. 胫前肌　起自胫骨外侧面，止于内侧楔骨内侧面和第 1 跖骨底，作用为伸踝关节（背屈），使足内翻。足跟着地时，胫前肌离心性收缩以控制踝关节跖屈度，防止在足放平时出现足前部拍击地面的情况。足趾离地时，胫前肌收缩，再次控制或减少此时踝关节的跖屈度，保证足趾在摆动相能够离开地面，使足离地动作顺利完成。

8. 小腿三头肌　包括腓肠肌和比目鱼肌，起于股骨的内、外侧髁，以跟腱止于跟结节，作用为屈踝关节和屈膝关节。腓肠肌在行走、跑、跳中提供推动力，比目鱼肌富含慢性、抗疲劳的红肌纤维，主要与站立时小腿和足之间的稳定有关，在站立相，能固定踝关节和膝关节，以防止身体向前倾斜。

第八节　心肺功能评定

一、心功能分级与评定

（一）心功能的分级

心脏功能分级和治疗分级见表 2-21。

表 2-21　心脏功能分级和治疗分级（美国心脏学会）

		临床情况	持续-间歇活动的能量消耗（千卡/分）	最大代谢当量（METs）
功能分级	I	患有心脏疾病，其体力活动不受限制。一般体力活动不引起疲劳、心悸、呼吸困难或心绞痛	4.0~6.0	6.5
	II	患有心脏疾病，其体力活动稍受限制，休息时感到舒适。一般体力活动时，引起疲劳、心悸、呼吸困难或心绞痛	3.0~4.0	4.5
	III	患有心脏疾病，其体力活动大受限制，休息时感到舒适，较一般体力活动为轻时，即可引起疲劳、心悸、呼吸困难或心绞痛	2.0~3.0	3.0
	IV	患有心脏疾病，不能从事任何体力活动，在休息时也有心功能不全或心绞痛症状，任何体力活动均可使症状加重	1.0~2.0	1.5

续表

		临床情况	持续-间歇活动的能量消耗（千卡/分）	最大代谢当量（METs）
治疗分级	A	患有心脏疾病，其体力活动不应受任何限制		
	B	患有心脏疾病，其一般体力活动不应受限，但应避免重度或竞赛性用力		
	C	患有心脏疾病，其一般体力活动应中度受限，较为费力的活动应予中止		
	D	患有心脏疾病，其一般体力活动应严格受到限制		
	E	患有心脏疾病，必须完全休息，限于卧床或坐椅子		

（二）心电运动测试

心电运动测试是通过观察受试者运动时的各种反应，如呼吸、血压、心率、心电图、气体代谢、临床症状与体征等，判断其心、肺、骨骼肌等的储备功能（实际负荷能力）和机体对运动的实际耐受能力。

二、肺功能分级与评定

（一）肺功能的分级

肺功能分级见表2-22。

表 2-22　肺功能分级

1	正常	
2-		能上楼梯从第1层到第5层
2	轻度	能上楼梯从第1层到第4层
2+		能上楼梯从第1层到第3层
3-		如按自己的速度不休息能走1km
3	中度	如按自己的速度不休息能走500m
3+		如按自己的速度不休息能走200m
4-		如走走歇歇能走200m
4	重度	如走走歇歇能走100m
4+		如走走歇歇能走50m
5-		起床、做身边的事就感到呼吸困难
5	极重度	卧床、做身边的事就感到呼吸困难
5+		卧床、说话也感呼吸困难

（二）肺容积与肺通气功能测定

1. 肺容积测定　肺容积测定是指在安静状态下，测定1次呼吸所出现的容积变化，共8项。其中，潮气量、补吸气量、补呼气量和残气量称基础肺容积；深吸气量、功能残气量、肺活量和肺总量称基础肺活量。除残气量和肺总量需先测定功能残气量后求得外，其余指标可用肺量计直接测定。

（三） 肺通气功能测定

肺通气功能是指单位时间内随呼吸运动进出肺的气量和流速，又称动态肺容积。凡能影响呼吸频率和呼吸幅度的生理、病理因素均可影响肺通气量。

三、运动气体代谢测定

运动气体代谢测定是通过呼气、吸气分析，推算体内气体代谢情况的一种检测方法，因为无创、可反复、动态观察，故在康复医学功能评定中应用价值较大。

代谢当量（METs）值可用于表示运动强度、制订个体化运动处方、指导日常生活和职业活动、判定最大运动能力和心功能水平等。可参考表2-23中各种体力活动的METs值指导患者的活动和进行康复训练。

表2-23　代谢当量

METs	平板运动试验	踏车运动试验（W）	自理活动	家务活动	娱乐活动	职业活动
1~2			卧床休息，坐位、立位进餐，说话，更衣，洗脸，1.7km/h的步行，坐位乘车、乘飞机、驱动轮椅	用于缝纫，扫地，织毛衣，擦拭家具	看电视，听广播，下棋，坐位绘画	事务性工作，修表，打字，计算机操作
2~3	2.5km/h 0%		稍慢的平地步行（3.2km/h），骑自行车（8km/h），床边坐马桶，立位乘车	削土豆皮，揉面团，洗小件衣服，扫床，擦玻璃，收拾庭院，机器缝纫，洗餐具	开汽车，划船（4km/h），骑马慢行，弹钢琴（弦乐器）	修车（电器、鞋），裁缝，门卫，保姆，印刷工，售货员，饭店服务员
3~4	-	25	普通平地步行（4km/h），骑自行车（10km/h），淋浴	整理床铺，拖地，用手拧干衣服，挂衣服，做饭	广播操，钓鱼，拉风琴	出租车司机，瓦工，锁匠，焊工，拖拉机驾驶员，组装机器工
4~5	2.5km/h 10%	50	稍快的平地步行（5km/h），骑自行车（13km/h），下楼，洗澡	购物（轻东西），除草	跳舞，园艺，打乒乓球，游泳（18.3m/min）	轻农活，贴壁纸，建筑工人（室外），木工（轻活），油漆工
5~6	3.5km/h 10%	75	快速平地步行（5.5km/h），骑自行车（17.5km/h）	掘松土，育儿	骑快马，滑冰（14.5km/h）	农活，木工，养路工，采煤工

METs	平板运动试验	踏车运动试验（W）	自理活动	家务活动	娱乐活动	职业活动
6~7	4.5km/h 10%	100	慢跑（4~5km/h），骑自行车（17.5km/h）	劈柴，扫雪，压水	网球（单打），轻滑雪	修路工，水泥工，伐木工
7~8	5.5km/h 10%	125	慢跑（8km/h），骑自行车（19km/h）	用铁锹挖沟，搬运（<36kg 的重物）	登山，骑马飞奔，游泳，滑雪，打篮球	放牧员，刨工
8~	5.5km/h 14%	150	连续上 10 层楼梯，慢跑（8.9km/h）		各种体育比赛	炉前工（用铁锹铲>16kg/min）

第九节　认知与知觉障碍评定

常见知觉障碍的分类与评定见图 2-7。

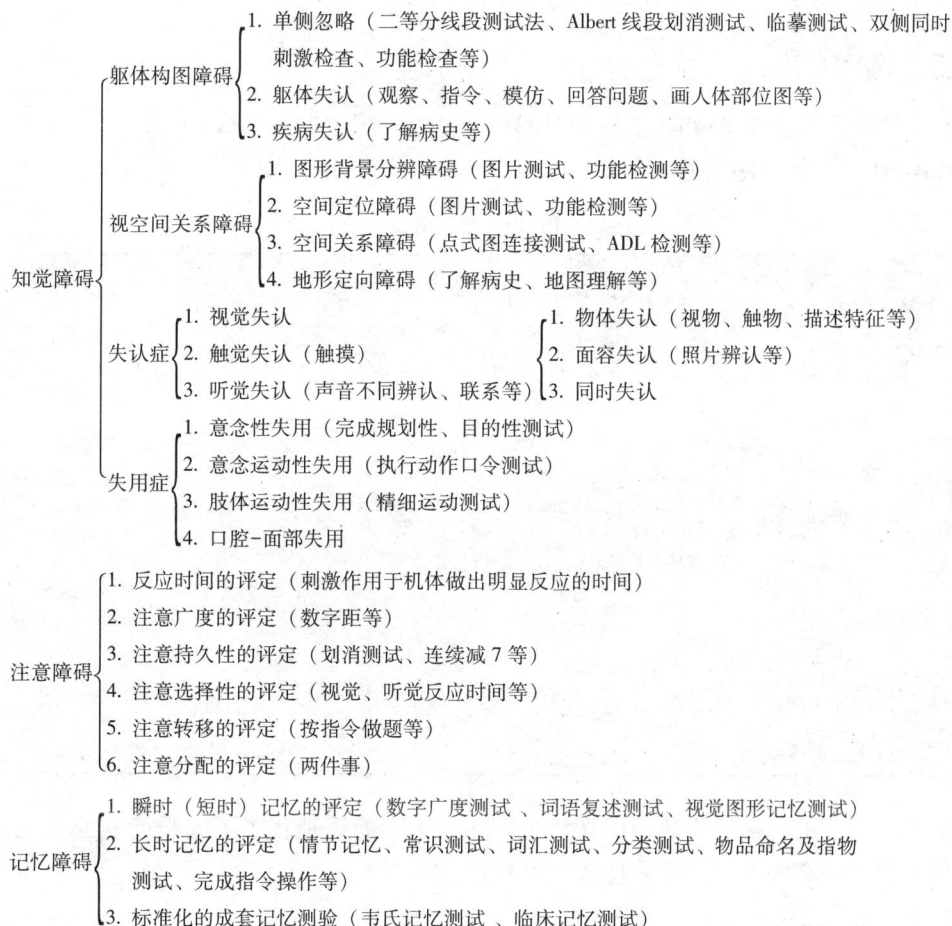

知觉障碍

躯体构图障碍
1. 单侧忽略（二等分线段测试法、Albert 线段划消测试、临摹测试、双侧同时刺激检查、功能检查等）
2. 躯体失认（观察、指令、模仿、回答问题、画人体部位图等）
3. 疾病失认（了解病史等）

视空间关系障碍
1. 图形背景分辨障碍（图片测试、功能检测等）
2. 空间定位障碍（图片测试、功能检测等）
3. 空间关系障碍（点式图连接测试、ADL 检测等）
4. 地形定向障碍（了解病史、地图理解等）

失认症
1. 视觉失认
2. 触觉失认（触摸）
3. 听觉失认（声音不同辨认、联系）
  1. 物体失认（视物、触物、描述特征等）
  2. 面容失认（照片辨认等）
  3. 同时失认

失用症
1. 意念性失用（完成规划性、目的性测试）
2. 意念运动性失用（执行动作口令测试）
3. 肢体运动性失用（精细运动测试）
4. 口腔-面部失用

注意障碍
1. 反应时间的评定（刺激作用于机体做出明显反应的时间）
2. 注意广度的评定（数字距等）
3. 注意持久性的评定（划消测试、连续减 7 等）
4. 注意选择性的评定（视觉、听觉反应时间等）
5. 注意转移的评定（按指令做题等）
6. 注意分配的评定（两件事）

记忆障碍
1. 瞬时（短时）记忆的评定（数字广度测试、词语复述测试、视觉图形记忆测试）
2. 长时记忆的评定（情节记忆、常识测试、词汇测试、分类测试、物品命名及指物测试、完成指令操作等）
3. 标准化的成套记忆测验（韦氏记忆测试、临床记忆测试）

图 2-7　常见知觉障碍的分类与评定

第十节　日常生活活动能力评定

一、概述

日常生活活动能力评定分为基础性日常生活活动能力（Basic ADL，BADL）评定和工具性日常生活活动能力（instrumental ADL，IADL）评定两大类。

1. 基础性日常生活活动能力　是指每日所需的基本运动和自理活动，包括进食、梳妆、洗漱、洗澡等。

评价的意义：反映较粗大运动、基本功能。

适用范围：较重残疾，一般在医疗机构使用。

2. 工具性日常生活活动能力　是指人们在社区中独立生活所需的高级技能，如交流和家务劳动等，常需要使用各种工具。

评价的意义：反映精细运动、复杂功能。

适用范围：较轻残疾，常用于调查，或用于社区。

二、评定方法

常见的评定方法有 Barthel 指数分级和功能独立性评定量表（FIM）评定。

1. Barthel 指数分级　见表 2-24。

表 2-24　Barthel 指数分级（分）

序号	项目	完全独立	需部分帮助	需极大帮助	完全依赖
1	进食	10	5	0	
2	洗澡	5	0		
3	修饰	5	0		
4	穿衣	10	5	0	
5	控制大便	10	5	0	
6	控制小便	10	5	0	
7	如厕	10	5	0	
8	床椅转移	15	10	5	0
9	平地行走	15	10	5	0
10	上下楼梯	10	5	0	

基本评分标准：每个活动的评级分为 5 级，不同的级别代表不同程度的独立能力，最低的 1 级，最高的 5 级。级数越高，代表独立能力越高。

1 级：完全依赖他人去完成整项活动。

2 级：某种程度上能参与，但在整个活动过程中需要他人提供协助才能完成。

注："整个活动过程"是指有超过一半的活动过程。

3级：能参与大部分的活动，但在某些过程中仍需要他人提供协助才能完成整项活动。

注："某些过程"是指一半或以下的活动过程。

4级：除了在准备或收拾时需要协助，患者可以独立完成整项活动；或进行活动时需要他人从旁监督或提示，以保证安全。

注："准备或收拾"是指一些可在测试前后去处理的非紧急活动过程。

5级：可以独立完成整项活动而无需他人监督、提示或协助。

根据评分结果可以判断日常生活活动能力缺陷：0~20分：极严重功能缺陷；25~45分：严重功能缺陷；50~75分：中度功能缺陷；75~90分：轻度功能缺陷；100分：日常生活能够自理。

2. 功能独立性评定量表（FIM）评定 见表2-25。

表2-25 功能独立性评定量表（FIM）

			项目	评估日期	备注
运动功能	自理能力	1	进食		
		2	梳洗修饰		
		3	洗澡		
		4	穿裤子		
		5	穿上衣		
		6	上厕所		
	括约肌控制	7	膀胱管理		
		8	直肠管理		
	转移	9	床、椅、轮椅转移		
		10	如厕		
		11	沐浴		
	行走	12	步行/轮椅		
		13	上下楼梯		
			运动功能评分		
认知功能	交流	14	理解		
		15	表达		
	社会认知	16	社会交往		
		17	解决问题		
		18	记忆		
			认知功能评分		
			FIM总分		
			评估人		

第十一节　生活质量评定

一、概述

生活质量（quality of life，QOL）又译为生存质量、生命质量，是 WHO 提倡的健康新概念：即人们在躯体上、精神上及社会生活中处于一种完好状态，而不仅仅是没有患病和衰弱。生活质量是医学模式由单纯生物医学模式向生物-心理-社会综合医学模式转变的体现。

生活质量的定义目前尚无定论，从医学角度看，它是以健康为基础，但范围更广泛，是包括生物医学和社会、心理等方面的集合概念，能够更全面地反映人的健康状况。

二、评定方法

关于生活质量评定标准，目前欧洲多使用 EQ5D 系统，优点在于简单易行；北美多使用 SF-36 系统，优点在于能全面评估生活质量，主要包括日常生活活动能力评定（activities of daily living，ADL）、功能独立性评定（functional independence measure，FIM）和生活质量评定（QOL）。

（一）ADL 评定

ADL 评定是从实用的角度进行评定，是对患者综合活动能力的测试。ADL 评定对确定患者本人能力、制定和修订训练计划、评定治疗效果、安排返家或就业等都十分重要。

一般公认的日常生活活动能力评定包括床上活动、衣着、起坐、个人卫生、餐饭、步行、如厕、小大便控制、转移和轮椅使用等，常用的评定法有 Barthel 指数、PULSES 评定、ADL 功能评定量表。

（二）FIM 评定

FIM 评定适用于独立生活方面有功能缺陷患者，着重测定患者在独立生活方面的个体独立活动能力。FIM 评定经过反复的效度和信度研究，得到了国际康复医学界的普遍重视，正在全世界广泛推广，有可能成为评定患者功能状况的量表。它包括运动和认知两个方面，能够更敏感地测定患者的残疾状态。

（三）QOL 评定

QOL 评定包括 WHO/QOL-26、简表 SF-36、ESCROW Profile 量表、费城精神量表改良版（PGC）、功能性限制分布量表和生活满意指数量表。

1. WHO/QOL-26（世界卫生组织生活质量测定简表）　该量表由世界卫生组织制

定，包括5个领域、26个项目（躯体、心理、社会、环境及综合），是用于不同文化背景、有多种文字的评定量表。

2. 简表SF-36　简表SF-36是国际上以健康作为重点的综合评定表，包括八个领域、36个项目（躯体功能10项，心理健康5项，日常活动功能4项，日常精神活动功能3项，身体疼痛2项，总体控康6项，活力4项，社会活动功能2项），评定分5个等级。

3. ESCR0W Profile量表　该量表以社会水平评定为重点，包括6个领域、26项（环境4项，社会交流4项，家庭构成4项，经济状况4项，综合判定4项，就职、就学、退休后的状态6项），不包括健康和娱乐，是客观评定QOL的代表性量表，评定分4个等级。

4. 费城精神量表改良版（PGC）　该量表由费城老年医学中心缩写字母命名，最初是管理者和军官为了了解职员和士兵状况，以调动其积极性所研制的量表，现用于康复医学，并将原来的22个项目缩减为17个，主要包含心理上的动摇性、因孤独引起的不安感和对衰老的态度三个方面，是主观评定QOL的代表性量表，适用于健康老人的心理调查，或患病老人的社会和心理特征调查。

5. 功能性限制分布量表　该量表从步行、自我照顾、移动、娱乐、人际关系、疾病的心理负担、心理状况、睡眠与休息、沟通意图9个方面进行评定。

6. 生活满意指数量表　生活满意指数量表是一种常用的主观生活质量评定方法。

第三章　运动治疗技术　▷▷▷▷

第一节　关节活动度训练

一、概述

（一）相关概念

1. 关节活动度训练　关节活动度训练是指利用各种方法维持和恢复因组织粘连或肌肉痉挛等多种因素导致的关节功能障碍的运动治疗技术。

2. 关节运动　关节运动包括屈、伸、内收、外展、旋前、旋后、内旋、外旋、内翻、外翻、背屈、跖屈、环转等。

（二）影响关节活动度的因素

影响关节活动度的因素包括生理因素和病理因素两方面。

1. 生理因素　影响关节活动度的生理因素包括：①拮抗肌的肌张力。②软组织相接触。③关节的韧带张力。④关节周围组织的弹性情况。⑤骨组织的限制。

2. 病理因素　影响关节活动度的病理因素包括：①关节周围软组织疼痛。②关节周围软组织挛缩、粘连或痉挛。③肌力降低。④关节本身病变。

（三）改善关节活动度的方法

1. 主动运动　最常用的是各种徒手体操。

2. 主动助力运动　常用的有器械练习、悬吊练习和滑轮练习。

3. 被动运动　被动运动分两种：一种是由经过专门培训的治疗人员完成的被动运动；一种是借助外力或器具由患者自己完成的被动运动，例如持续被动运动（CPM）。

二、临床应用与注意事项

（一）适应证

1. 被动关节活动度练习。

2. 主动和主动-辅助关节活动度练习。

（二）禁忌证

1. 运动破坏愈合过程。
2. 运动造成该部位新的损伤。
3. 运动导致疼痛、炎症等症状加重。
4. 患者病情危及生命。

（三）注意事项

1. 熟悉关节的结构。
2. 早期活动。
3. 全范围活动。
4. 与肌肉牵伸结合。
5. 疼痛，VAS 评分 3 分以内。
6. 个体化、针对性、循序渐进。

三、关节活动技术

（一）肩部关节

1. 被动活动技术：包括肩关节前屈、肩关节后伸、肩水平的内收与外展、肩外展等操作技术（图 3-1~图 3-4）。

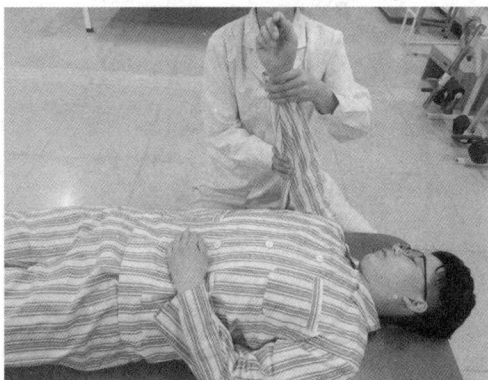

图 3-1　肩关节前屈

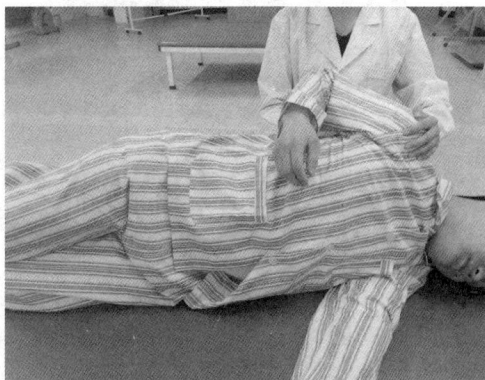

图 3-2　肩关节后伸

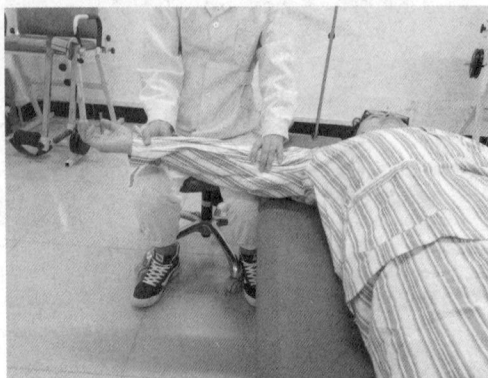

图 3-3　肩水平的内收与外展

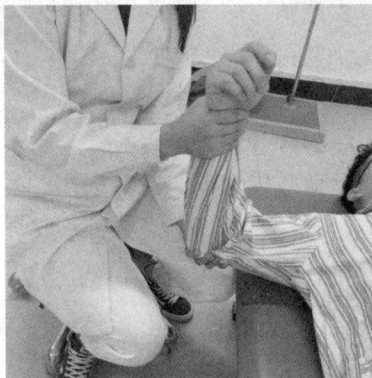

图 3-4　肩外展

2. 主动助力活动技术：①器械练习。②滑轮练习。③肩梯、肋木、吊环等训练。

3. 主动活动技术。

4. 关节功能训练机（CPM）的应用。

（二）肘关节

1. 被动活动技术：包括肘屈伸和前臂旋转（图 3-5、图 3-6）。

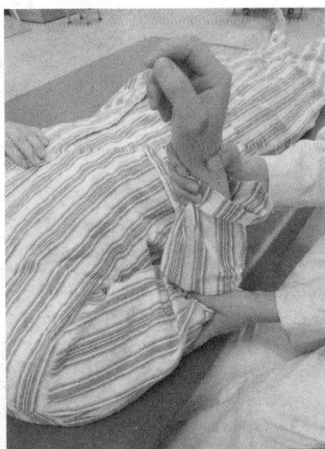

图 3-5　肘屈伸

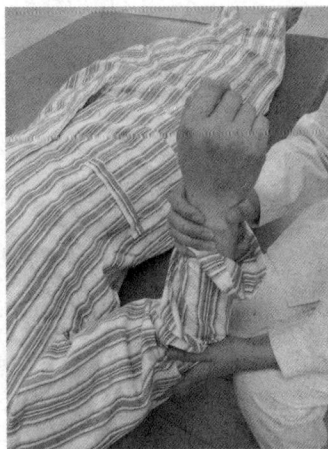

图 3-6　前臂旋转

2. 主动助力活动技术：①器械练习。②滑轮练习。③前臂旋转训练器等。

3. 主动活动技术。

4. 关节功能训练机（CPM）的应用。

（三）腕关节和手指关节

1. 被动活动技术。

2. 主动活动技术：①腕关节的活动：屈曲、伸展、桡偏、尺偏。②掌指关节的活动：屈、伸、收、展。③指骨间关节的活动：屈、伸。

3. 关节功能训练机（CPM）的应用。

（四）髋关节

1. 被动活动技术：①髋关节前屈（图3-7）。②髋关节后伸（图3-8）。③髋关节内收、外展。④髋关节内旋、外旋。

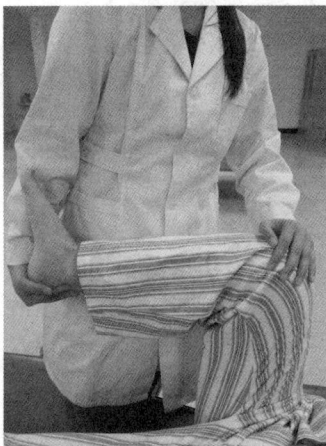

图3-7 髋关节前屈

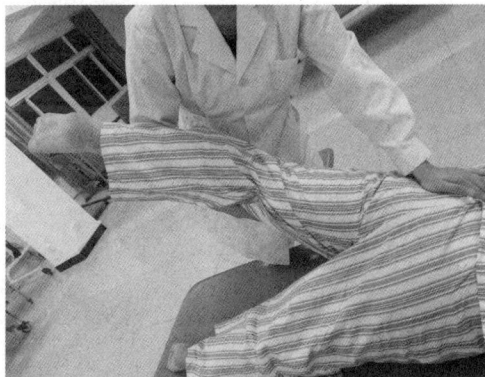

图3-8 髋关节后伸

2. 主动助力活动技术：①髋关节屈伸训练器。②髋关节内收、外展训练。
3. 主动活动技术。
4. 关节功能训练机（CPM）的应用。

（五）膝关节

1. 被动活动技术：①膝屈曲。②膝伸展。
2. 主动助力活动技术。
3. 主动活动技术。
4. 关节功能训练机（CPM）的应用。

（六）踝关节

1. 被动活动技术：①踝背屈（图3-9）。②踝跖屈（图3-10）。③踝关节内翻、外翻。④趾间关节和跖趾关节的屈伸和外展、内收。
2. 主动助力活动技术：①踝关节屈伸训练器。②踝关节内翻、外翻训练器。
3. 主动活动技术。
4. 关节功能训练机（CPM）的应用。

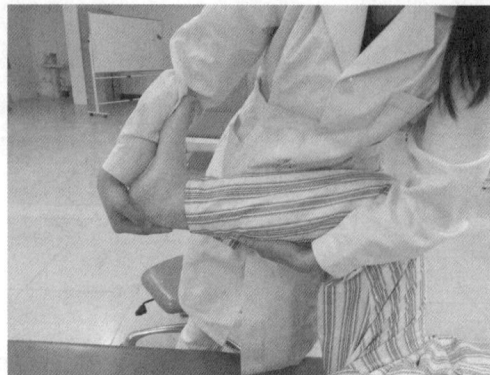

图 3-9 踝背屈

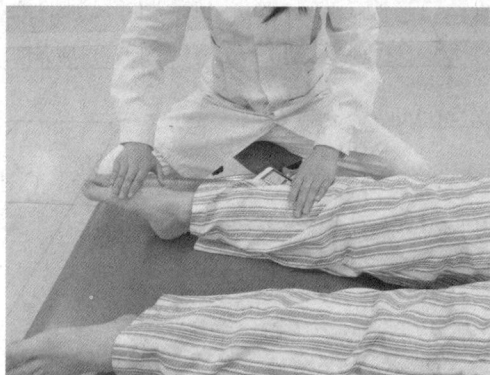

图 3-10 踝跖屈

第二节 肌力训练

一、概述

(一) 相关概念

1. 肌力 肌力是指肌肉收缩、抗阻产生的力。

2. 肌肉耐力 肌肉耐力是指肌肉持续收缩的时间长短、反复收缩的次数多少。

3. 等张收缩 等张收缩是指肌肉收缩时,肌纤维的张力保持不变,而肌纤维的长度发生改变,并产生关节活动的一种训练方法。等张收缩分为向心性收缩和离心性收缩。

(1) 向心性收缩:肌肉收缩时,肌肉的起点与止点之间距离缩短。

(2) 离心性收缩:肌力训练时,肌肉起止点之间的距离被动地延长,肌肉同时产生较大张力的一种训练方式 (图 3-11)。

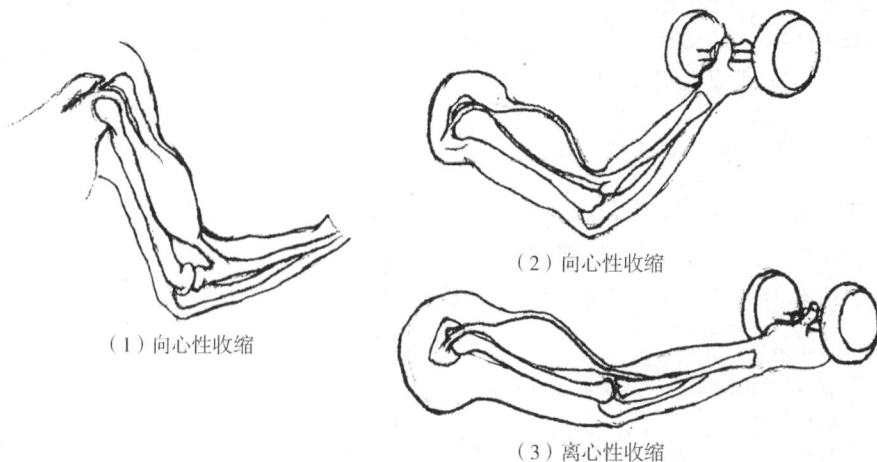

(1) 向心性收缩

(2) 向心性收缩

(3) 离心性收缩

图 3-11 向心性、离心性收缩

4. 等长训练 等长训练是指肌肉收缩时，肌纤维的长度没有改变，也不产生关节活动，但肌肉能产生相当大的张力，又称静力性训练。动作不复杂、易掌握，能在关节活动受限时进行。

5. 等速训练 等速训练又称可调节抗阻运动或恒定速度运动，是利用专门设备，根据运动过程的肌力大小变化调节外加阻力，使整个关节运动根据预先设定的速度进行运动。

6. 助力训练 助力训练是指在外力的辅助下，通过患者主动的肌肉收缩来完成的训练。主要适用于肌力 1~3 级。

7. 主动训练 主动训练是通过患者主动的肌肉收缩而完成的运动，主要适用于肌力>3 级。

8. 抗阻训练 抗阻训练是患者在肌肉收缩过程中，需要克服外来阻力才能完成的训练。其中，渐进抗阻训练是一种逐渐增加阻力的训练方法。肌肉的能力增强时负荷量也随之增加，主要适用于肌力>3 级。

9. 悬吊训练 悬吊训练是利用绳索、挂钩、滑轮等简单装置，将运动的肢体悬吊起来，以减轻肢体的自身重量，然后在水平面上进行训练。悬吊训练是助力训练的一种，能节省治疗师的体力消耗。

（二） 影响肌力的主要因素

1. 肌肉的生理横断面 生理横断面越大，产生肌力也越大。

2. 肌肉的初长度 肌肉被牵拉至 1.2 倍静息长度时，产生的肌力最大。

3. 肌纤维的类型 一般来讲，收缩力快肌纤维>慢肌纤维。

4. 肌肉的募集 同时投入收缩的运动单位数量越大，肌力越大。

运动单位是指一个脊髓 α-运动神经元或脑干运动神经元和受其支配的全部肌纤维所组成的肌肉收缩的最基本单位。

5. 肌纤维走向与肌腱长轴的关系 一定的成角可增强肌肉的收缩力。

6. 肌肉的收缩方式和收缩速度 向心性收缩与离心性收缩所产生的肌力不同，离心性收缩产生的最大力量，大大超过等长和向心性收缩；离心性收缩产生的力量要比向心性收缩大 50%，比等长收缩大 25% 左右。收缩速度越慢，肌肉募集量越多，产生的肌力越大。

7. 年龄和性别 男性的肌力比女性大，女性的肌力一般为男性的 2/3。尤其以握力（60%）和垂直跳的力量（65%）最为明显。

8. 心理因素 在暗示、大声命令及有积极训练目的时，受检者所发挥的肌力比自主最大收缩力大 20%~30%。

（三） 肌力下降的原因

1. 神经系统疾病 中枢神经系统或周围神经损伤都会影响受损神经所支配的肌肉的运动募集，导致肌力下降。

2. 失用性肌肉萎缩 制动及无功能状态所产生的肌原纤维减少。

3. 肌源性疾病 主要因肌营养不良、多发性肌炎等疾病所致。

4. 年龄的增长 20~25 岁时达到最高水平，25 岁后平均每年最大力量下降 1%。

（四） 肌力训练的目的

1. 增强肌力 使原先肌力减低的肌肉通过肌力训练，肌力得到增强。

2. 增强肌肉的耐力 增强肌肉的耐力，使肌肉能够维持长时间的收缩。

3. 为其他相关训练做准备 通过肌力训练使肌力增强，为以后的平衡、协调、步态等功能训练做准备。

二、肌力训练的种类与原则

（一） 肌力训练的种类

1. 根据训练目的划分 可分为增强肌力训练和增强肌肉耐力训练。

（1）增强肌力训练：大负荷，少重复，时间短。

（2）增强肌肉耐力训练：小负荷，多重复，时间长。

肌力大小与肌力训练方法见图 3 12、图 3-13。

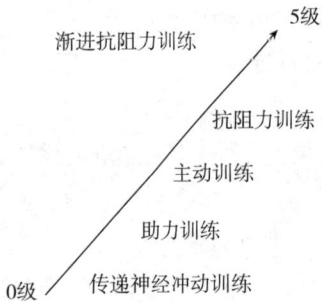

图 3-12 肌力大小训练方法

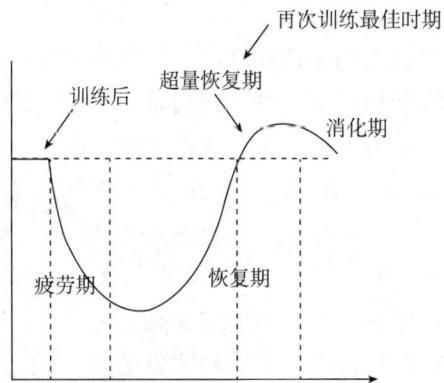

图 3-13 肌力训练方法

2. 根据肌肉收缩方式划分 可分为等长训练、等张训练和等速训练。

（二） 肌力训练的原则

1. 抗阻训练原则 训练中施加阻力是增强肌力的重要因素，阻力来源于肌肉本身的重量、肌肉在移动过程中所受到的障碍、外加的阻力等，适用于肌力 3 级以上的患者。

2. 超量恢复原则（图 3-14） 要引起一定肌群的适度疲劳，但又要避免过度训练。肌肉训练掌握适宜的训练频度，每天 1 次或每隔天 1 次。

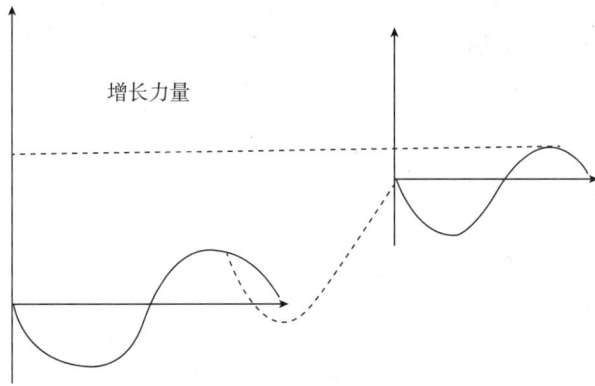

增长力量

图 3-14 超量恢复原则

三、肌力训练的方法

（一）传递神经冲动训练

1. 适应证 肌力 0~1 级。

2. 训练方法 引导患者做主观努力，通过意念，竭力引发瘫痪肌肉的主动收缩。此时患者大脑皮层运动区产生的神经冲动，通过脊髓前角细胞向外周传递，使瘫痪肌肉逐渐恢复功能。

（二）助力训练

1. 适应证 肌力 1~3 级。

2. 训练方法

（1）徒手辅助主动运动。

（2）滑面上辅助主动运动。

（3）滑车重锤的主动运动。

（4）浮力辅助主动运动。

（三）悬吊训练

1. 适应证 肌力 1~3 级。

2. 训练方法

（1）将运动的肢体悬吊起来。

（2）减轻肢体的自身重量。

（3）在水平面上进行训练。

（四）主动训练

1. 适应证 肌力达 3 级以上。

2. 训练方法

（1）取正确的体位和姿势。

（2）肢体置于抗重力位。

（3）防止代偿运动。

（五）抗阻训练

1. 适应证　4级以上肌力。

2. 训练方法　利用徒手、滑车、重锤、弹簧、重物、摩擦力、流体阻力（图3-15）。阻力作用的方向与主动运动方向相反。

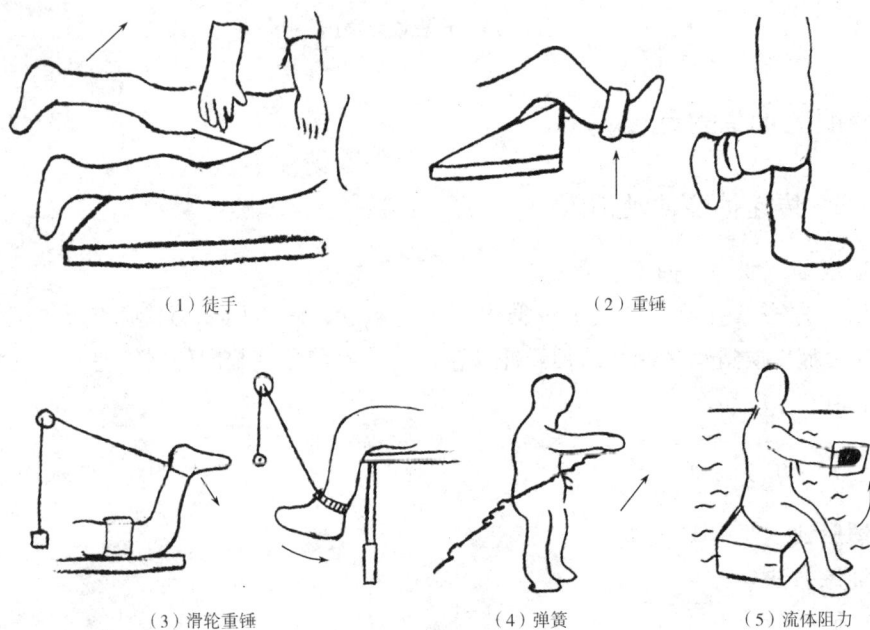

（1）徒手　　　　　　　　　　　　（2）重锤

（3）滑轮重锤　　　　　　（4）弹簧　　　　　　（5）流体阻力

图3-15　抗阻训练方式

（六）等长训练

1. 适应证　2~5级肌力。

2. 训练方法

（1）徒手等长运动。

（2）肌肉固定练习。

（3）利用器具。

（七）等张训练

1. 适应证　3~5级肌力。

2. 训练方法

（1）渐进性抗阻练习。

（2）向心练习。

（3）离心练习。该法是直接或通过滑轮举起重物的训练，如举哑铃或沙袋、拉力器等。

第三节 牵伸技术

一、概述

（一） 相关概念

1. 牵伸技术 牵伸技术是指运用外力（人工或机械/电动设备）牵伸短缩或挛缩组织并使其延长，以改善组织短缩或挛缩状态，达到重新获得关节周围软组织的伸展性、降低肌张力、改善或恢复关节活动范围的目的。

2. 软组织 软组织是指肌肉及其辅助装置（肌腱、筋膜、滑囊、腱鞘）与关节辅助装置（关节囊、韧带）及皮肤等的连接组织。各种疾病、损伤及其他原因都可以造成这些组织挛缩，引起关节活动障碍，使肢体的灵活性下降。

3. 挛缩 挛缩是指肌肉、肌腱装置和通过关节周围的软组织适应性短缩，导致被动或主动牵伸明显的抵抗和限制关节活动。

（二） 牵伸的治疗作用

1. 预防肌肉挛缩 由于疾病使身体某部位长期制动，肌腱单位适应性缩短，导致肌肉紧张、挛缩，关节活动度明显缺失。通过牵伸治疗，可预防肌肉挛缩，恢复和保持关节的正常活动范围。

2. 调节肌张力 姿势异常或制动使得肌肉、肌腱的弹性回缩力和伸展性降低，通过牵伸刺激肌肉内的感受器——肌梭，以调节肌张力，提高肌力。对于中枢神经系统损伤或疾病导致的肌张力增高、肌痉挛，也可以通过牵伸技术降低肌张力，保持肌肉的初始态长度，改善或重新获得关节周围软组织的伸展性。

3. 防止结缔组织发生不可逆性挛缩 被动牵伸技术在拉长挛缩的肌纤维的同时，也能降低韧带、肌腱、关节囊这些非收缩成分挛缩的可能性，使结缔组织在牵伸应力的作用下逐渐延长。

4. 提高肌肉的兴奋性 对肌肉张力低下的肌群进行快速牵拉，可使传入纤维在脊髓处刺激 α 运动神经元，从而促使梭外肌纤维收缩，直接或间接反射性地提高肌肉的兴奋性，增强肌力。

5. 预防软组织损伤 躯体在活动或从事某项运动之前，先对关节和软组织进行适当的牵伸，使肌肉、肌腱等软组织对应力有一个适应过程，从而增加关节的灵活性，降低肌肉和肌腱等软组织的损伤或疼痛。

二、牵伸技术

（一）被动牵伸

被动牵伸是患者放松时，采用徒手或机械的外力拉长挛缩组织的方法。它不但能够暂缓痉挛，保持痉挛肌的长度；还可维持关节的活动范围，防止关节挛缩变形。被动牵伸适用于轻度关节粘连或肌痉挛，以及神经损伤引起的肌肉瘫痪，目的是维持关节正常的活动范围。

1. 手法牵伸　治疗师应用外在力量，通过控制牵伸方向、速度、强度和持续时间，增加挛缩组织的长度和关节活动范围。手法牵伸是最常用的牵伸技术。与关节被动活动的不同之处在于：软组织被动牵伸的目的是使活动受限的关节活动范围增大，关节被动活动则是在关节活动未受限、可利用的范围内进行，目的是维持关节现有的活动范围，但无明显增加关节活动范围的作用。

2. 机械牵伸　机械牵伸是指借助机械装置，增加小强度的外部力量，较长时间作用于缩短组织的一种牵伸方法。当手法牵伸没有效果时，可采用机械设备进行牵伸。其牵伸力量通过重力牵伸、滑轮系统或系列夹板而发生作用，强度超过手法牵伸。牵伸时间至少需持续 20 分钟，甚至数小时，方能产生治疗效果。需要注意安全和积极配合主动运动。

（二）主动牵伸

主动牵伸又称自我牵伸，是患者自己完成的一种肌肉伸展性训练。牵伸力量为自身重量，牵伸强度和持续时间与被动牵伸（徒手、器械）相同。指导患者处于稳定而舒适的体位进行牵伸训练、教会患者自我调整牵伸参数是巩固疗效的主要措施。

（三）主动抑制

主动抑制是指患者进行牵伸训练前或过程中，有意识地放松该肌肉。此时进行牵伸的阻力最小。主动抑制只能放松肌肉组织中有收缩性的结构，而对结缔组织尤其是挛缩组织则没有作用。这种牵伸主要用于肌肉神经支配完整、患者能自主控制的情况下，不能用于肌力减退、痉挛或瘫痪者。

1. 收缩–放松　①先将紧张的肌肉置于舒适的拉长位置。②紧张或挛缩的肌肉先进行等长抗阻收缩约 10 秒，使肌肉感觉疲劳。③让患者主动放松。④治疗师被动活动肢体，通过增加活动范围以牵伸肌肉。⑤休息几秒钟后重复上述过程。休息时要求患者将肌肉处于舒适的拉长体位。

2. 收缩–放松–收缩　①～③与"收缩–放松"技术相同。④紧张肌肉的拮抗肌自我做向心性肌肉收缩，以对抗挛缩肌肉并帮助关节运动，使受限制的肌肉放松、被拉长，使肢体的关节活动范围增加。需注意：在无痛状态下完成紧张肌肉的等长抗阻收缩。牵伸前，挛缩或紧张的肌肉不需要进行最大强度的等长抗阻收缩，亚极量、较长时间的等长抗阻收缩可有效抑制紧张的肌肉。

3. 拮抗肌收缩 ①被动拉长紧张的肌肉到一个舒适的位置。②让患者拮抗肌等张收缩。③对收缩肌肉施加轻微阻力，但允许关节运动。④关节运动时，因交互抑制作用的结果，紧张的肌肉被放松。

需注意：避免施加太大的阻力，以免引起紧张肌肉的张力扩散，限制关节运动或引起疼痛。当肌肉痉挛限制了关节运动时，也可以用此技术。如果患者不能在收缩-放松技术中完成紧张肌肉无疼痛范围内的强力收缩，采用主动抑制技术很有帮助。

（四） 其他辅助方法

与牵伸技术相配合，可以帮助肌肉放松，提高牵伸效果。

1. 热疗及冷疗 牵伸肌肉前，局部可先进行热疗，方法有高频电疗（超短波、微波）、传导热疗（蜡疗、水疗）、红外线照射、超声波等。加热后的肌肉更容易放松和被牵伸，牵伸时患者感觉较舒服，热疗可增加组织的伸展性，降低发生损伤的可能性。牵伸后冷敷，有利于减少软组织牵伸后的肿痛，促进关节活动范围的改善。

2. 按摩 采用轻手法按摩、擦揉，特别是深部按摩，可以增加局部的血液循环，降低肌痉挛和肌紧张。如再配以热疗后按摩，更能使软组织放松，改善其伸展性。

3. 关节松动术 牵伸前应用关节松动术的轻手法，如关节分离牵引，可以缓解关节疼痛和关节周围软组织的痉挛，具体操作参照有关章节。

4. 支具 治疗后，次日被牵伸的关节功能会出现反弹，可在牵伸之后应用支具或动力夹板，使肌肉保持在最大有效长度，进行长时间持续的牵伸，达到牵伸挛缩部位、增加关节活动度的目的。同时配合作业疗法和日常生活活动训练，以巩固治疗。

三、牵伸步骤与注意事项

（一） 牵伸步骤

1. 治疗前评估 牵伸前康复医师、治疗师必须对患者进行系统的检查和评估，了解其关节活动受限的部位、性质、原因及功能情况。是否有炎症性疼痛；挛缩组织处于什么阶段；评估活动受限的肌力，其年龄、认知、身体状况如何；能否主动参与及预后如何等。

2. 患者体位 将患者安置于舒适和放松体位，一般选择卧位和坐位，尽量暴露治疗的部位，以利于治疗时关节被牵伸至最大的活动范围。上肢被动牵伸时患者也可取坐位，将前臂放在治疗床上或者治疗台上，这样很容易固定被牵伸的近端结构。

3. 治疗师位置与操作手法 治疗时，治疗师应面向患者站在牵伸侧，一侧手固定在被牵伸肌肉的一端，一侧手置于另一端。需特别说明，凡是靠近患者身体的手称内侧手；远离患者身体的手称外侧手；靠近患者头部一侧的手为上方手；靠近患者足部一侧的手为下方手。其他位置术语与标准解剖位相同，即靠近腹部为前，靠近背部为后，靠近头部为上，靠近足部为下。

4. 牵伸技术参数

（1）牵伸方向：牵伸力量的方向应与肌肉紧张或挛缩的方向相反。预先以主动、小强度牵伸软组织结构；在可控制的关节活动范围内活动；缓慢移动肢体至受限的终末端；固定近端、运动远端肢体，以增加肌肉长度和关节活动范围。

（2）牵伸强度：牵伸力量必须足够拉紧软组织的结构，以不导致疼痛或损伤为度。在牵伸过程中患者感到轻微疼痛是正常的，要以能够耐受为原则。当患者感到明显疼痛或剧痛难忍时，应视为负荷过度，易造成被牵伸组织损伤，需及时调整强度，避免造成医源性损伤。实践证明，低强度、长时间的持续牵伸效果优于高强度、短时间的牵伸。

（3）牵伸时间：被动牵伸持续时间为每次 10~15 秒，也可 30~60 秒，然后重复 10~20 次，反复使被牵伸肌肉在长度上延伸、局部有紧张牵拉感。每次之间要休息 30 秒左右，并配合轻手法按摩，以利于组织修复并缓解治疗反应。机械性牵伸每次 15~20 分钟。住院患者每天 1~2 次，门诊患者每天 1 次。10 次为 1 个疗程，一般 3~5 个疗程。如果规范治疗 1 个星期无明显疗效，应该进行重新评估，调整参数或改用其他治疗方法。

（4）治疗反应：一般牵伸治疗后患者会感到被牵伸部位关节周围软组织放松，关节活动范围改善。如果第二天被牵伸部位仍然有肿胀和明显的疼痛，说明牵伸强度太大，应降低牵伸强度或休息一天。牵伸治疗的强度、时间及疗程因损伤的部位、病情而异。因此，在康复过程中需对患者进行定期评估，根据具体情况和个体差异制订合理的参数。

（二） 注意事项

1. 适应证

（1）适用于肩部、肘部、腕手部、髋部、膝部、踝足部及颈腰部的短缩和挛缩组织的牵伸。如肩关节周围炎（冻结肩）、各种原因引起的关节炎（类风湿关节炎、骨关节炎、强直性脊柱炎）。

（2）预防因固定、制动、失用造成的肌力减弱和相应组织短缩等结构畸形的发生。如骨折、肌腱损伤经制动或固定后，外周神经炎或外周神经损伤所致的失用性肌无力造成的挛缩等。

（3）缓解软组织挛缩、粘连或瘢痕形成，如烧伤、软组织、皮肤严重挫伤后所致的粘连和瘢痕，尤其位于关节周围的损伤影响到肢体的活动。

（4）中枢神经病变或损伤的患者，如脑血管意外、小儿脑瘫、脊髓损伤、颅脑损伤等导致的肌肉痉挛或挛缩。

（5）体育锻炼前后牵伸，预防肌肉骨骼损伤，减轻运动后肌肉疼痛。

2. 禁忌证 患有严重的骨质疏松；骨性限制关节活动；神经损伤或神经吻合术后 1 个月内；关节活动或肌肉被拉长时疼痛剧烈；挛缩或软组织短缩已造成关节固定，形成不可逆性挛缩；新近发生的骨折、肌肉和韧带损伤，组织内有血肿或其他创伤因素存在；关节内或关节周围组织有感染性炎症、结核或肿瘤，特别是各种炎症急性阶段；严重肌无力者，为了维持关节的稳定性、为了保持一定的肌肉力量而发生代偿性挛缩时，应慎用牵伸治疗。

3. 注意事项

（1）明确目标：通过评估明确需要牵伸的肌肉和关节，明确需要限制可能出现代偿作用的肌肉和关节。

（2）避免过度牵伸：过度牵伸是指牵拉超过正常的关节活动度，导致运动过度。长时间制动或不活动的组织已失去了正常的张力，若使用大强度、短时间的牵伸更容易引起损伤，会造成关节不稳定，又可增加骨骼肌再次损伤的风险。

（3）避免牵伸水肿组织：水肿的组织比正常组织更易受到损伤，同时，牵伸后水肿加剧，可增加疼痛和肿胀。

（4）避免过度牵伸肌力较弱的肌肉：对肌力较弱的肌肉，应与肌力训练结合起来，使伸展性与力量之间保持平衡。

（5）避免挤压关节：对关节可先稍加分离牵引力，牵伸力量要适度、缓慢、持久，一般不采用跳跃性牵伸，避免因弹动关节而诱发牵张反射，导致反射性收缩。

（6）患者需放松被牵伸部位，使牵伸力作用在治疗部位：了解治疗反应，牵伸后肌肉酸痛不能持续超过 24 小时，并嘱患者牵伸后保暖，以巩固牵伸效果。

（7）合理加用关节松动技术：大多数情况下，关节本身的挛缩可先用关节松动技术恢复关节内正常的关系，之后再用肌肉牵伸技术。

四、临床应用

（一）徒手被动牵伸

1. 肩部肌肉

（1）增加肩关节前屈（牵伸肩后伸肌群）

患者体位：仰卧位，上肢前屈，屈肘，前臂及手放松。

治疗师手的位置：上方手从内侧握住肘关节/肱骨远端的后方，下方手放在肩胛骨的腋缘以固定肩胛骨。

牵伸手法：上方手将上肢沿矢状面向上高举过头，肱骨被动前屈到最大范围，以拉长肩后伸肌群，牵拉大圆肌，或者固定胸椎或骨盆上部以牵拉背阔肌（图3-16）。

（2）增加肩关节后伸（牵伸肩前屈肌群）

患者体位：俯卧位，上肢放在体侧，前臂及手放松。

治疗师手的位置；上方手放在肩胛骨上

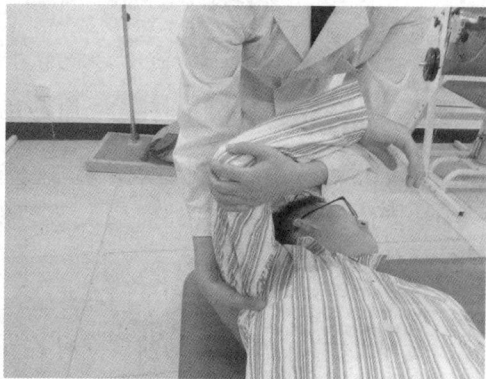

图3-16 肩关节前屈

固定肩胛骨，防止代偿运动；下方手从掌侧握住肘关节。

牵伸手法：下方手从掌侧托起肱骨远端，将肱骨被动后伸至最大范围，以拉长肩前屈肌群，注意固定好肩胛骨后部并防止代偿运动（图3-17）。

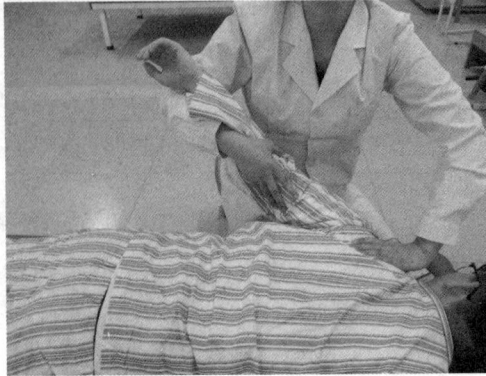

图3-17　肩关节后伸

（3）增加肩关节外展（牵伸肩内收肌群）

患者体位：仰卧位，肩外展，屈肘90°。

治疗师手的位置：上方手托住肘部，下方手握住前臂远端腕关节上方。

牵伸手法：上方手将上肢沿额状面被动移到外展90°时，注意将上肢外旋后再继续移动，直至接近患者同侧耳部，以牵伸肩内收肌群（图3-18）。

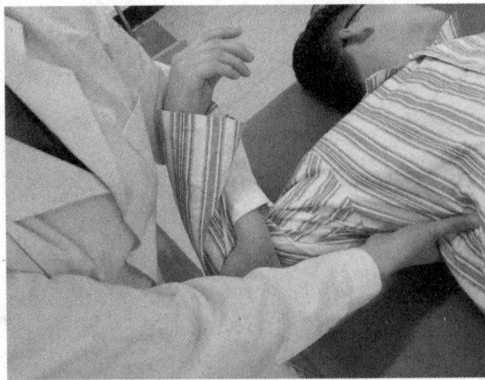

图3-18　肩关节外展

（4）增加肩关节外旋（牵伸肩内旋肌群）

患者体位：仰卧位，外展肩关节至舒服位置（30°~45°），或肩关节稳定在外展90°，屈肘90°。

治疗师手的位置：外侧手握住肱骨远端，内侧手握住前臂远端。

牵伸手法：内侧手移动前臂使肩关节外旋，以肘关节为原点，将前臂向头方向朝床面被动运动至最大范围，充分拉长肩关节内旋肌群（图3-19）。

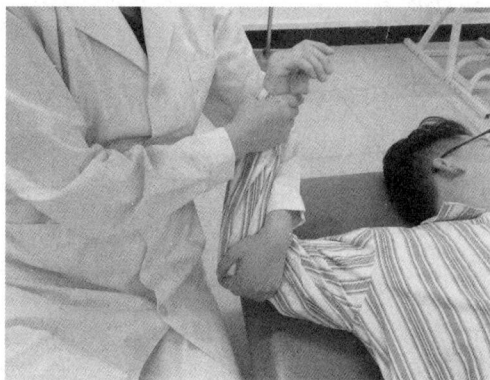

图 3-19　肩关节外旋

（5）增加肩关节内旋（牵伸肩外旋肌群）

患者体位：仰卧位，外展肩关节至舒服位置（30°~45°），或肩关节稳定在外展 90°，屈肘 90°。

治疗师手的位置：内侧手握住肱骨远端，外侧手握住前臂远端。

牵伸手法：外侧手移动前臂使肩关节内旋，以肘关节为原点，将前臂向足方向朝床面被动运动至最大范围，充分拉长肩关节外旋肌群（图 3-20）。

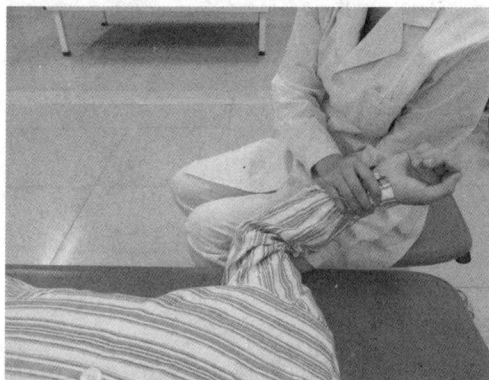

图 3-20　肩关节内旋

注意点：当牵拉肩内、外旋肌肉时，施加的牵拉力通过肘关节达到肩关节，必须确保肘关节良好固定且无痛。

（6）增加肩关节水平外展（牵伸胸肌）

患者体位：仰卧位，患侧肩部需位于床沿，肩关节外展 60°~90°，肘关节可以屈曲。

治疗师手的位置：内侧手固定肩部，外侧手握住肱骨远端。

牵伸手法：肩关节完全水平外展至最大范围，以牵伸水平内收肌——胸肌。胸肌的牵伸也可以在坐位下进行，患者双手五指交叉放在头后部，治疗者位于患者身后，双手分别握住肘关节并被动向后运动（水平外展），同时让患者配合做深吸气后呼气的运动。

（7）增加肩胛骨的活动（牵伸肩胛提肌）

患者体位：坐在椅上，头转向非牵伸侧，稍向前屈，直至颈部后外侧有酸胀感。牵伸侧上肢外展，屈肘，手放在头后部。

治疗师手的位置：站在患者身后牵伸侧，外侧手从前面托住上臂远端，内侧手放在牵伸侧颈肩部交界处。

牵伸手法：外侧手向上抬，内侧手向下压，同时，让患者深吸气后深呼气，以牵伸肩胛提肌。

2. 肘部肌肉

（1）增加肘关节伸展（牵伸屈肘肌群）

患者体位：仰卧位，上肢稍外展。

治疗师手的位置：内侧手放在肱骨近端，外侧手握住前臂远端掌侧。固定肩胛骨和肱骨近端的前部。

牵伸手法：外侧手牵伸肘关节至最大范围，以牵拉屈肘肌群（图3-21）。

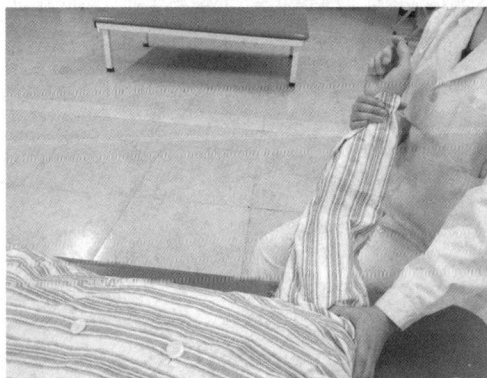

图3-21 肘关节伸直

（2）增加肘关节屈曲（牵伸伸肘肌群）

患者体位：仰卧位，上肢稍外展。

治疗师手的位置：上方手握住前臂远端掌侧，下方手托住肘部，注意固定好肱骨。

牵伸手法：上方手屈曲肘关节至最大范围，以牵伸伸肘肌群（图3-22）。

患者也可取坐位，手放在颈后部。治疗师外侧手握住肘部向上牵伸，内侧手握住腕部向下牵伸。此法对牵伸肱三头肌长头的效果较好。

（3）增加前臂旋前和旋后

牵伸肌群：牵伸旋后肌群可增加旋前活动范围，牵伸旋前肌群可增加旋后活动范围。

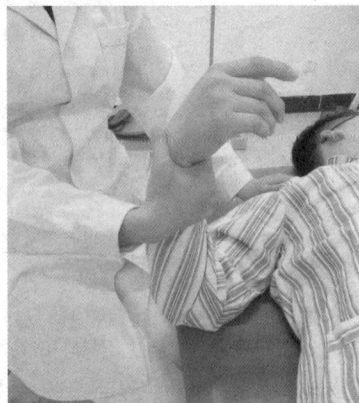

图3-22 肘关节屈曲

患者体位：仰卧位或坐位，屈肘90°，肱骨放于桌面上屈肘90°。

治疗师手的位置：上方手握住前臂远端掌侧，下方手握住肘关节以固定肱骨。

牵伸手法：上方手握住前臂远端掌侧，做旋后或旋前至最大活动范围。牵伸时，桡骨围绕尺骨旋转，不要让手发生扭曲（图3-23、图3-24）。

注意点：固定肱骨，以防止肩关节内、外旋代偿运动，牵伸的力量要使桡骨围绕尺骨旋转。

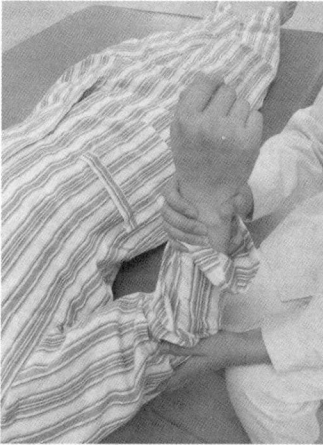

图3-23 前臂旋前

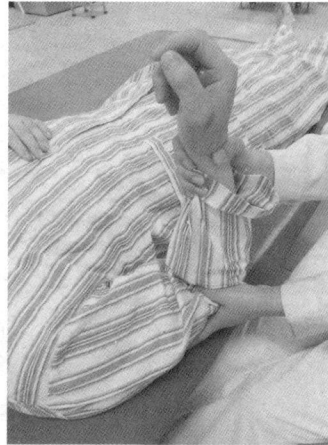

图3-24 前臂旋后

3. 髋部肌肉

（1）增加屈膝时的屈髋（牵伸臀大肌）

患者体位：仰卧位，下肢稍屈髋屈膝。

治疗师手的位置：远端手握住足跟，近端手托住患肢股骨远端。

牵伸手法：双手托起患侧下肢，同时被动屈曲髋关节和膝关节达最大范围。牵伸过程中固定非牵拉侧股骨，阻止骨盆向后方倾斜移动患者的臀部和膝部，使其充分屈曲，以达到牵拉髋关节的伸肌群（图3-25）。

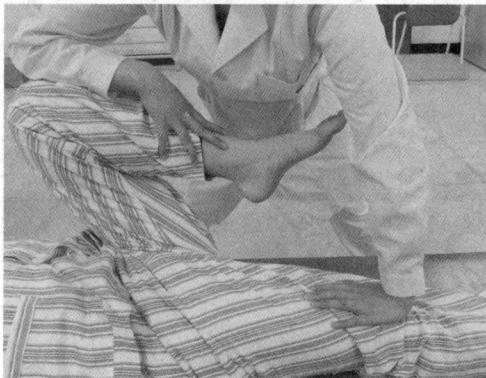

图3-25 屈膝时屈髋

（2）增加伸膝时的屈髋（牵伸腘绳肌）

患者体位：仰卧位，健侧下肢伸直，患肢放在治疗师肩上。

治疗师手的位置：上方手放在患肢的股骨远端，下方手放在对侧肢体的股骨远端。

牵伸手法：保持患肢膝关节充分伸展，治疗师用自身的肩部支撑患侧下肢，上方手放在牵伸侧大腿的前面，下方手放在对侧股骨远端，固定对侧的下肢于伸膝位，髋关节中立位，同时尽量屈曲牵伸侧髋关节至最大范围（图3-26）。

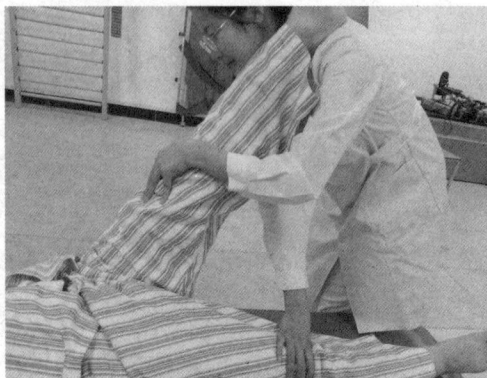

图 3-26 伸膝时屈髋

注意：髋外旋时，屈髋的牵拉力量作用于腘绳肌中间；髋内旋时，屈髋的牵拉力量作用于腘绳肌外侧。

（3）增加伸膝时的伸髋（牵伸髂腰肌）

方法1：

患者体位：俯卧位，牵伸侧下肢微屈膝，非牵伸侧下肢伸膝。

治疗师手的位置：上方手放在臀部固定骨盆，防止骨盆运动；下方手放在股骨远端托住大腿（图3-27）。

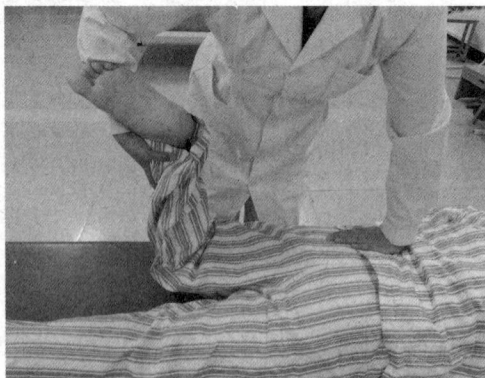

图 3-27 伸膝时伸髋

牵伸手法：下方手托起大腿离开治疗床面进行牵拉，后伸髋关节至最大范围。

方法2：患者体位：仰卧位（俯卧位有困难时），牵伸的下肢悬于治疗床沿，非牵拉侧下肢屈曲髋膝关节朝向胸壁方向，以稳定髋和脊柱。

治疗师手的位置：一只手固定患者非牵拉下肢髌骨下方，借助重力帮助大腿朝向胸壁的方向，以防止骨盆前倾。另一只手放在牵伸下肢髌骨前上方，牵伸时牵伸侧手向下压大腿，使髋关节后伸至最大范围，以牵伸髂腰肌。

（4）增加屈膝时的伸髋（牵伸股直肌）

患者体位：俯卧位，牵伸侧下肢屈膝，非牵伸侧下肢伸膝。

治疗师手的位置：下方手保持髋关节完全伸直，另一只手握住胫骨远端并逐渐尽可能多地屈膝，不要使髋外展或旋转，以使股直肌得到最大的牵伸（图3-28）。

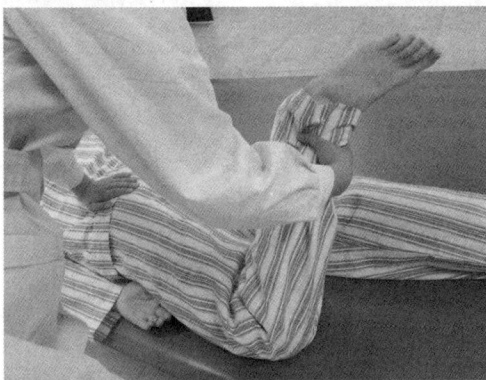

图3-28　屈膝时伸髋

（5）增加髋关节内旋/外旋（牵伸髋内旋/髋外旋肌群）

患者体位：患者俯卧，屈膝90°，非牵伸侧下肢伸直。

治疗师手的位置：上方手按压于臀部固定骨盆，下方手握住小腿远端外踝处。

牵伸手法：上方手固定骨盆，下方手将小腿向外转/内转，至髋部内旋/外旋最大范围，以牵拉髋外旋/髋内旋肌群（图3-29、图3-30）。

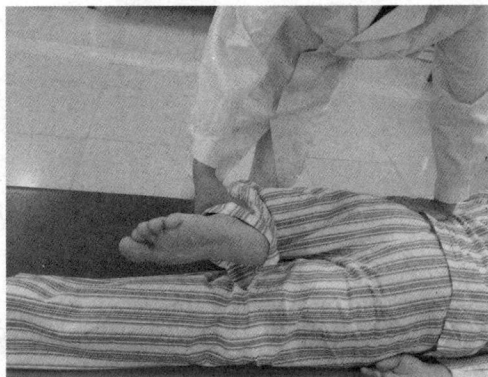

图3-29　髋关节内旋

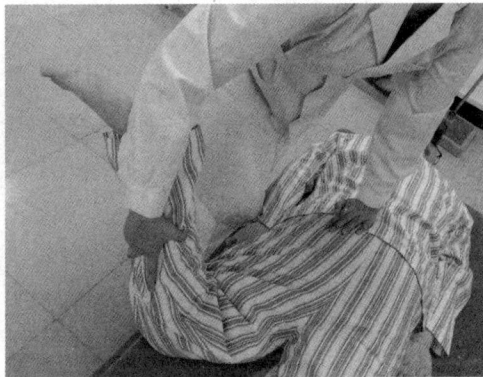

图3-30　髋关节外旋

也可在坐位下进行：臀部坐于床边屈髋屈膝90°，治疗师上方手施加压力于髂嵴以固定骨盆，下方手于外踝或小腿外侧施加压力，以外旋髋关节，牵伸髋内旋肌群。

（6）增加髋外展（牵伸髋内收肌群）

患者体位：仰卧位，下肢伸直。

治疗师手的位置：上方手放在对侧大腿内侧，下方手从腘窝下托住牵伸侧大腿。

牵伸手法：下方手用上臂和前臂支撑患者大腿的远端，上方手按压对侧前髂嵴或保持对侧下肢轻度外展来固定骨盆。尽可能外展髋关节至最大范围，以牵拉内收肌（图3-31）。

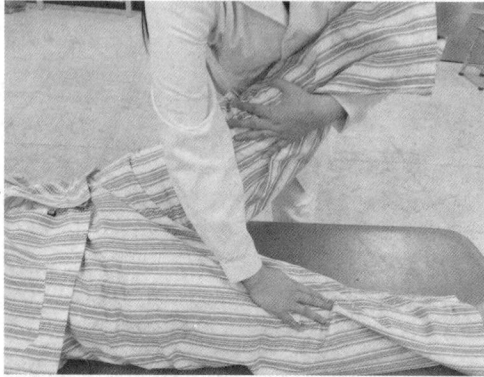

图3-31　髋关节外展

4. 膝部肌肉

（1）增加膝关节屈曲（牵伸伸膝肌群）

方法1：

患者体位：取俯卧位。牵伸侧下肢屈膝丁床边，在大腿下垫一软枕，防止牵伸时髂前上棘和髌骨被挤压，非牵伸侧下肢伸直。

治疗师手的位置：上方手放在臀部固定骨盆，下方手握住小腿远端内外踝处。

牵伸手法：上方手在臀部固定骨盆，下方手被动屈膝至最大范围，以牵拉膝部伸肌群（图3-32）。

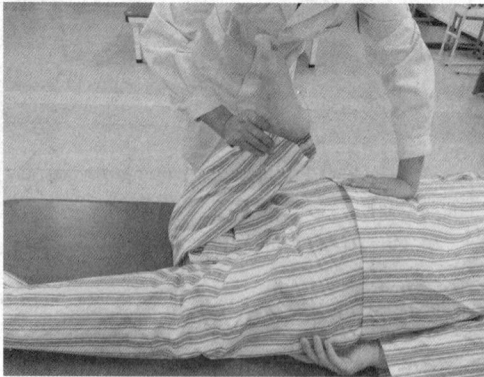

图3-32　膝关节屈曲

方法 2：

患者体位：坐在床沿，屈髋 90°，尽量屈膝于床的边缘。

治疗师手的位置：治疗师站在牵伸侧的下肢外侧，上方手放在大腿远端固定，下方手握住内外踝上方，尽量向后推小腿使膝关节尽量屈曲，牵拉伸膝肌群（图 3-33）。

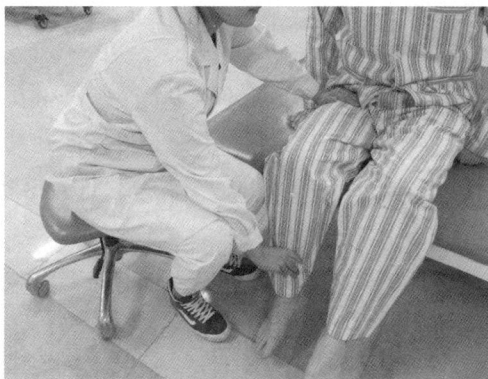

图 3-33 膝关节屈曲

上述两种体位，取坐位对增加屈膝 0°~90° 效果最好，俯卧位对增加屈膝 90°~135° 效果最佳。值得注意的是，在俯卧位操作时，动作过快，用力过大，很容易引起伸膝肌群过度牵拉，导致膝关节损伤和肿胀。

（2）增加膝关节伸直（牵伸屈膝肌群）

患者体位：仰卧位，双下肢伸直到最大限度。

治疗师手的位置：上方手或前臂放在髌骨上方，下方手握住小腿远端踝关节上方。

牵伸手法：上方手固定大腿和髋部，阻止在牵拉过程中髋关节屈曲。下方手握住小腿远端踝关节后方，向上抬起小腿，治疗师双手反方向用力，最大限度地伸展膝关节，以牵拉膝关节屈肌群（图 3-34）。

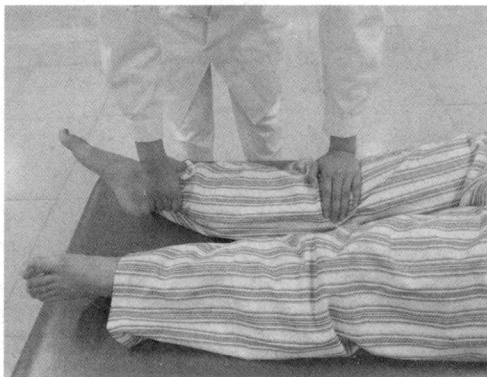

图 3-34 膝关节伸直

（二）自我牵伸

自我牵伸是患者经治疗师讲解，在治疗者的指导下，独自完成的一种牵伸技术。患者可应用自身体重作为牵伸力量，也可利用主动抑制作用来牵伸肌肉及辅助装置，使其能独立地保持或增加关节活动度。

1. 肩部肌肉

（1）增加肩前屈活动范围：当上肢前屈不到90°时，可坐在桌旁，牵伸侧上肢放在桌上，伸肘，前臂旋前，非牵伸侧手放在上臂上面，身体向前及桌子方向倾斜，以牵伸肩后伸肌群（图3-35）。当上肢前屈大于90°时，双上肢前举，手握肋木，身体悬空，以牵伸肩后伸肌群。

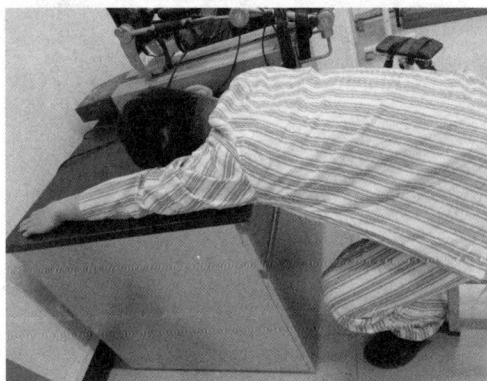

图 3-35　自我牵伸肩前屈

（2）增加肩后伸活动范围：患者背对桌子而坐。牵伸侧上肢后伸，手放在桌上，肘、非牵伸侧手放在肩部以固定肩关节，身体向前并向下运动，以牵伸肩前屈肌群（图3-36）。

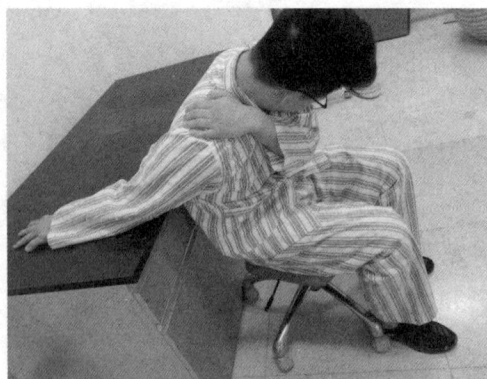

图 3-36　自我牵伸肩后伸

（3）增加肩外展活动范围：当上肢外展不到90°时，可坐在桌旁。牵伸侧上肢放在桌上，伸肘，前臂旋前。非牵伸侧手放在上臂上面，身体向下及桌子方向倾斜。如果上肢外展超过 90°，可侧对墙边站立，牵伸侧肩外展，屈肘，前臂放在墙上，牵伸肩内收肌群。非牵伸侧手放在肱骨近端，固定肩关节，身体缓慢下蹲，以牵伸肩内收肌群（图 3-37）。

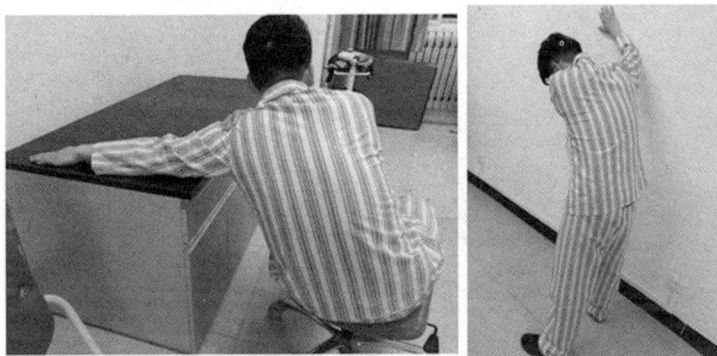

图 3-37 自我牵伸肩外展

（4）增加肩旋转活动范围：患者侧坐桌旁。牵伸侧上肢屈肘 90°平放在桌上，牵伸内旋肌群时，前臂掌面离开桌面。牵伸外旋肌群时，前臂掌面向桌面运动。

2. 肘部肌肉

（1）增加屈肘活动范围：患者坐在床边，患侧上肢的前臂屈肘置于床面，上身前倾，借助上身重量以达到牵伸伸肘肌群，增加屈肘活动范围。

（2）增加伸肘活动范围：患者背向床头坐，双手握住扶手。伸肘，上身向前，借助上身重量牵伸屈肘肌群（图 3-38）。

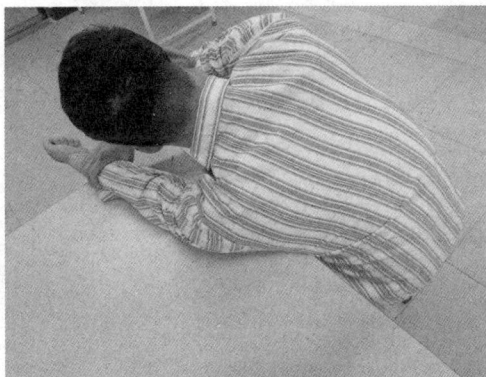

图 3-38 自我牵伸肘伸直

（3）增加旋前或旋后活动范围：牵伸侧手握住小木棍一端，非牵伸侧手握住小木棍另一端，分别朝向桌面和离开桌面加压，牵伸侧前臂主动旋前或旋后牵伸，使旋前或旋后活动达到最大范围。

3. 髋部肌肉

（1）增加屈髋活动范围：患者手膝跪位，腰部保持稳定，臀部向后运动至最大范围，以牵伸伸髋肌群（图 3-39）。

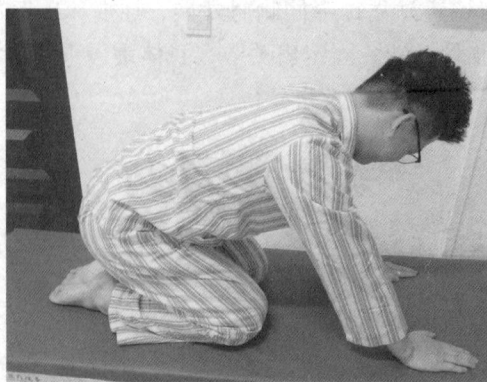

图 3-39　自我牵伸髋屈曲

（2）增加伸髋活动范围：患者俯卧位，双手放在肩前，上身向上抬至最大范围，以牵伸髂腰肌（图 3-40）。

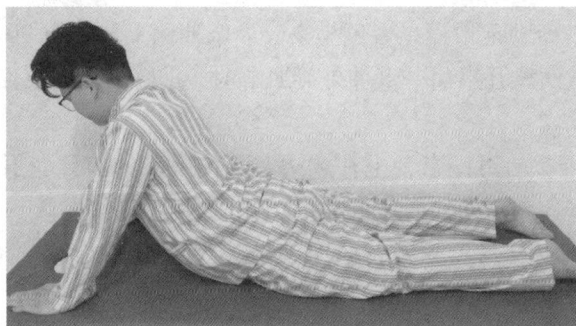

图 3-40　自我牵伸髋伸展

（3）增加交叉伸屈髋活动范围：患者取前弓箭步，牵伸侧屈髋、屈膝 90°，非牵伸侧下肢向后伸直，双手放在弓箭步腿的髌骨上方，挺胸，身体下压。此方法可同时牵伸前侧伸髋肌群和后侧下肢的屈髋肌群（图 3-41）。

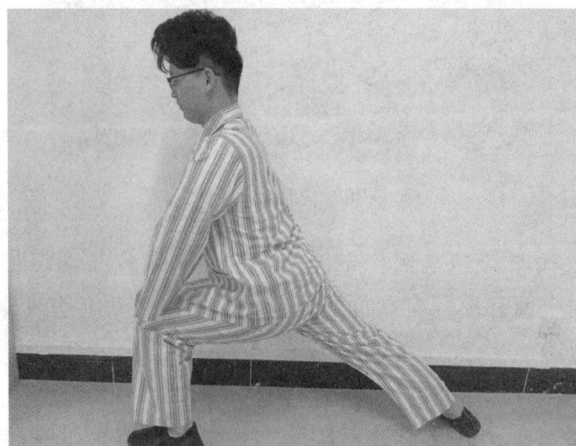

图 3-41　前侧伸髋肌群、后侧屈髋肌群自我牵伸

（4）增加髋内收、外展活动范围

方法1：患者距墙一臂远处侧方站立，牵伸侧上肢外展，手放在墙上，下肢外旋放在非牵伸侧下肢后方。牵伸时躯干向外侧屈，骨盆向内侧移动，以牵伸髋外展、内收肌群。

方法2：患者取双足左右分开站立位，两手叉腰并做左右侧屈运动，躯干重心在转移过程中以牵伸髋内收肌群（图3-42）。

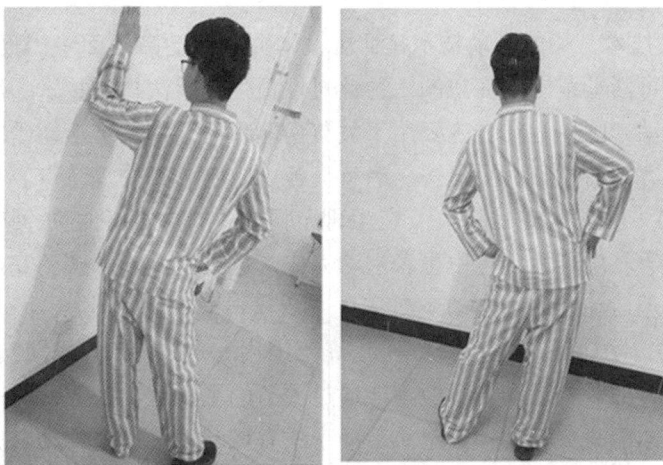

图3-42 自我牵伸髋内收、外展

4. 膝部肌肉

（1）增加伸膝活动范围：患者坐在床沿，牵伸侧下肢伸膝于床上，非牵伸侧下肢放在地上，上身向前弯曲至最大范围，以牵伸屈膝肌群。

（2）增加屈膝活动范围：根据屈膝活动受限程度可采取不同的牵伸方法。

屈膝明显受限（ROM<90°），可双手扶肋木，屈髋、屈膝下蹲，借助自身重量，以牵伸伸膝肌群。

如果屈膝轻度受限（ROM>90°），牵伸侧下肢可放在较高的椅子上或椅子的横干上做屈髋、屈膝动作，双手握住椅背，身体向前倾，牵伸伸膝肌群。该方法对牵伸踝跖屈肌、增加踝背伸也有较好作用。

5. 踝部肌肉 踝部最常出现紧张或挛缩的肌肉为小腿三头肌，主要影响踝的背伸功能，而踝背伸肌的挛缩发生甚少。踝部肌肉主要通过自我牵伸增加踝背伸活动范围。

（1）可站在一楔形木块上，该楔形木块应根据挛缩程度选择不同的坡度。

（2）足跟悬空站在楼梯台阶上，下肢伸直，借助自身重量进行牵伸。

（3）屈膝下蹲，背靠墙，健腿在前，患腿在后，离墙壁约20cm下蹲，腰部挺直，利用自身体重下沉对三头肌进行牵伸。治疗时必须感受到三头肌紧张牵拉感，双足跟不能离开地面。随着病情好转，患侧足跟逐渐靠近墙壁至15cm左右，离墙壁越近功能越好。每次10~20秒，反复5~10次。

第四节　关节松动技术

一、概述

（一）相关概念

1. 关节松动技术　关节松动技术是针对人体关节活动障碍而专门设计的一类技术，是治疗者在关节可活动范围内完成的一种针对性很强的手法操作技术，属于被动运动范畴，包括生理运动和附属运动，主要用于关节功能障碍，如关节活动受限、关节疼痛或关节僵硬等，具有针对性强、见效快、患者痛苦小、容易接受等特点。

2. 生理运动　生理运动是指关节在生理范围内完成的活动，如关节的屈、伸、内收、外展、旋转等。生理运动可由患者主动完成，也可由治疗师被动完成。在关节松动技术操作中，生理运动是一种被动运动。

3. 附属运动　附属运动是指关节在允许范围内完成的活动。附属运动是维持关节正常活动不可缺少的一种运动，一般不能通过关节的主动运动完成，而需要由其他人或健侧肢体的帮助才能完成，常用的附属运动手法有摆动、滚动、滑动、旋转、长轴牵引和分离牵引。

4. 治疗平面　治疗平面是指位于关节的凹面、与关节面平行、与关节的运动轴垂直的一个假设存在的平面。治疗时，凡属于分离或牵拉的手法，实施力的方向或平行于治疗平面或垂直于治疗平面。凡属于滑动的手法，实施力的方向一定平行于治疗平面，滚动手法实施力的方向则沿着治疗的平面进行变化（图3-43）。

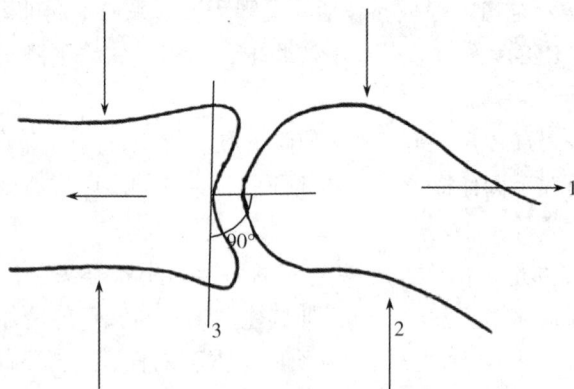

图 3-43　关节松动平面与方向

（二）Maitland 手法分级与应用

1. Maitland 分级

Ⅰ级：在关节活动的起始端，小幅度、节律性地来回松动关节。

Ⅱ级：在关节活动允许范围内，大幅度、节律性地来回松动关节，但不接触关节活动的起始端和终末端。

Ⅲ级：在关节活动允许范围内，大幅度、节律性地来回松动关节，每次均接触到关节活动的终末端，并能感觉到关节周围软组织紧张。

Ⅳ级：在关节活动的终末端，小幅度、节律性地来回松动关节。每次均接触到关节活动的终末端，并能感觉到关节周围软组织紧张（图3-44）。

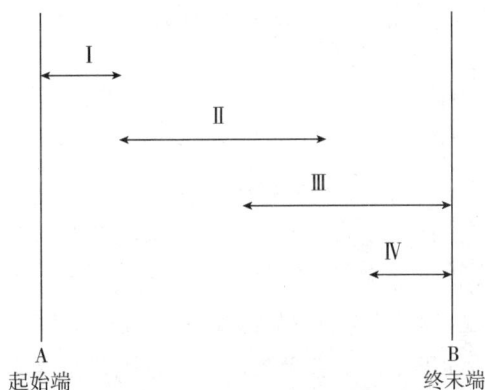

图 3-44 Maitland 手法分级

2. Maitland 手法应用 临床应用时，根据病情选择手法分级。Ⅰ级、Ⅱ级适用于疼痛导致的活动受限。Ⅲ级适用于关节疼痛，并伴有僵硬。Ⅳ级适用于关节周围组织粘连、挛缩导致的关节活动障碍。

用于附属运动治疗时，Ⅰ级、Ⅱ级手法皆可选择；用于生理运动治疗时，关节活动度必须达到正常的60%才可以应用，因此，一般选用Ⅲ、Ⅳ级手法，极少用Ⅰ级手法。

（三）操作步骤

1. 患者体位 一般取坐位或卧位，患者舒适、放松、无痛，并充分暴露和放松治疗的关节。

2. 治疗师位置 治疗师靠近治疗关节，一手固定关节的一端，一手松动另一端。

3. 治疗前评估 手法操作前，对拟治疗的关节进行评估，找出存在的问题。根据问题的主次，选择针对性手法。每一种手法反复操作1分钟，同一种手法每次可应用2~3次，然后再次评估。

4. 手法应用技巧

（1）手法操作的运动方向：可以垂直或平行于治疗平面。操作时，关节分离垂直于治疗平面；滑动和长轴牵引平行于治疗平面。

（2）手法操作的程度：手法操作要求达到关节活动受限处。关节的部位不同，手法操作的幅度不同。疼痛为主时手法应达痛点，不超过痛点；僵硬为主时，手法应超过僵硬点。操作时，手法要平稳、有节奏、持续30~60秒。不同的松动速度产生的效果不同，小范围、快速松动可抑制疼痛；大范围、慢速松动可缓解疼痛。

（3）手法操作的强度：不同部位的关节，手法操作的强度不同。一般来说，活动范围大的关节如髋关节、胸腰椎，手法的强度要大于活动范围小的关节，如手腕部关节、颈椎关节。

（4）治疗时间：每次治疗时，1种手法可重复3~4次，治疗的总时间在15~20分钟。根据患者对治疗的反应，可以每天或隔天治疗1次。

需要指出的是，关节松动术不能改变疾病的病理过程，如类风湿关节炎和损伤后的炎症反应。在这些情况下，关节松动的主要作用是缓解疼痛，维持现有关节的活动范围，减少因力学因素引起的活动受限。

（四） 治疗作用

1. 缓解疼痛 关节松动术可以促进关节液的流动，改善关节软骨和软骨盘无血管区的营养，还可缓解关节疼痛，防止因活动减少引起的关节退变。此外，还可抑制脊髓和脑干致痛物质的释放，提高痛阈。

2. 保持组织的伸展性 长期制动可导致组织纤维性增生，关节内粘连，肌腱、韧带和关节囊挛缩，关节活动度下降。关节松动术，特别是Ⅲ级、Ⅳ级手法，由于直接牵拉关节周围的软组织，保持或增加其伸展性，从而能改善关节活动范围。

3. 增加本体反馈 关节运动时，传入神经将感受器接收到的冲动传到中枢，增加位置觉和运动觉。关节松动术可通过提供关节的静止位置、运动速度及其变化、关节运动的方向、肌张力及其变化等信息来增强本体反馈。

二、临床应用与注意事项

（一） 临床应用

1. 适应证 关节松动技术适用于任何因力学因素（非神经性）引起的关节功能障碍，包括关节疼痛、肌肉紧张、可逆性关节活动降低、进行性关节活动受限、功能性关节制动等。

对进行性关节活动受限和功能性关节制动，关节松动技术的主要作用是维持现有的活动范围，延缓病情发展，预防因不活动引起的其他不良影响。

2. 禁忌证 关节活动已经过度、外伤或疾病引起的关节肿胀（渗出增加）、关节炎症、恶性疾病及未愈合的骨折。

（二） 注意事项

1. 治疗者必须具备良好的解剖学、关节运动学、神经系统和运动系统疾病的病理学等医学知识，掌握适应证和基本操作手法，并能与其他改善关节活动度技术，如肌肉牵伸技术、肌力训练技术结合使用，以提高整体治疗效果。

2. 治疗中应不断询问患者感受，根据患者反馈调节手法强度。

3. 治疗后如有轻微疼痛多属正常反应，通常4~6小时消失；如第二天仍未消失或较前加重，提示手法强度太大，应调整强度或暂停治疗 1 天；如果经 3~5 次正规治疗，症状仍无缓解或反而加重，应重新评估，调整治疗方案。

三、关节松动技术训练

（一）肩部关节松动

肩部关节由盂肱关节、肩锁关节、肩胛胸壁关节构成，是人体活动度最大的关节，可进行前屈、后伸、内收、外展、旋转等生理运动，以及分离、长轴牵引、前后向滑动、后前向滑动、向足侧滑动等附属运动。

1. 盂肱关节

静息位：肩关节外展55°，水平内收30°。

治疗平面：位于关节盂内，且伴随肩胛移动。

固定：用布带或由助手辅助固定患者肩胛。

（1）分离牵引：开始治疗，缓解疼痛，增加关节活动度。

患者仰卧位，上肢置于静息位。治疗师站在外展上肢与躯干之间，内侧手掌心向外，握住腋窝下肱骨头内侧，外侧手拖住上臂远端及肘部，内侧手向外持续推肱骨10秒钟，然后放松，重复3~5次（图3-45）。

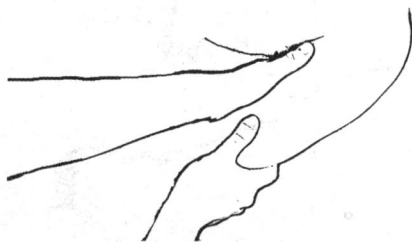

图 3-45 分离牵引

（2）长轴牵引（图3-46）

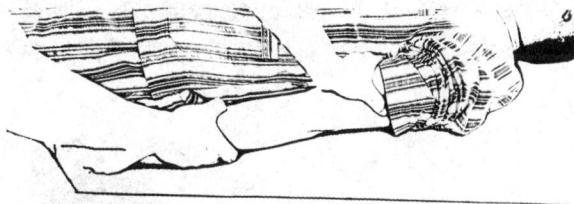

图 3-46 长轴牵引

作用：一般松动，缓解疼痛。

患者体位：仰卧，上肢稍外展。

治疗师位置与操作手法：位置同上。内侧手放在腋窝，四指在腋前，外侧手握住肱骨远端。外侧手向足的方向持续牵拉肱骨约10秒，使肱骨在关节盂内滑动，然后放松，重复 3~5 次。

（3）前屈向足侧滑动（图 3-47）

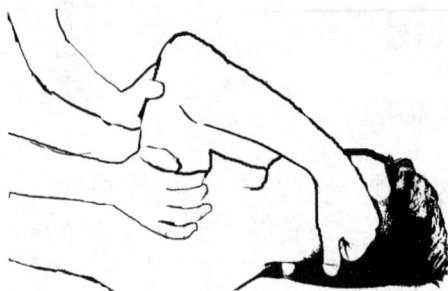

图 3-47　前屈向足侧滑动

作用：增加肩前屈活动范围。

患者体位：仰卧位，上肢前屈 90°，屈肘，前臂自然下垂。

治疗师位置与操作手法：站在躯干一侧，双手分别从内侧和外侧握住肱骨近端，五指交叉。双手同时向足的方向牵拉肱骨。

（4）外展向足侧滑动（图 3-48）

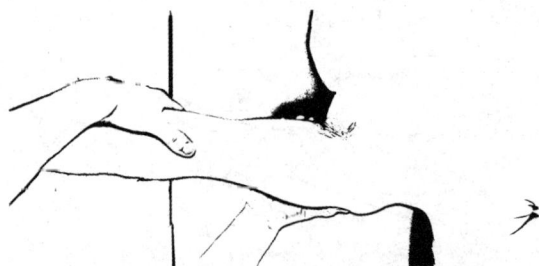

图 3-48　外展向足侧滑动

作用：增加肩外展活动范围。

患者体位：仰卧位，上肢外展 90°，屈肘，前臂旋前放在治疗师前臂内侧。

治疗师位置与操作手法：坐在外展肩的外侧，外侧手握住肘关节内侧，内侧手虎口放在肱骨近端外侧，四指向下。外侧手稍向外牵拉，内侧手向足的方向推动肱骨。

（5）前后向滑动（图 3-49）

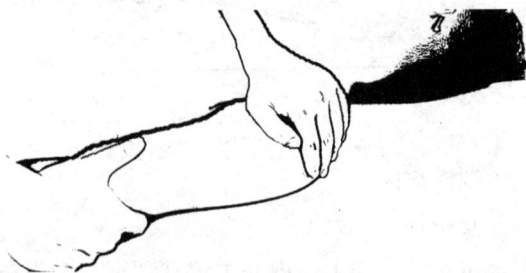

图 3-49　前后向滑动

作用：增加肩前屈和内旋活动范围。

患者体位：仰卧位，上肢处于休息位。

治疗师位置与操作手法：治疗师面向患者，站在患侧上肢的内侧，内侧手的手掌放在肱骨头上，外侧手握住前臂远端，外侧手沿肱骨长轴方向牵拉，内侧手将肱骨头由前向后滑动。

（6）后前向滑动（图 3-50）

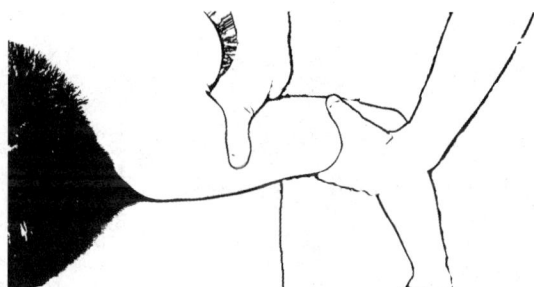

图 3-50　后前向滑动

作用：增加肩后伸和外旋活动范围。

患者体位：俯卧位，患侧肩关节放在治疗床边缘，肩前方垫一毛巾，上肢外展，上臂放在治疗师内侧大腿上。

治疗师位置与操作手法：治疗师站在外展的上肢与躯干之间，外侧手放在肱骨近端后面，内侧手放在肱骨远端前面。外侧手沿肱骨长轴方向牵拉，内侧手将肱骨由后向前滑动。

（7）外展摆动

作用：当外展超过 90°时，进一步增加外展活动范围。

患者体位：仰卧位，肩外展至活动受限处，屈肘 90°，前臂旋前。

治疗师位置与操作手法：站在外展上肢与躯干之间，内侧手从肩背部后方穿过，固定肩胛骨，手指放在肩上，以防耸肩的代偿作用。外侧手托住肘部，并使肩稍外旋和后伸。外侧手将肱骨在外展终点范围内摆动。

（8）内旋摆动

作用：增加肩内旋活动范围。

患者体位：仰卧位，肩外展 90°，屈肘 90°，前臂旋前。

治疗师位置与操作手法：站或坐在患侧肩关节的外侧，上方手托住肘部，下方手握住前臂远端及腕部。上方手固定，下方手将前臂向床面运动，使肩内旋。

（9）外旋摆动

作用：增加肩外旋活动范围。

患者体位：仰卧位，肩外展，屈肘 90°。

治疗师位置与操作手法：治疗师站或坐在患侧肩关节的外侧，上方手握住前臂远端及腕部，下方手托住肘关节前面，上方手将前臂向床面运动，使肩外旋。

2. 肩胛胸壁关节

作用：增加肩胛骨活动范围。

患者体位：健侧卧位，患侧在上，屈肘，前臂放在上腹部。

治疗师位置与操作手法：面向患者站立，上方手放在肩部，下方手从上臂下面穿过，拇指与四指分开，固定肩胛骨下角。双手同时向各个方面活动肩胛骨，使肩胛骨分别做上抬、下降、前伸（向外）、回缩（向内）运动，也可将上述运动结合起来，做旋转运动。

（二）肘部关节松动

肘部关节由肱尺关节、肱桡关节、桡尺近端关节构成。其生理运动包括屈、伸、旋转；附属运动包括分离牵引、长轴牵引、前后向滑动、后前向滑动。

1. 肱尺关节

（1）分离牵引（图3-51）

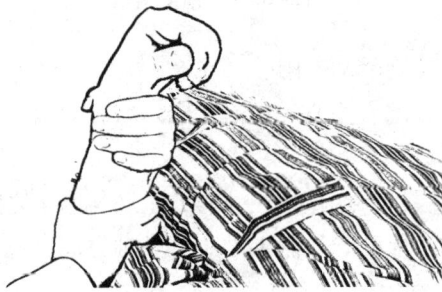

图3-51 分离牵引

作用：增加屈肘活动范围。

患者体位：仰卧位，屈肘至最大范围，前臂旋后。

治疗师位置与操作手法：站在患侧，上方手放在肘窝，手掌接触前臂近端，掌根靠近尺侧，下方手握住前臂远端和腕部背面尺侧。下方手固定，上方手向足的方向推动尺骨。

（2）长轴牵引（图3-52）

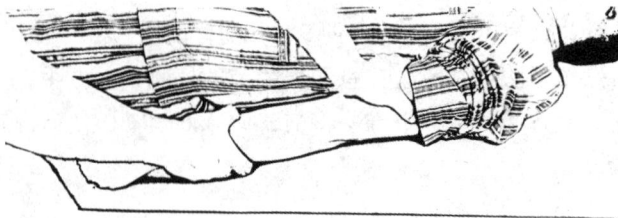

图3-52 长轴牵引

作用：增加屈肘活动范围。

患者体位：仰卧位，肩稍外展，肘关节伸到最大范围，前臂旋前。

治疗师位置与操作手法：站在患侧，内侧手握住肱骨远端内侧，外侧手握住前臂远端尺侧。内侧手固定，外侧手沿着长轴牵引尺骨。

2. 肱桡关节

（1）分离牵引

作用：增加肱桡关节的活动范围，增加屈肘和伸肘。

患者体位：仰卧位或坐位，肩外展，屈肘，前臂中立位。

治疗师位置与操作手法：站在或坐在患侧，上方手抓住肱骨的远端，下方手握住前臂近端的尺侧。上方手固定，下方手向外侧推动桡骨，做肱桡关节分离动作。

（2）长轴牵引

作用：增加肱桡关节的活动范围，增加屈肘和伸肘。

患者体位：仰卧位，肩外展，肘关节在伸肘活动受限处，前臂旋后。

治疗师位置与操作手法：站在外展上肢及躯干之间，内侧手握住肱骨远端，外侧手握住前臂远端桡侧。内侧手固定，外侧手沿桡骨长轴向远端牵拉。

3. 桡尺近端关节

（1）前后向滑动（图 3-53）

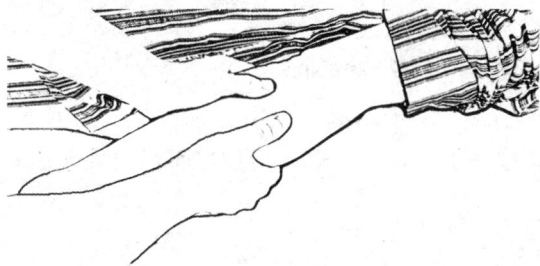

图 3-53 前后向滑动

作用：增加前臂旋前的活动范围。

患者体位：仰卧位或坐位，伸肘，前臂旋后。

治疗师位置与操作手法：面向患者站或坐，双手分别握住桡骨和尺骨的近端，拇指在上，四指在下。一侧手固定尺骨，另一侧手向背侧推动桡骨。

（2）后前向滑动

作用：增加前臂旋后活动范围。

患者体位：仰卧或坐位，肩稍外展，屈肘，前臂中立位。

治疗师位置与操作手法：面向患者站立或取坐位，一侧手拇指或掌根部放在桡骨小头处，四指放在肘窝，另一侧手握住肘关节下方。上方手向掌侧推桡骨小头。

（三）腕部关节松动

腕部关节由桡尺远端关节、桡腕关节、腕骨间关节组成，其生理运动包括掌屈、背伸、桡侧偏斜、尺侧偏斜和环转；附属运动包括分离牵引、前向后滑动、后前向滑动、侧方滑动。

1. 桡尺远端关节

（1）前向后滑动（图 3-54）

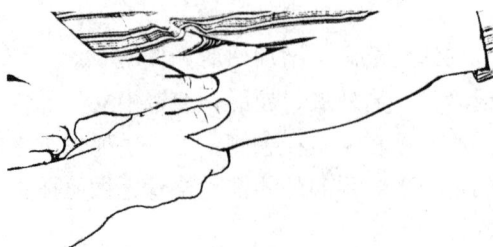

图 3-54　前向后滑动

作用：增加前臂旋前活动范围。

患者体位：仰卧位或坐位，前臂旋后。

治疗师位置与操作手法：位于患侧，双手分别握住桡骨和尺骨的远端，拇指在掌侧，其余四指在背侧。尺侧手固定，桡侧手拇指掌面将桡骨远端向背侧推动。

（2）后前向滑动

作用：增加前臂旋后活动范围。

患者体位：仰卧位或坐位，前臂旋前。

治疗师位置与操作手法：位于患侧，双手分别握住桡骨和尺骨的远端，拇指在背侧，其余四指在掌侧，桡侧手固定，尺侧手拇指掌面将尺骨远端向掌侧推动。

2. 桡腕关节

（1）分离牵引（图 3-55）

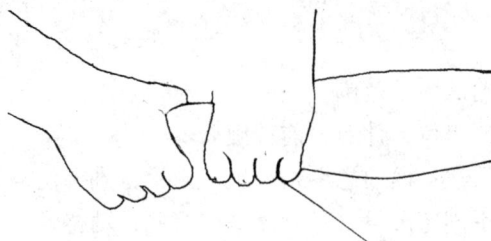

图 3-55　分离牵引

作用：一般松动，缓解疼痛。

患者体位：坐位，前臂旋前放在治疗床或治疗台上，腕关节中立位伸出床沿或桌沿，前臂下可垫一毛巾卷。

治疗师位置与操作手法：一侧手握住前臂远端固定，另一侧手握住腕关节的近桡腕骨处并向远端牵拉腕骨。

（2）前后向滑动

作用：增加屈腕活动范围。

患者体位：仰卧位或坐位，前臂和腕关节中立位。

治疗师位置与操作手法：一侧手握住手背近排腕骨处固定，另一侧手握住前臂远端桡侧，并向背侧推桡骨。

（3）后前向滑动（图3-56）

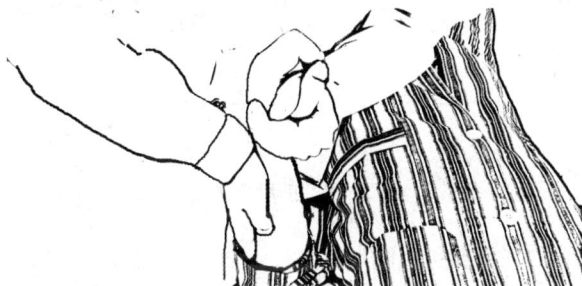

图3-56 后前向滑动

作用：增加伸腕活动范围。

患者体位：坐位或仰卧位，屈肘90°，前臂和腕关节中立位。

治疗师位置与操作手法：一侧手握住近排腕骨掌侧固定，另一侧手握住前臂远端桡侧背面，并向掌侧推动桡骨。

（4）尺侧滑动（图3-57）

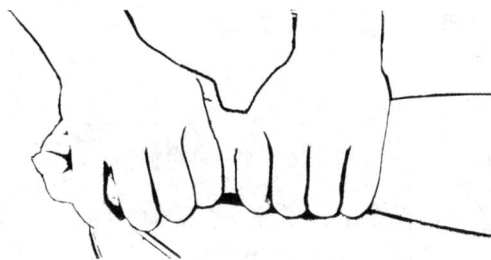

图3-57 尺侧滑动

作用：增加腕关节桡侧偏斜的活动范围。

患者体位：坐位或仰卧位，伸肘，前臂和腕关节中立位，伸出治疗床或治疗台缘。

治疗师位置与操作手法：一侧手固定前臂远端，另一侧手握住近排腕骨桡侧，并向尺侧推动。

（5）桡侧滑动

作用：增加腕尺侧偏斜的活动范围。

患者体位：坐位或仰卧位，肩关节外展，内旋，伸肘，前臂旋前或旋后位，腕关节中立位。

治疗师位置与操作手法：一侧手固定前臂远端尺侧，另一侧手握住近排腕骨尺侧，并向桡侧推动。

3. 腕骨间关节

（1）前后向滑动（图 3-58）

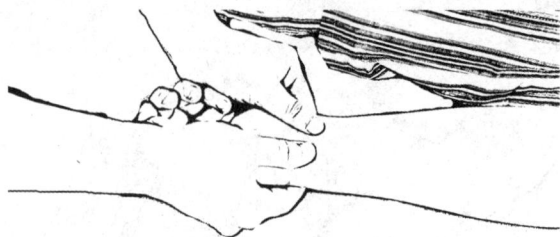

图 3-58　前后向滑动

作用：增加腕骨间关节的活动范围，增加屈腕活动范围。

患者体位：坐位，前臂旋后，腕中立位。

治疗师位置与操作手法：面向患者坐位，双手拇指分别放在相邻腕骨的掌面，食指放在相应腕骨的背面。一侧手固定，另一侧手向背侧推腕骨。

（2）后前向滑动（图 3-59）

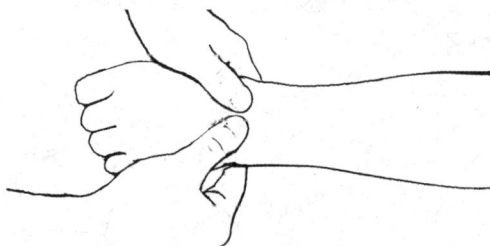

图 3-59　后前向滑动

作用：增加腕骨间关节活动范围，增加伸腕活动范围。

患者体位：坐位，前臂旋前，腕关节中立位。

治疗师位置与操作手法：面向患者坐位，双手拇指分别放在相邻腕骨的背面，食指放在相应腕骨的掌面。一侧手固定，一侧手向掌侧推动腕骨。

（四）髋部关节松动

髋关节的生理运动包括屈、伸、内收、外展、内旋和外旋。附属运动包括分离牵引、长轴牵引、前后向滑动、后前向滑动及摆动等。

1. 长轴牵引（图 3-60）

作用：一般松动，缓解疼痛。

患者体位：仰卧位，下肢中立位，双手抓住床头，以固定身体。

治疗师位置与操作手法：面向患者站立于患侧，双手握住大腿远端，将小腿夹在内侧上肢与躯干之间。双手同时用力，身体向后倾，将股骨沿长轴向足部方向牵拉。

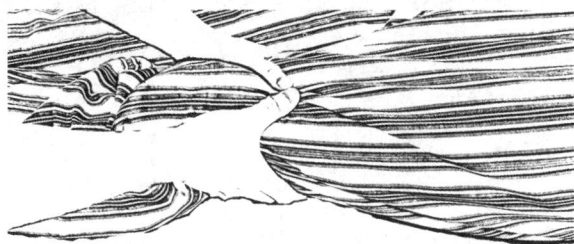

图 3-60 长轴牵引

2. 分离牵引（图 3-61）

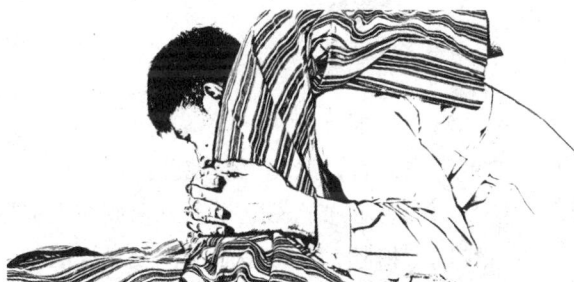

图 3-61 分离牵引

作用：一般松动，缓解疼痛。

患者体位：仰卧位，患侧屈髋 90°，屈膝并将小腿放在治疗师的肩上，对侧下肢伸直。双手抓住床头，以固定身体。

治疗师位置与操作手法：面向患者站立于患侧，上身稍向前弯曲，肩部放在患腿的小腿下，双手五指交叉抱住大腿近端。上身后倾，双手同时用力将股骨向足部方向牵拉。

注意：治疗中保持患侧髋关节屈曲 90°。

3. 前后向滑动（图 3-62）

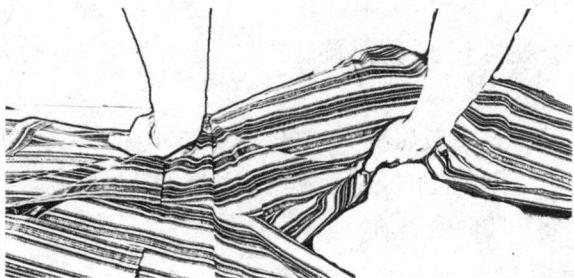

图 3-62 前后向滑动

作用：增加屈髋和髋外旋活动范围。

患者体位：仰卧位，患侧下肢稍外展。

治疗师位置与操作手法：面向患者站在患侧，上方手掌放在大腿近端前外侧，下方手放在腘窝内侧。下方手将大腿稍托起，上方手不动，借助身体及上肢力量将股骨向腹侧推动。

4. 后前向滑动（图 3-63）

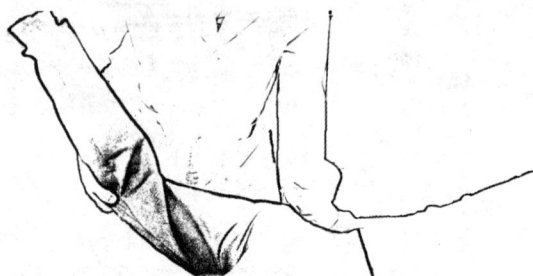

图 3-63　后前向滑动

作用：增加髋后伸及内旋活动范围。

患者体位：俯卧位，健侧下肢伸直，患侧下肢屈膝。

治疗师位置与操作手法：面向患者患侧站立，上方手放在大腿近端后面，下方手托住膝部和大腿远端。下方手稍向上抬起，上方手固定，上身稍前倾，借助上肢力量将股骨向腹侧推动。

5. 屈曲摆动

作用：增加髋屈曲活动范围。

患者体位：仰卧位，患侧下肢屈髋、屈膝，健侧下肢伸直。

治疗师位置与操作手法：面向患者站立，上方手放在膝关节上，下方手托住小腿。双手同时将大腿向腹侧摆动，使患侧下肢髋关节发生被动屈曲。

6. 旋转摆动

作用：增加髋的内旋或外旋活动范围。

此手法有以下几种操作方法。

（1）患者仰卧位，患侧下肢分别屈髋，屈膝 90°，健侧下肢伸直。治疗师面向患者站立，上方手放在髌骨上，下方手握住足跟，将小腿抬起。做内旋旋转时，上方手向内摆动大腿，下方手向外摆动小腿；做外旋旋转时，上方手向外摆动大腿，下方手向内摆动小腿。

（2）患者俯卧位，患侧下肢屈膝 90°，健侧下肢伸直。治疗师面向患者站在患侧，上方手放在臀部固定，下方手握住小腿远端的内外踝处。做内旋时下方手将小腿向外摆动，做外旋时下方手将小腿向内摆动。

7. 内收、内旋摆动

作用：增加髋内收、内旋活动范围。

患者体位：仰卧位，患侧下肢屈髋、屈膝，足放在治疗床上，健侧下肢伸直。

治疗师位置与操作手法：面向患者站立于患侧，上方手放在患侧髋部，下方手放在患膝髌骨上。上方手固定，下方手将大腿向对侧髋部方向摆动。

8. 外展、外旋摆动

作用：增加髋外展、外旋活动范围。

患者体位：仰卧位，患侧下肢屈髋、屈膝，足放在对侧膝关节上，呈"4"字状，健侧下肢伸直。

治疗师位置与操作手法：面向患者站立于患侧，上方手放在对侧骨盆上，下方手放在患侧膝关节。上方手固定，下方手将膝关节向下摆动。

注意：此手法也是临床上骨科检查中常用的髋关节检查手法之一。

（六）膝部关节松动

膝部关节包括股胫关节、上胫腓关节和髌骨关节。前后交叉韧带、侧副韧带、半月板对膝关节起保护、稳定作用，临床上前后交叉韧带、侧副韧带、半月板损伤较多见。

膝部关节的生理运动包括屈、伸。附属运动包括长轴牵引、前后向滑动、后前向滑动和摆动等。

1. 股胫关节

（1）长轴牵引（图3-64）

作用：一般松动，缓解疼痛。

患者体位：坐在治疗床上，患侧屈膝垂于床沿，腘窝下可垫一毛巾卷，身体稍后倾，双手在床上支撑。

治疗师位置与操作手法：面向患者下蹲或坐在低治疗凳上，双手握住小腿远端。双手固定，将小腿向足端牵拉。

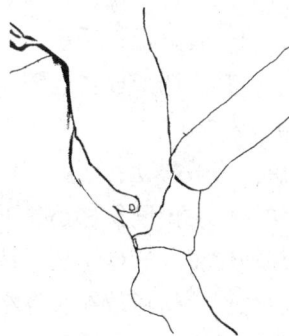

图3-64　长轴牵引

（2）前后向滑动（图3-65）

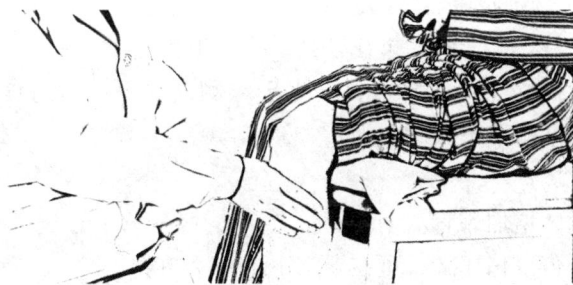

图3-65　前后向滑动

作用：增加膝关节伸的活动范围。

此手法可以采用以下几种方法。

方法1：患者仰卧位，下肢伸直，患侧腘窝下垫一毛巾卷。治疗师面向患者站立，上方手放在大腿远端的前面，下方手放在小腿近端前面，虎口位于胫骨结节稍上方。上方手固定，上身前倾，借助身体及上肢力量将胫骨向背侧推动。

方法2：患者坐位，患侧下肢屈膝，腘窝下垫一毛巾卷。治疗师面向患者坐，一手虎口或掌根部放在小腿近端大约胫骨结节处，一手握住小腿远端，将胫骨近端向背侧推动。

（3）后前向滑动

作用：增加膝关节屈曲活动范围。

患者体位：仰卧位，患侧下肢屈髋、屈膝，足平放床上，健侧下肢伸直。

治疗师位置与操作手法：坐在治疗床一侧，大腿压住患者足部，双手握住小腿近端，拇指放在髌骨下缘，四指放在腘窝后方。双手固定，身体后倾，将胫骨向前拉动。

2. 上胫腓关节

（1）前后向滑动

作用：一般松动，缓解疼痛。

患者体位：仰卧位，患侧下肢屈髋、屈膝，足平放在治疗床上，健侧下肢伸直。

治疗师位置与操作手法：坐在治疗床旁，大腿压住患者的足前部。双手拇指放在腓骨小头上，其余四指放在两侧。双上肢同时用力将腓骨小头向后推动。

（2）后前向滑动

作用：一般松动，缓解疼痛。

患者体位：俯卧位，小腿下方垫一枕头或将小腿放在治疗师的大腿上。

治疗师位置与操作手法：站在患侧或治疗师将自己的内侧腿屈膝放在治疗床上托住患者小腿。双手拇指放在腓骨小头后面，其余四指放在小腿两侧。双上肢同时用力将腓骨小头向前推动。

3. 髌骨关节

（1）分离牵引

作用：一般松动，增加髌骨活动范围。

患者体位：仰卧位，稍屈膝，可在腘窝下垫一毛巾卷。

治疗师位置与操作手法：面向患者站立于患侧，双手拇指与食指分别放在髌骨两侧。双手握住髌骨，同时向上抬动。

（2）侧方滑动

作用：一般松动，增加髌骨活动范围。

患者体位：仰卧位，稍屈膝，可在腘窝下垫一毛巾卷。

治疗师位置与操作手法：站在患侧膝关节外侧。双手拇指放在髌骨外侧，食指放在对侧。双手固定，同时将髌骨向外侧或内侧推动。

（3）上下滑动

作用：向上（头部方向）滑动时，增加伸膝活动范围；向下（足部方向）滑动时，增加屈膝活动范围。

患者体位：仰卧位，稍屈膝，可在腘窝下垫一毛巾卷。

治疗师位置与操作手法：面向患者站立于患侧。向下滑动时，双手拇指放在髌骨上端，其余四指放在髌骨两侧。向上滑动时，双手拇指放在髌骨下端，其余四指放在髌骨两侧。双手同时用力将髌骨向上或向下推动。

如果髌骨活动明显受限，可将一侧手的虎口或掌根放在髌骨的上端（向下滑动）或下端（向上滑动），另一侧手的虎口放在髌骨下方（向下滑动）或上方（向上滑动）操作。

第五节　平衡与协调功能训练

一、平衡功能训练

（一）概述

1. 概念　平衡是指物体所受到的来自各个方向的作用力与反作用力的大小相等，使物体处于一种稳定状态（即牛顿第一定律）。人体平衡比自然界物体的平衡要复杂得多。平衡是指身体所处的一种姿势状态，并能在运动或受到外力作用时自动调整并维持姿势的一种能力。

2. 分类　人体平衡可分为静态平衡、自动态平衡和他动态平衡。

（1）静态平衡：是指人体或人体某一部位处于某种特定的姿势。例如，坐或站等姿势时保持稳定的状态。

（2）自动态平衡：是指人体在进行各种自主运动，如由坐到站或由站到坐等各种姿势间的转换时能重新获得稳定状态的能力。

（3）他动态平衡：是指人体对外界干扰，如推拉等产生反应、恢复稳定状态的能力。

（二）平衡的维持机制

1. 感觉输入　正常情况下，人体通过视觉、躯体觉、前庭觉的传入来感知站立时身体所处的位置，以及地球引力和周围环境的关系。特别是视觉。躯体和前庭信息对平衡的维持和调节具有前馈和反馈的调节作用。

2. 中枢整合　三种感觉信息输入在包括脊髓、前庭核、内侧纵束、脑干网状结构、小脑及大脑皮质等多级平衡觉神经中枢中进行整合加工，并形成产生运动的方案。当体位或姿势发生变化时，为了判断人体重心的准确位置和支持面情况，中枢神经系统会将三种感觉信息进行整合，迅速判断何种感觉所提供的信息是有用的、何种感觉所提供的信息是相互冲突的，从中选择出能够提供准确定位信息的感觉输入，而放弃错误的感觉输入。

3. 运动控制（输出）　中枢神经系统在对多种感觉信息进行分析整合后下达运动指令，运动系统以不同的协同运动模式控制姿势变化，将身体重心调整到原来的范围或重新建立新的平衡。

当平衡发生变化时，人体可以通过三种调节机制或姿势性协同运动予以应变，包括踝策略、髋策略和跨步策略机制。

（1）踝策略：是指人体站立在一个比较坚固和较大的支持面上，受到一个较小的外界干扰（如较小的推力）时，身体重心以踝关节为轴进行前后转动或摆动（类似钟摆运动），以调整重心，保持身体的稳定性。

（2）髋策略：正常人站立在较小的支持面上（小于双足面积），受到一个较大的外界干扰时，稳定性明显降低，身体前后摆动幅度增大。为了减少身体摆动，使重心重新回到双足的范围内，人体通过关节的屈伸活动来调整身体重心和保持平衡。

（3）跨步策略：当外力干扰过大，使身体的摇动进一步增加，重心超出其稳定极限，髋调节机制不能应答平衡的变化时，人体启动跨步调节机制，自动地向用力方向快速跨出或跳跃一步，以重新建立身体重心支撑点，为身体重新确定稳定站立的支持面，避免摔倒。

（三）平衡功能训练的影响因素

1. 支撑面积 支撑面积是指人坐位时与接触物之间的面积或站立时两足之间的面积。此面积越大，越有利于平衡。反之，则不利于平衡。此外，接触面的平整和良好的接触都有利于平衡。

2. 平衡的条件 经过人体重心所做的垂线，必须落在支撑面之上才有可能保持平衡，否则将不利于平衡。平衡状态的优劣可用重心与支撑面中心的连线和经过支撑面中心所做的垂线而形成的夹角大小进行评定。此夹角越小，平衡越好。反之则越差。

3. 稳定极限 稳定极限是指在不失衡的条件下，重心在支撑点上方摆动时所容许的最大角度。其大小取决于支撑面的大小和性质，大、硬、平整时稳定极限大，小、软、不平整时稳定极限则小。

4. 摆动的频率 摆动的频率越低，平衡越好；摆动的频率越高，越易失去平衡。

5. 与平衡有关的感觉作用 视觉、本体感觉、前庭感觉与平衡有重要关系。正常情况下，在睁眼时控制平衡以本体感觉和视觉为主，反应灵敏；闭目时则需依靠前庭感觉，但反应不如躯体感觉、视觉灵敏。

6. 与平衡有关的运动控制系统 主要有牵张反射、不随意运动和随意运动三个系统。

（四）平衡功能训练的原则

1. 安全性原则 进行平衡功能训练时，安全是第一位的。

2. 循序渐进原则

（1）支撑面积由大到小训练。

（2）稳定极限由大变小，支撑面越大、越硬、越平整，则稳定极限越大，越容易保持平衡。

（3）从静态平衡到动态平衡。

（4）先在稳定的支撑面上，后在活动的支撑面上。

（5）从睁眼到闭眼，视觉对平衡功能有补偿作用，因而开始训练时可在睁眼状态下进行。待平衡功能改善后，可增加训练难度，在闭眼状态下进行。

3. 个体化原则 训练要因人而异，制订个体化训练方案。

4. 综合性训练原则 平衡功能障碍一般不是孤立存在的，患者可能同时存在其他功能障碍，如肌力下降、肌张力异常或言语、认知功能障碍等，需同时进行治疗，综合康复。

（五）平衡功能训练方法

1. 仰卧位训练 此种体位下的平衡功能训练主要适合偏瘫患者。平衡功能训练的主要内容是躯干的平衡功能训练，所采用的训练方法是桥式运动。

（1）桥式运动的目的：训练腰背肌，提高骨盆的控制能力，诱发下肢分离运动，缓解躯干和下肢的痉挛，提高躯干肌力和平衡能力。应鼓励患者在病情稳定后尽早进行桥式运动。

（2）桥式运动的方法：患者仰卧位，双手放于体侧，或双手交叉相握，胸前上举，注意患手大拇指放在最上面，以对抗拇指的内收和屈曲，下肢屈曲支撑于床面。将臀部抬离床面，尽量抬高，即完成伸髋、屈膝、足平踏于床面的动作。因完成此动作时人体呈拱桥状，故称"桥式运动"。双侧下肢同时完成此动作为双桥运动，单侧下肢完成此动作为单桥运动。

（3）桥式运动的训练方法：当患者不能主动完成抬臀动作时，可给予适当的帮助。治疗师可将一只手放在患膝上，向前下方拉压膝关节；另一只手拍打患侧臀部，刺激臀肌收缩，帮助患髋伸展。进行桥式运动时，患者两足间的距离越大，伸髋时保持屈膝所需的分离性运动成分越多。随着控制能力的改善，可逐渐调整桥式运动的难度，如从双桥运动过渡到单桥运动。

2. 前臂支撑下俯卧位训练 此种训练体位主要适合截瘫患者，是上肢、肩部的强化训练及持拐步行前的准备训练。

（1）静态平衡训练：患者取俯卧位，前臂支撑上肢体重，保持静态平衡。开始时保持的时间较短，随着平衡功能的逐渐改善，保持时间达到30分钟后，可再进行动态平衡训练。

（2）自动态平衡训练：患者取俯卧位，前臂支撑上肢体重，自己向各个方向活动并保持平衡。

（3）他动态平衡训练：患者取俯卧位，前臂支撑上肢体重，治疗师向各个方向推动患者的肩部。训练开始时推动的力要小，使患者失去静态平衡状态又能在干扰后恢复平衡状态，然后逐渐增加推动的力度和范围。

3. 肘膝跪位训练 此种训练体位适合截瘫患者、运动失调症和帕金森病等具有运动功能障碍者。

（1）静态平衡训练：患者取肘膝跪位，由肘部和膝部作为体重支撑点，在此体位下保持平衡。保持时间能够达到 30 分钟后，再进行动态平衡训练。

（2）自动态平衡训练：患者取肘膝跪位。

1）整体活动：患者自己向前、后、左、右各方向活动身体并保持平衡，也可上、下活动躯干并保持平衡。

2）肢体活动：将一侧上肢或下肢抬起并保持平衡。随着稳定性的增强，再将另一侧上肢和一侧下肢同时抬起并保持平衡，如此逐渐增加训练的难度和复杂性。

（3）他动态平衡训练：患者取肘膝跪位，治疗师向各个方向推动患者，推动的力度和幅度逐渐由小到大。

4. 双膝跪位和半跪位训练　这两种训练体位适合截瘫患者，双膝跪位平衡掌握后再进行半跪位平衡训练。

（1）静态平衡训练：患者取双膝跪位或半跪位，然后保持平衡。静态平衡保持达到 30 分钟后，再进行动态平衡训练。

（2）自动态平衡训练：患者取双膝跪位或半跪位。

1）向各个方向活动：患者自己向各个方向活动身体，然后保持平衡。

2）抛接球训练：治疗师向患者的各个方向抛球，患者接到球后再抛给治疗师，如此反复。抛球的距离和力度可逐渐加大，以增加训练难度。无论是患者自己活动，还是抛接球训练，都可以先在治疗床上进行，然后再在平衡板上进行，逐渐增加训练的复杂性。

（3）他动态平衡训练：患者取双膝跪位或半跪位。

1）治疗床上训练：患者跪于治疗床上，治疗师向各个方向推动患者。

2）平衡板上训练：患者跪于平衡板上，治疗师向各个方向推动患者。由于平衡板会随着患者身体的倾斜而出现翘动，从而提供了一个活动的支持面，增加了训练的难度。

5. 坐位训练　对于截瘫的患者，进行平衡功能训练时应由前臂支撑下的俯卧位、肘膝跪位、双膝跪位、半跪位逐渐过渡到坐位和站位。

偏瘫患者早期多因无法保持躯干的直立而不能保持坐位平衡，截瘫患者如果躯干肌肉挛缩或无力也难以保持坐位平衡，许多其他疾病如帕金森病等也会引起坐位平衡障碍，这些情况均需进行坐位平衡功能训练。坐位平衡功能训练主要包括长坐位平衡功能训练和端坐位平衡功能训练，前者多适用于截瘫患者，后者多适用于偏瘫患者。

（1）长坐位平衡训练：根据患者自身的残疾情况选用最舒适的坐位。一般来说，截瘫患者多采用长坐位进行平衡功能训练。

1）静态平衡训练：患者取长坐位，前方放一面镜子，治疗师站在患者后方，先辅助患者保持静态平衡，然后逐渐减少辅助力量，待患者能够独立保持静态平衡 30 分钟后再进行动态平衡训练。

2）自动态平衡训练：患者取长坐位，可指示其向左右或前后等各个方向倾斜，躯干向左右侧屈或旋转，或双上肢从前方或侧方抬起至水平位，或抬起举至头顶，并保持长坐位平衡。当患者能够保持一定时间的平衡后，就可以进行下面的训练了。

①触碰物体训练：治疗师站在患者对面，手拿物体放在患者的正前方、侧前方、正上方、侧上方、正下方、侧下方等不同方向，让患者触碰治疗师手中的物体。②抛球、接球训练：进一步增加患者的平衡能力，也可增加双上肢和腹背肌的肌力和耐力。进行抛接球训练时，要注意从不同的角度向患者抛球，同时可通过逐渐增加抛球的离合力度来提高训练难度。

3）他动态平衡训练：患者取长坐位，坐在治疗床上，治疗师向侧方或前、后方推动患者，使患者离开原来的起始位。开始时推动幅度要小，待患者能够恢复平衡后再加大推动幅度。患者也可坐在平衡板上，治疗师向各个方向推动患者。

（2）端坐位平衡训练：偏瘫患者多采用端坐位平衡训练，只有很好地保持端坐位平衡，才能进行站立位平衡训练，为步行做好准备。

因偏瘫患者多年老体弱，突然从卧位坐起，很容易发生体位性低血压，出现头晕、恶心、血压下降、面色苍白、出冷汗、心动过速、脉搏变弱等，严重的甚至休克。为预防突然体位变化造成的反应，可先进行坐起适应性训练，先将床头摇起30°做坐起训练，并维持15~30分钟，观察患者反应，如果2~3天未见明显异常反应即可增加摇起角度，一般每次增加15°。如此反复，逐渐将床摇至90°。如果患者坐起时感觉头晕、心率加快、面色苍白等应立即将床摇平，以防体位性低血压。对一般情况良好者，可直接采用直立床，调整起立的角度，帮助患者达到站立状态。患者经过坐起适应性训练后，可进行下面的训练。

1）静态平衡训练：患者取端坐位，开始时可辅助患者保持静态平衡，待患者能够独立保持静态平衡一定时间后，再进行动态平衡训练。

2）自动态平衡训练：患者取端坐位，治疗师可指示患者向各个方向活动，侧屈或旋转躯干，或活动上肢的同时保持端坐位平衡。治疗师位于患者对面，手拿物体放于患者的各个方向，让患者触碰。治疗师从不同的角度向患者抛球，并逐渐增加抛球的距离和力度。

3）他动态平衡训练：患者取端坐位，坐于治疗床上，治疗师向各个方向推动患者，推动的力度逐渐加大。待患者能恢复平衡和维持端坐位后，让患者坐在治疗板或训练球上，治疗师向各个方向推动患者。由于提供的是一个活动的或活动且软的支撑面，难以保持平衡，故增加了训练难度。

6. 站立位训练　患者的坐位平衡改善后就可进行站立位平衡训练。无论偏瘫还是截瘫等其他情况引起的平衡功能障碍，进行站立位平衡训练都是为步行做好准备，最终达到步行的目的。

（1）静态站立平衡训练：先进行辅助站立训练，然后进行独立站立训练。

1）辅助站立训练：当患者尚不能独站时，需先进行辅助站立训练。可以由治疗师辅助患者也可以患者自己借助肋木、助行架、手杖或腋杖等训练，或者患者站于平行杠内辅助步行。当患者的静态平衡稍微有所改善后，可减少辅助的程度，如由两位治疗师辅助减少为一位康复治疗师辅助，或由助行架改为四脚拐，由四脚拐再改为三脚拐，之后再改为单脚拐。待平衡功能进一步改善，不需要辅助站立后，可以开始独立站立平衡训练。

2）独立站立训练：患者面对镜子保持独立站立位，这样训练时可以提供视觉反馈，协助调整不正确姿势。独立站立能保持平衡一定时间后，就可进行自动态站立平衡训练。

（2）自动态站立平衡训练：患者仍需面对镜子站立，治疗师站于患者旁边。自动态站立平衡训练的方法较多。

1）向各个方向活动：站立时双脚保持不动，身体交替向侧方、前方或后方倾斜并保持平衡；身体交替向左右转动并保持平衡。

2）左右侧下肢交替负重：左右侧下肢交替支撑体重，每次保持5~10秒，治疗师需特别注意监护患者，以免发生跌倒，也需注意矫正不正确姿势。

3）太极拳云手训练：可以采用太极拳的云手进行平衡站立训练。云手是身体重心一个连续的前后左右的转移过程，又伴随上肢的运动，是一个训练平衡的实用方法。

4）触碰物体：治疗师手拿物体，放于患者的正前方、侧前方、正上方、侧上方、正下方、侧下方等各个方向，让患者触碰物体。

5）抛接球训练：进行抛接球训练时可从不同的角度向患者抛球，并逐渐加大抛球的距离和力度，以增加训练的难度。

6）伸手拿物：将拿一物体放于地面上，物体距离患者不同的地方，鼓励患者弯腰伸手去拿物体。

7）平衡测试仪训练：平衡测试仪除了能够客观评定平衡功能，还可用于平衡功能的训练。训练时，患者双脚放在测试仪的测力平台上，仪器显示屏会通过不同的图标显示双脚所承受的体重。正常人每只脚能承受体重的50%，通过有意识地将体重转移到另一侧下肢，提高患者的自动态站立平衡能力。

进行站立位平衡训练时，要注意随时纠正患者的站立姿势，防止患膝过伸等异常姿势。

（3）他动态站立平衡训练：患者面对镜子保持独立站立位。

1）硬而大的支撑面上训练：患者站在平地上，双足分开较大的距离，这样有较大的支撑面，利于保持平衡。治疗师站于患者旁边，向不同方向推动患者，逐渐加大推动的力度和幅度，增加训练的难度。

2）软而小的支撑面上训练：随着平衡功能的改善，可由硬的支撑面改为小而软的支撑面，如站在气垫上或软的床垫上等，也可以缩小支撑面，并足站立或单足站立。然后治疗师向各个方向推动患者，使其失衡后再恢复平衡。

3）活动的支撑面上训练：可提供活动的支撑面给患者站立，如平衡板，进一步增加训练难度，然后治疗师向各个方向推动患者。

7. 特殊的平衡训练——前庭功能的训练

（1）患者双脚尽可能靠拢，必要时双手或单手扶墙保持平衡。然后左右转头，再单手或双手不扶墙站立，时间逐渐延长并仍保持平衡，双脚再靠拢些。

（2）患者步行，必要时他人给予帮助。

（3）患者练习在行走中转头。

（4）患者双足分开与肩同宽站立，直视前方目标，逐渐使支撑面变窄，即双足间距离缩短至 1/2 足长。训练时，双眼先断续闭拢，然后闭眼时间逐渐延长。同时，前臂先伸展，然后放于体侧，再交叉于胸前。在进行下一个难度训练之前，每一体位至少保持 15 秒，训练时间 1~5 分钟。

（5）患者站立在软垫上，可从站立在硬地板上开始，逐渐过渡到在薄地毯、薄枕头或沙发垫上站立。

（6）患者在行走中转圈训练，从转大圈开始，逐渐变得越来越小，两个方向均应练习。

（六） 平衡功能训练注意事项

进行平衡功能训练时，治疗师要明确以下注意事项。

1. 平衡功能训练适用于具有平衡功能障碍的患者。

2. 患有严重心肺等疾病者，生命体征不稳定时暂不宜训练。

3. 训练时，治疗师要在患者旁边注意监护，以免发生跌倒。

4. 训练前、训练中或出院前要注意平衡功能的评定，以便于制定或修改训练方案。

5. 患者同时存在其他功能障碍时，要注意综合康复。

二、协调功能训练

（一） 概述

1. 概念 协调是指人体产生平滑、准确、有控制的运动的能力。所完成运动的质量包括按照一定的方向和节奏、采用适当的力量和速度、达到准确的目标等几个方面。协调与平衡密切相关。协调功能障碍又称共济失调。

2. 分类 小脑、脊髓和锥体外系共同参与而完成精确的协调运动，因此根据中枢神经系统的病变部位不同，共济失调可分为小脑性共济失调、大脑性共济失调和感觉性共济失调三类。

（1）小脑性共济失调：小脑是重要的运动调节中枢，主要功能是维持身体的平衡、调节肌张力和随意运动。小脑的损伤除了出现平衡功能障碍外，还可出现共济失调。

共济失调是小脑病变的主要症状，急性小脑病变（如脑卒中、炎症）因无代偿，临床症状较慢性病变更为明显。小脑半球损害会造成同侧肢体的共济失调。患者因对运动的速度、力量和距离的控制障碍而产生辨距不良和意向性震颤。上肢较重者，动作越接近目标震颤越明显，并有快速及轮替运动异常，字越写越大（大写症）；下肢较重者，表现为行走时酩酊步态。

（2）大脑性共济失调：额桥束和颞枕桥束是大脑额叶、颞叶、枕叶与小脑半球的联系纤维，其病变可引起共济失调，但较小脑病变的症状轻，一般包括以下几种类型。

①额叶性共济失调：见于额叶或额桥束、小脑束病变。表现类似小脑性共济失调，如平衡障碍、步态不稳、对侧肢体共济失调、肌张力增高、反射亢进和出现病理征，伴额叶症状如精神症状、强握反射等。

②枕叶性共济失调：对侧肢体出现不同程度的共济失调，闭眼时明显，深感觉障碍不明显或呈一过性。

③颞叶性共济失调：较轻，表现为一过性平衡障碍，早期不易发现。

（3）感觉性共济失调：脊髓后索的病变会造成深感觉障碍，从而引起感觉性共济失调。此类患者的协调障碍主要表现为站立不稳，行走时迈步不知远近，落脚不知深浅，踩棉花感，并需要视觉补偿，常目视地面行走，在黑暗处则难以行走。检查会发现振动觉、关节位置觉缺失，闭目难立征阳性。

（二）协调的维持机制与评定

1. 协调的维持机制　简单来说，保持人体协调需要感觉输入、中枢整合和运动控制三个环节的参与。但与平衡有所不同，协调的感觉输入主要包括视觉和本体感觉，而前庭觉所起的作用不大。中枢的整合作用依靠大脑反射调节和小脑共济协调系统，其中小脑的协调系统起到更为重要的作用。小脑的损伤除了出现平衡功能障碍外，还可出现共济失调；运动控制要依靠肌群的力量。这三个环节共同作用，就能保证协调功能正常。无论哪一环节出现问题，都会导致协调功能障碍。

2. 协调的评定　协调的评定主要是观察被测试对象在完成指定的动作中有无异常，包括指鼻测试、指-指测试、轮替测试、食指对指测试、拇指对指测试、握拳测试、拍膝测试、跟-膝-胫测试、旋转测试和拍地测试等。这些测试主要观察动作的完成是否直接、精确，时间是否正常，动作的完成过程中有无辨距不良、震颤或低硬，增加速度或闭眼时有无异常。评定时还需要注意共济失调是一侧性还是双侧性，什么部位最明显（头、躯干、上肢、下肢），睁眼、闭眼有无差别。

（三）协调功能训练的影响因素

1. 与协调有关的感觉　视觉、本体感觉与协调有重要关系。视觉对协调功能有补偿作用，本体感觉也有益于协调的维持。

2. 动作的频率　协调动作的频率越低，越易保持协调。反之，协调动作的频率越高，则越易失去协调性。

3. 与协调有关的运动控制系统　中枢神经系统和肌肉骨骼系统的功能越接近正常，则协调功能越接近正常。

4. 其他因素　精神、心理、认知和患者的主动性等都会对协调训练产生影响。患有抑郁或焦虑情绪会影响协调训练的效果，认知功能差者则训练效果会不明显，主动性差也会影响训练效果。

（四） 协调功能训练的目的与基本原则

1. 协调功能训练的目的 协调训练的目的是改善动作质量，即改善完成动作的方向、节奏、力量和速度，以达到准确的目标。

2. 协调功能训练的基本原则

（1）由易到难，循序渐进：先进行简单动作的练习，掌握后再完成复杂动作，逐步增加训练的难度和复杂性。

（2）重复性训练：每个动作都需重复练习，才能起到强化的效果。这样动作才能被大脑记忆，从而促进大脑的功能重组，进一步改善协调功能。

（3）针对性训练：针对具体的协调障碍而进行针对性的训练，更具有目的性。

（4）综合性训练：协调训练不是孤立进行的，即在进行针对性训练的同时还需进行相关训练，如改善肌力、平衡的训练等。

（五） 协调功能训练的方法

1. 上肢协调训练 上肢协调训练包括轮替动作训练和方向性动作训练。

（1）轮替动作训练：主要根据关节的活动方向进行。

1）双上肢交替上举：左、右侧上肢交替举过头顶，手臂尽量保持伸直，并逐渐加快练习的速度。

2）双上肢交替摸肩上举：左、右侧上肢交替屈肘、摸同侧肩，然后上举。

3）双上肢交替前伸：上肢要前伸至水平位，并逐渐加快速度。

4）交替屈肘：双上肢起始位为解剖位，然后左右侧交替屈肘，手拍同侧肩部，逐渐加快速度。

5）前臂旋前、旋后：肩关节前屈90°，肘伸直，左右侧同时进行前臂旋前、旋后练习，也可一侧练习一定时间后再换另一侧练习。

6）腕屈伸：双侧同时进行腕屈伸练习，也可一侧练习一定时间后再换另一侧练习。

7）双手交替掌心拍掌背：双手放于胸前，左手掌心拍右手掌背，然后右手掌心拍左手掌背。如此交替进行，逐渐加快速度。

（2）方向性动作训练

1）指鼻练习：左右侧交替以食指指鼻，或一侧以食指指鼻，反复练习一定时间后再换另一侧练习。

2）对指练习：双手相应的手指互相触碰，由拇指到小指交替进行；或左手的拇指分别与其余四个手指进行对指，练习一定时间后再换右手，或双手同时练习。以上练习同样要逐渐加快速度。

3）指敲桌面：双手同时以5个手指交替敲击桌面，或一侧练习一定时间后再换另一侧练习。

4）其他：画画、下跳棋等，或使用套圈板、木插板进行作业治疗。

2. 下肢协调训练　下肢协调训练包括轮替动作训练和整体动作训练。

（1）轮替动作训练

1）交替屈：仰卧于床上，膝关节伸直，左右侧交替屈髋至90°，逐渐加快速度。

2）交替伸：坐于床边，小腿自然下垂，左右侧交替伸直。

3）坐位交替踏步：坐位时左右脚交替踏步，并逐渐加快速度。

4）拍地练习：足跟触地，脚尖抬起做拍地动作，可以双脚同时或分别做。

（2）整体动作训练

1）原地踏步走：走步的同时双手上交摆臂，逐渐加快速度。

2）原地高抬腿跑：高抬腿的同时双手上交摆臂，逐渐加快速度。

3）其他：跳绳、踢毽子等。

协调训练开始时均在睁眼的状态下进行，功能改善后，可根据具体情况，将有些训练项目改为闭眼状态下进行，以增加训练的难度，如指鼻练习、对指练习等。

（六）协调功能训练注意事项

进行协调功能训练时，治疗师要明确注意事项。

1. 协调功能训练适用于有协调功能障碍的患者。

2. 患者存在严重心律失常、心力衰竭、严重感染或严重痉挛等情况，暂不宜训练。

3. 训练前、训练中要注意协调功能评定，以了解问题所在，制订或修改训练方案。

4. 协调功能训练不是孤立进行的，要同时进行相应的肌力、平衡功能训练等其他训练。

第六节　步行训练

一、姿势

（一）相关概念

1. 姿势　姿势是指身体在空间的相对位置，反映人体骨骼、肌肉、内脏器官、神经系统等各组织间的力学关系。姿势包括体位和肢位。

（1）体位：身体轴与重力的关系。

（2）肢位：各部分的相对位置关系。

2. 基本姿势　包括卧位、坐位、立位等。

（二）正常立位姿势与评定

1. 前面观　双眼平视前方，两侧耳屏上缘和眶下缘中点。

2. 后面观　枕部、脊柱和两足跟夹缝线处在垂直状态。

（三） 异常立位姿势与评定

1. 常见的异常立位姿势

（1）侧面观：头部前伸，胸椎后凸（驼背），平背，鞍背，骨盆前倾、后倾，膝过伸或过度屈曲，尖足。

（2）前、后面观：头部侧倾，肩下垂或上提，脊柱侧弯，骨盆侧方倾斜，锁骨、肩不等高，肩、髋关节外旋和内旋，膝外翻，膝内翻，胫骨外旋、内旋，踇外翻，扁平足，高弓足。

2. 评定

（1）静态平衡：维持身体于某种姿势的能力。

（2）动态平衡：运动过程中调整和控制身体稳定性的能力。

（3）反应性平衡：当身体受到外力干扰使平衡受到威胁时，人体做出的保护性调整反应。

（4）稳定极限：站立式人体能够倾斜的最大角度。

二、步态特征

（一） 相关概念

1. 步行周期 行走时一侧足跟着地至该侧足跟再次着地的过程，包括支撑期（站立期）和摆动期。

（1）首次着地：足跟或足底与地面接触的一瞬间。

（2）负荷反应期：足跟着地至足底全面着地期间，双腿支撑期，重心由足跟转移至足底。

（3）支撑中期：从对侧下肢离地至躯干位于支撑腿上方，单腿支撑期。

（4）支撑末期：从支撑腿足跟离地至对侧足跟着地，单腿支撑期。

（5）摆动前期：从对侧下肢足跟着地至支撑腿足趾离地，双腿支撑期摆动期（迈步期）。

（6）摆动初期：从支撑腿离地至该侧膝关节达到最大屈曲。

（7）摆动中期：从膝关节达到最大屈曲摆动至小腿与地面垂直。

（8）摆动末期：小腿向前摆动至该侧足跟再次着地步行中重心的变化。①重心上下移动2次，左右移动1次。②上下移动范围3~5cm。③支撑中期重心最高、双脚支撑期重心最低。④支撑中期重心最靠外侧、双脚支撑期重心在左右脚中央。

2. 步长 行走时左右足跟（足尖）的距离。

3. 步宽 左右两足间的横向距离，通常以足跟中心为测量点（10~15cm）。

4. 足偏角 贯穿一侧足底的中心线与前进方向所形成的夹角（15°~30°）。

5. 骨盆的活动 ①左右倾斜支撑中期5°、双脚支撑期水平。②旋转共8~10°，足跟着地时4~5°旋前，足跟离地时4~5°旋后。

（二）关节角度的变化步行周期（表 3-1）

表 3-1　关节角度的变化步行周期表

步行周期	骨盆	髋关节	膝关节	踝关节
首次着地（足跟着地）	5°旋前	30°屈曲	0°	0°
承重反应（足放平）	5°旋前	30°屈曲	0°~15°屈曲	0°~15°跖屈
站立中期	中立位	0°~30°屈曲	5°~15°屈曲	15°~10°屈曲
站立末期（足跟离地）	5°旋后	0°~10°过伸展	5°屈曲	0°~10°背屈
迈步前期（足趾离地）	5°旋后	0°~10°过伸展	5°~35°屈曲	0°~20°跖屈
迈步初期（加速期）	5°旋后	10°~20°屈曲	35°~60°屈曲	20°~10°跖屈
迈步中期	中立位	20°~30°屈曲	30°~60°屈曲	10°跖屈
迈步末期（减速期）	5°旋前	30°屈曲	0°~30°屈曲	0°

（三）步行中肌肉的活动

1. 骶棘肌　在支撑初期和末期达到高峰，确保行走对躯干伸直。

2. 臀大肌　髋关节伸肌，收缩活动始于迈步末期，并于足跟着地时达到高峰。

3. 股四头肌　活动始于迈步末期，将小腿向前迈出，至支撑中期达到峰值。此时膝关节伸肌产生离心收缩，以控制膝关节的屈曲角度。

4. 髂腰肌　迈步初期为髋关节屈曲，以保证下肢向前迈出。

5. 腘绳肌　离心性收缩活动始于迈步中期，足跟着地时达到高峰并持续到支撑期。

6. 胫前肌　足跟着地时胫前肌离心收缩，以控制踝关节跖屈；足跟离地时胫前肌收缩，再次控制或减少踝关节的跖屈度，保证足跟在摆动期离地。

7. 小腿三头肌　踝关节跖屈肌在踝关节负重且固定时，腓肠肌可牵拉股骨下端向后，使膝关节被动伸直；在足跟离地发生蹬离动作时，腓肠肌的向心力收缩达到高峰，产生踝关节跖屈。

三、步态分析

（一）概念

步态分析是对患者行走方式进行检查，分析行走障碍发生的原因，针对性制定康复治疗方案，评定疗效。其在临床具有重要的应用价值。

（二）步态分析的内容

步态分析包括以下几方面。

1. 行走速度。

2. 步行条件：赤足、无矫形器等。

3. 观察异常躯干、骨盆的变化，下肢的角度、节奏、协调性。

4. 找出理由（原因）。

5. 探讨对策（PT 治疗计划、使用矫形器等）。

（三）观察内容

1. 步态的总体情况 包括步行的状况、躯干在行走中的趋向性、上肢的摆动、辅助器具的使用、行走中的神态表情。

2. 识别步行周期时相与分期特点 包括首次着地的方式、站立中期足跟是否着地。

四、步行训练方法

（一）概念

步行训练是患者自身或利用不同步行辅助装置进行的步行能力练习。

（二）适应证与禁忌证

1. 适应证 中枢性瘫痪者，如偏瘫、截瘫、小脑疾患、脑瘫等；运动系统病损影响行走的患者，如截肢后安装假肢、髋关节置换术后等。

2. 禁忌证 站立平衡功能严重障碍、下肢骨折未愈合、各种原因所致的关节不稳。

（三）设备与用具

步行训练的设备和用具主要有平行杠、手杖、拐杖、助行车、助行架、减重步行装置、步行机器人及轮椅等。

（四）操作方法与步骤

平行杠和助行器的步行训练，主要用于初期步行训练者，尤其适用于下肢无力但无瘫痪、一侧偏瘫或截肢者；对行动迟缓的老年人或存在平衡问题的患者，助行器可作为长期步行辅助器具。

1. 持助行器的行走训练 双手分别握住助行器两侧的扶手，提起助行器，使之向前移动 20~30cm 后迈出患侧下肢，再移动健侧下肢跟进，如此反复前进。

2. 双拐（腋拐）步行训练

（1）交替拖地步行训练：先将左拐向前方伸出，再伸右拐，双足同时拖地向前移动至拐脚附近。

（2）同时拖地步行训练：双拐同时向前方伸出，两脚拖地移动至拐脚附近。

（3）摆至步训练：双拐同时向前方伸出，患者身体重心前移，利用上肢支撑力使双足离地，下肢同时摆动，双足在拐脚附近着地。此种步行方式适用于双下肢完全瘫痪而无法交替移动的患者。移动速度较快，可减少腰部及髋部用力。

（4）摆过步训练：双侧拐同时向前方伸出，患者支撑把手，使身体重心前移，利用上肢支撑力使双足离地，下肢向前摆动，双足在拐杖着地点前方的位置着地。训练时注意防止膝关节屈曲，躯干前屈而跌倒。适用于双下肢完全瘫痪、上肢肌力强壮的患者，是拄拐步行中最快速的移动方式。

（5）四点步训练：步行时每次仅移动一个点，一直保持四个点在地面，即左拐→右足→右拐→左足，如此反复进行。适用于骨盆上提肌肌力较好的双下肢运动障碍者，以及老人或下肢无力者，是一种稳定性好、安全而缓慢的步行方式训练。

（6）两点步行训练：一侧拐杖与对侧足同时伸出为第一着地点，然后另一侧拐杖与相对的另一侧足再向前伸出作为第二着地点。此方式适用于一侧下肢疼痛需借助拐杖减轻负重，以减少疼痛刺激者；或掌握四点步行后的练习，与正常步态基本接近，步行速度较快。

（7）三点步行训练：患侧下肢和双拐同时伸出，双拐先着地，健侧待三个点支撑后再向前迈出。适用于一侧下肢功能正常、能够负重，另一侧不能负重的患者，如一侧下肢骨折、小儿麻痹后一侧下肢麻痹等，是一种快速移动、稳定性良好的步态训练。

3. 手杖步行训练　包括以下几方面。

（1）手杖三点步行训练：使用手杖时先伸出手杖，再迈患侧足，最后迈健侧足。适用于下肢运动障碍者，大部分偏瘫患者习惯采用此步态。根据患者情况，练习时根据健侧足迈步的大小又可分为后型、并列型和前型三种。

（2）手杖两点步行训练：手杖和患足先同时伸出并支撑身体，再迈出健足。手杖与患足为一点，健侧足为一点，交替支撑身体。此种步行速度快，当患者有一定平衡功能或能较好地掌握三点步行后，可进行两点步行训练。

4. 轮椅训练　见相关章节。

（五）　注意事项

1. 步行训练时应注意患者的血压变化。

2. 步行训练时，要提供安全、无障碍的环境；衣着长度不可及地，以防绊倒；穿着合适的鞋和袜，鞋带须系牢，不宜赤足练习行走，严防摔倒。

3. 选择适当的行走辅助器具和行走步态，选择高度和长度适合的助行架、拐杖或手杖。

4. 如使用拐杖，要避免腋下直接受压，以防臂丛神经损伤。

第七节　Brunnstrom 技术

一、概述

（一）　关于 Brunnstrom 技术

Brunnstrom 技术由瑞典物理治疗师 Signe Brunnstrom 于 20 世纪 50 年代提出，1961年开始应用并推广。Brunnstrom 通过对偏瘫患者运动功能恢复的详细观察，提出了著名的偏瘫恢复六阶段理论，并利用这个理论创立了一套治疗脑损伤运动功能障碍的方法。

在正常运动发育过程中，脊髓和脑干水平的反射因高位中枢的抑制而不被释放出来。脑卒中发生后，高位中枢失去了对低位中枢的控制，便出现了人体发育初期才具有的运动模式。

Brunnstrom 认为，脊髓和脑干水平的原始反射和异常的运动模式是偏瘫患者恢复正常随意运动必须经历的阶段。在恢复早期加以利用，能让患者看到自己瘫痪的肢体仍可运动，刺激患者康复和主动参与的欲望，达到共同运动向分离运动发展的目标，最终出现随意的分离运动。

Brunnstrom 疗法强调在偏瘫恢复早期，应用联合反应、紧张性颈反射、紧张性迷路反射、皮肤及本体刺激引出刻板的共同动作，然后在治疗师的指导下并结合主观努力，产生出一种半随意的共同动作。共同动作逐渐被修正和抑制，分离为较单一的动作，最终出现随意的分离运动。

Brunnstrom 将脑卒中等偏瘫后运动功能恢复分为六个阶段（表 3-2），各个阶段的运动功能恢复有不同的特点（表 3-3）。偏瘫恢复过程因人而异，恢复进程或快或慢，也可能停止在某一阶段不再进展。

表 3-2　偏瘫后运动功能恢复的六个阶段

阶段	特点
第 I 阶段	弛缓期，急性期发作后，患肢处于软瘫状态，没有任何运动
第 II 阶段	痉挛阶段，随着恢复的开始，患肢出现联合反应、共同运动，痉挛出现
第 III 阶段	共同运动阶段，痉挛加重，出现随意运动，共同运动贯穿始终且达到高峰
第 IV 阶段	部分分离运动阶段，共同运动模式逐渐减弱，出现部分分离运动的组合，痉挛开始减弱
第 V 阶段	分离运动阶段，进一步脱离共同运动模式，出现难度较大的分离运动组合，痉挛继续减弱
第 VI 阶段	正常阶段，痉挛消失，每个关节可完成随意的运动，协调性与速度均接近正常

表 3-3　偏瘫运动功能恢复的特点

阶段	上肢	手	下肢
第 I 阶段		弛缓期，无随意运动	
第 II 阶段	开始出现痉挛、联合反应、轻微的屈曲共同运动	仅有极细微的联合屈曲	最小限度的随意运动
第 III 阶段	痉挛加剧，屈肌共同运动模式达到高峰，能进行伸肌共同运动（张力高峰）	能全指屈曲，钩状抓握，但不能伸展	坐位和立位时有髋、膝、踝的协同屈曲
第 IV 阶段	痉挛开始减弱，出现一些部分分离运动 1. 手背可触及腰后 2. 上肢前屈90°，肘伸展 3. 屈肘90°，前臂能旋前、旋后	能侧方抓握及拇指带动松开；手指能半随意的小范围伸展	部分分离运动 1. 坐位，足跟触地，踝能背屈 2. 坐位，足可向后滑动，使屈膝>90° 3. 坐位，伸膝

续表

阶段	上肢	手	下肢
第V阶段	痉挛减弱，基本脱离共同运动，出现分离运动： 1. 上肢外展90°（肘伸展、前臂旋前） 2. 伸肘，前臂中立位，肩能前屈180° 3. 肘伸展位，肩前屈30°~90°，前臂能旋前、旋后	1. 用手掌抓握，能握住圆柱状及球形物，但不熟练。可完成第三指对指 2. 能随意全指伸开，但范围大小不等。不能做单个手指伸展 3. 指伸展位外展	从共同运动到分离运动： 1. 健腿站，患侧髋伸展位能屈膝 2. 立位，膝伸直，足稍向前踏出，踝能背屈
第VI阶段	痉挛基本消失，动作正常或接近正常	1. 能进行各种抓握 2. 全范围的伸指 3. 可进行单个手指活动但比健侧稍差（速度、准确性稍差）	协调运动大致正常 1. 立位时，髋能外展超过骨盆上提的范围 2. 坐位时，伸膝可内外旋下肢，并伴有足内外翻

（二）偏瘫患者异常运动模式

1. 联合反应 联合反应是颅脑损伤后出现的一种非随意性运动或反射性肌张力增高的表现。当患者健侧肢体用力过度时，患侧肢体会出现相应的动作（表3-4）。

表3-4 联合反应的类型

		联合反应	
上肢	对称性联合反应	健侧抗阻或用力屈曲	患侧屈曲
		健侧抗阻或用力伸展	患侧伸展
		健侧抗阻或用力内收	患侧内收
	同侧性联合反应	患侧上肢屈曲	患侧下肢屈曲
下肢	Raimiste 反应或 对称性联合反应	健侧抗阻或用力内收或外展	患侧内收或外展
		健侧抗阻或用力内旋或外旋	患侧内旋或外旋
	非对称性联合反应	健侧抗阻或用力屈曲	患侧伸展
		健侧抗阻或用力伸展	患侧屈曲
	同侧性联合反应	患侧下肢抗阻或用力屈曲或伸展	患侧上肢屈曲或伸展

2. 共同运动 共同运动是脑卒中后患侧肢体出现一种不可控制的特定运动模式。当患者活动患侧肢体某一关节时不能做单个关节运动，相邻的关节甚至整个肢体都出现一种不可控制的共同运动。如上肢举起手臂时常见到屈肌或伸肌共同运动，下肢站立行走时可见到屈肌或伸肌共同运动（表3-5），在用力活动时表现更为突出。

表 3-5 共同运动类型

		屈肌共同运动	伸肌共同运动
上肢	肩胛骨	上提、后缩	下降、前伸
	肩关节	外展、后伸；外旋或内旋	内旋、内收
	肘关节	屈曲	伸展
	前臂	旋后或旋前	旋前
	腕关节	屈曲	稍伸展
	指关节	屈曲、内收	屈曲、内收
	拇指	屈曲、内收	屈曲、内收
下肢	骨盆	上提、后缩	下降、前伸
	髋关节	外展、外旋	伸展、内旋、内收
	膝关节	屈曲	伸展
	踝关节	背屈、外旋	跖屈、内翻
	趾关节	伸展	跖屈、内收
动作记忆方法		上肢：屈——手探腋窝 下肢：屈——踢毽子	上肢：伸——掏对侧口袋 下肢：伸——向前交叉，对侧踏脚

3. 原始反射 新生儿出生后具备许多运动反射，随着婴儿神经的发育，大部分原始反射在 1 岁以后消失。当脑部受损后，这些反射会再次出现，成为病理反射。

（1）同侧屈伸反射：同侧屈伸反射是同侧肢体的单侧性反应。例如，刺激上肢近端伸肌产生的冲动能引起同侧下肢伸肌收缩。

（2）交互性伸肌反射：交互性伸肌反射是刺激足底时，对侧下肢先屈曲后伸展的一种反射。

（3）紧张性颈反射（TNR）：紧张性颈反射是由于颈关节和肌肉受到牵拉所引起的一种本体反射，其发生取决于颈的运动和颈的位置，包括对称性和非对称性两种。

1）对称性紧张性颈反射（STNR）：①颈前屈：呈上肢屈肌和下肢伸肌优势。②颈后伸：呈上肢伸肌和下肢屈肌优势。

2）非对称性紧张性颈反射（ANTR）：颈部扭转，面朝向侧的上肢、下肢呈伸肌优势，对侧呈屈肌优势。

（4）紧张性迷路反射：迷路反射又称前庭反射，因头部在空间位置不同，使内耳的传入冲动发生变化，从而调整躯体肌紧张性的反射。紧张性迷路反射表现为仰卧位时伸肌张力高，四肢容易伸展；俯卧位时屈肌张力高，四肢容易屈曲。

（5）紧张性腰反射：紧张性腰反射是随着骨盆的变化、躯干位置的改变发生的，躯干的旋转、侧屈、前屈、后伸对四肢肌肉的紧张性有相应的影响。

（6）阳性支持反射：延髓动物的一只足底和跖趾关节接触地面时，通过刺激本体感受器而立即引起整个下肢呈强直状态，此称为阳性支持反射。

4. 交互抑制 交互抑制是指当支配一肌肉的运动神经元受到传入冲动的兴奋时，而支配其拮抗肌的神经元则受到这种冲动的抑制，即当某一肢体的伸肌收缩时，同肢的屈肌则松弛,反之亦然。

三、基本技术与应用

Brunnstrom 技术早期多利用粗大的运动模式、原始反射、皮肤及本体刺激引出患者的运动反应。之后再从中引导、分离出正常的运动成分,最终脱离异常的运动模式,渐渐向正常、功能性模式过渡。为引出运动反应,多利用肢体的共同运动、联合反应、原始反射、交互抑制,为了增强治疗作用,往往还要利用皮肤及本体刺激。

(一) 治疗技术

1. 利用粗大的运动模式　利用联合反应,如早期偏瘫患者,为引起患侧上肢的屈曲或伸展,可让患者健侧上肢抗阻屈曲或伸展;为引起患侧下肢的屈曲或伸展,可让健侧下肢抗阻伸展或屈曲。如利用同侧性联合反应时,为引起患侧下肢屈曲,可让患侧上肢屈曲;为引起患侧上肢伸展,可让患侧下肢伸展。

2. 利用共同运动　如果患者不能随意地上提肩胛带,可让患者颈部向患侧侧屈或刺激患者斜方肌上部的皮肤,诱发该侧上肢的屈肌共同运动,引起肩胛骨的抬高。如果患者不能伸肘,可让患者取仰卧位或坐位,健侧上肢伸向斜前方,治疗师指示患者健侧上肢内收,同时在其上肢内侧施加阻力,反复练习,诱发患侧上肢的伸肌共同运动,从而引起伸肘的动作。

3. 利用原始反射　中枢神经系统损伤后,大部分在脑发育未成熟时才有的原始反射重新出现,如能适当地利用这些反射,则可以促进损伤后的康复。

(1) 利用对称性紧张性颈反射:训练患者步行时,指示患者抬头,利用此反射缓解下肢伸肌张力增高的现象。

(2) 利用非对称性紧张性颈反射:要想促进患侧肘关节伸展,可指示患者将头转向患侧。

(3) 利用紧张性迷路反射:患者坐位时伸肘困难,可利用此反射,指示患者改为仰卧位。

(4) 利用紧张性腰反射:让患者将躯干转向正常侧,以促进患侧肘关节伸展。

(5) 利用阳性支持反射:训练患者步行时,治疗师可指示患者先将患膝轻度屈曲,髋关节放松,然后将髋部向前摆动,使足的外侧及足跟先着地,以预防下肢伸肌痉挛的出现。

(6) 利用同侧屈伸反射:刺激上肢近端伸肌,可引起同侧下肢伸展的倾向。相反,刺激上肢近端的屈肌,可引起同侧下肢屈曲的倾向。

(7) 利用交互性伸肌反射:患者患侧下肢伸肌痉挛,治疗师可刺激健侧足底,利用此反射,可引起患侧下肢屈曲,缓解伸肌痉挛的症状。

(二) 利用交互抑制

患者上肢肱二头肌痉挛,伸肘困难,利用交互抑制原理,治疗师可让患者对抗阻力屈肘。当感觉到患者肌力达到最大时，让患者伸展肘关节。

（三）训练方法

1. 上肢的训练方法 上肢的训练主要是利用原始反射、联合反应及相应的刺激引出屈肌、伸肌的共同运动；接着抑制共同运动，促进分离运动的出现；最终对患者进行上肢协调性、灵活性及耐力训练，尽量使上肢能够完成有功能的动作。

（1）Ⅰ~Ⅲ阶段的训练方法

①屈肌共同运动的引出：患者仰卧位，嘱患者健侧上肢屈肘，在屈肘过程中治疗师施加阻力，由于健肢的过度用力，患侧上肢也可出现屈肘动作。若让患者面向健侧，由于非对称性紧张性颈反射的影响，可进一步强化屈肘的动作。牵拉患侧的近端可引起上肢的屈曲反应；也可轻叩斜方肌、肱二头肌引起上肢屈肌的共同运动。

②伸肌共同运动的引出：患者仰卧位，嘱患者健侧上肢伸直，治疗师抵抗健侧上肢伸展动作，通过联合反应引导患侧上肢伸展，如让患者的头转向患侧，由于非对称性紧张性颈反射的影响可进一步加强伸展运动；也可轻叩胸大肌、肱三头肌引起上肢伸肌共同运动。

③双侧抗阻划船样动作：利用来自健侧肢体和躯干的本体冲动的促进效应，来促进患肢的屈伸和脑卒中后患者难以进行的推、拉或往复运动的出现。患者与治疗师相对而坐，相互交叉前臂并握手做类似划船时推拉双桨的动作，向前推时前臂旋前，向回拉时前臂旋后。治疗师在健侧施加阻力以引导患侧用力。

④利用类似 Raimiste 反应引起患侧胸大肌联合反应促进伸肘：适用于患者无伸肘运动时。患者取坐位，治疗师站在其面前，用手将患者双上肢托于前平举位，让患者尽量内旋肩关节，嘱患者用力内收健侧上臂，治疗师在健侧上臂内侧向外施加阻力。由于 Raimiste 反应，患侧胸大肌可出现反应，患侧上臂亦内收。在伸肌的共同运动中，肩和肘的运动紧密相连，当胸大肌收缩时肱三头肌也可收缩，故可促进患侧伸肘。

⑤利用挤腰动作进一步促进伸肘：在肱三头肌有收缩之后，嘱患者伸肘，前臂尽量旋前，用两手腕背部挤压治疗师的腰。

⑥半随意地伸肘：在患者能完成挤腰动作后，嘱其肩关节前屈 30°~45°，半随意地伸肘。

（2）Ⅳ阶段的训练方法

①患者取坐位，患手手背接触至后腰部，让患者用患手手背推摩同侧斜腹部，逐步移向后背中央。此动作能使胸大肌的作用从伸肌的共同运动模式中分离出来，而且在沐浴、从后裤袋中取钱等日常生活活动中也起重要作用。

当患者出现此动作时，可让患者患手从患侧取一物体，经背后传递给健手。

②肩 0°，肘关节屈曲 90°，前臂旋前、旋后：让患者患侧肘关节屈曲 90°，将肘紧压在身体一侧，手掌做向下、向上翻转的动作。此动作若不能摆脱屈肌共同运动模式，肘关节屈曲时肩关节可能出现外展；若不能摆脱伸肌共同运动模式，前臂旋前时，肘关节会出现伸展。

③肩关节屈曲90°，肘关节伸展，上肢前平举：让患者前屈肩关节，逐渐接近90°，可同时在三角肌前、中叩打以促进肩关节屈曲，前臂举起后，叩打或刷擦肱三头肌肌腹以促进肘的充分伸展。此动作若不能摆脱屈肌共同运动模式，会出现肩关节的外展、肘关节的屈曲；若不能摆脱伸肌共同运动模式，因胸大肌的牵制，肩关节屈曲达不到90°。

④肩关节屈曲，肘关节伸展，前臂旋前、旋后：在上一个动作的基础上，让患者做手掌向下、向上翻转的动作。旋前是伸肌共同运动模式的成分，旋后是屈肌共同运动模式的成分，因此伸肘旋前是破坏屈肌共同运动，伸肘旋后是破坏伸肌共同运动。

（3）Ⅴ阶段的训练方法

①肩关节外展90°，肘关节伸展：此动作结合伸肘、前臂旋前的伸肌共同运动成分和肩关节外展的屈肌共同运动成分，应该在脱离屈肌、伸肌两种共同运动模式后才能较好地完成。

②肩关节外展90°，肘关节伸展，前臂旋前、旋后：在上述动作基础上，做手掌向下、向上翻转的动作。

③肘关节伸展，前臂中立位，上肢上举过头：患者的分离运动往往受共同运动模式的限制而难以完成，训练时可从被动运动开始，逐渐过渡到主动运动。一旦诱发出正确的运动，要不断地重复，还应将这种运动与有目的的运动结合，融入功能活动训练中。如为修正上肢屈曲的共同运动，可让患者屈肘时将肘紧压在身体一侧（抑制肩关节外展），由被动运动→辅助主动运动→主动运动完成患手摸嘴、摸对侧肩、摸前额、摸耳朵、摸健侧肘等动作。当能主动完成上述动作时，应尽早地与有目的的运动相结合，如将摸嘴变成拿杯子喝水，将摸头变成用木梳梳头，将摸对侧肩变成从对侧肩上取物等。如为修正前述的划船训练，可在伸肌共同运动过程中加入屈肌运动成分，屈肌共同运动过程中加入伸肌运动成分，即在推时加入肩外展，在拉时加入肩内收，使运动从共同运动模式中摆脱出来。

（4）Ⅵ阶段的训练方法：此阶段主要是按正常的活动方式来完成各种日常生活活动，注重上肢协调性、灵活性耐力的训练，尽量使上肢完成有功能的动作。

2. 手的训练方法　手与整个上肢功能有密切关系，并起着重要作用，故单独介绍。手的康复训练贯穿于上肢恢复的各个阶段，训练的最初目标是手指的共同屈伸，接着进一步完善各手指的屈伸功能，最终目标是增加手的实用性。

（1）Ⅰ～Ⅲ阶段的训练方法

①诱发抓握：当患手不能随意进行抓握时，可通过屈曲共同运动的近端牵引诱发抓握。当偏瘫患者上肢近端出现共同运动，治疗师对屈肌的收缩给予适当抵抗，此时患侧腕关节出现屈曲，同时手指屈肌群也会反射性地收缩，这种反应称近端牵引。此反应在痉挛出现后很容易引出。训练时，治疗师一手抵抗上肢近端屈肌的收缩，另一手固定患侧腕关节于伸展位，同时指示患者握拳，在反射和随意运动相互刺激作用下，完成手指的同时屈曲。

②诱发手指联合伸展：治疗师用一手拇指使患者患侧拇指处于外展位，其余四指紧压患手的大鱼际，同时将前臂被动旋后；另一手固定肘关节，停留数秒，痉挛的手指可

自动伸展。

治疗师一手托住患侧上肢，另一手从患者肘关节伸肌群起始部开始，快速向患侧指尖部刷擦。当治疗师的手刷擦到患者手背时，稍向下压并加速，到患者手指处时，减轻向下的压力，迅速离开患者手指。

③手指的半随意性伸展：治疗师站在患者的身后，固定患者前臂近端，使上肢上举过头，嘱患者尽力伸展手指。如患者将前臂完全旋前，可促进手的伸展，尤其是无名指和小指的伸展，前臂旋后则促进拇指和食指的伸展。

④练习伸腕抓握：正常的抓握常在伸腕情况下完成，但偏瘫患者常出现屈腕抓握的异常模式，因此有必要对患者进行伸腕抓握的训练。训练时治疗师将患者的肘和腕支托在伸展位，叩击腕关节伸肌近端的同时嘱患者进行手指抓握训练，即一边叩击一边嘱患者"抓握""停止抓握"，反复进行。

（2）Ⅳ~Ⅴ阶段的训练方法

①拇指分离运动：拇指分离动作是横向抓握所必需的条件，是手功能的基础。当手指屈肌张力降低，能达到半随意全指伸展运动后，将患手放在膝关节上，尺侧在下方，练习拇指与食指分离。如患者不能独立完成，治疗师可对拇长展肌和拇短伸肌肌腱做轻叩和摩擦，或让患者双手拇指相对，用健侧拇指辅助患手拇指旋转。通过运动感觉和视觉刺激共同易化拇指的分离运动。

②横向抓握：患者只要拇指能按压、能与食指分离，就可完成横向抓握。此动作是手功能尚未达到较好水平前的一种抓握动作。训练时指示患者从较小的物品开始，用拇指指间关节与食指桡侧面对合。如能熟练地完成横向抓握，就可以完成日常生活中大部分动作。当需双手配合时，可用健手做复杂动作，患手辅助。如洗餐具，可用患手拇指固定，健手刷洗。

③随意性手指伸展：患者在不需要准备的情况下能随意屈伸手指，但绝大部分偏瘫患者很难达到这种随意性伸展手指的程度。因此，对出现半随意手指伸展的患者应注意维持这一功能，并进一步挖掘其潜力。

（3）Ⅵ阶段的训练方法：此阶段的训练主要是促进患者出现良好的抓握。理想状态下的良好抓握应符合以下条件：①握拳的手指可随意的伸展。②拇指能与其他指对指。③即使被拿物品与手掌接触，手指也能自如分开。一般患者需要经过较长时间练习手指的灵巧性、协调性、准确性，应将患者所掌握的技能与日常生活相结合，让患者完成系鞋带、系纽扣、粗编织等日常活动。

3. 下肢的训练 下肢的训练也是按 Brunnstrom 的不同阶段，采取不同的训练方式。

（1）Ⅰ~Ⅲ阶段的训练方法：主要是利用原始反射、联合反应、皮肤及本体刺激引出共同运动，进一步让患者学会控制半随意运动。

①屈肌共同运动的引出：患者仰卧位，健侧下肢伸直，嘱患者健侧下肢做足跖屈，治疗师对跖屈的健足施加阻力，通过联合反应，引出患侧下肢屈肌共同运动。如让患者脸转向健侧，由于非对称性紧张性颈反射的影响，可进一步强化患侧下肢屈曲动作。

②伸肌共同运动的引出：患者仰卧位，伸直下肢，嘱患者健侧下肢做足背屈，治疗

师对背屈的健足施加阻力，通过联合反应，可引出患侧下肢伸肌共同运动。如让患者脸转向患侧，由于非对称性紧张性颈反射的影响，进一步强化患侧下肢的伸展动作。

③外展动作的引出：患者仰卧位，嘱健侧下肢用力外展，治疗师对外展的健侧下肢施加阻力，通过 Raimiste 反应，患侧下肢会出现外展动作。

④内收动作的引出：患者仰卧位，被动或主动使患侧下肢处于外展位，健侧下肢也处于外展位，嘱对抗治疗师的阻力用力内收健侧下肢，通过 Raimiste 反应，患侧下肢会出现内收动作。

⑤足背屈动作的引出：足背屈动作的引出以训练胫前肌为主，同时激发趾长伸肌，然后激发腓骨肌。具体方法：

A. 下肢屈曲诱发足背屈：患者仰卧位或坐位，屈髋、屈膝，治疗师在患侧膝关节上方施加阻力（使髋关节屈肌与胫前肌收缩）。随着肌力的增大，患者可进行等长收缩。同时嘱患者做足背屈运动，以后逐渐减少髋、膝屈曲角度，最后在膝关节完全伸展位做足背屈动作。

B. 刺激足背诱发足背屈：将踇趾的跖趾关节、第二跖趾关节、外踝、足跟各点连线，将足背外侧区设为刺激区。a. 冰刺激：使用冰块刺激足背外侧，诱发患侧上下肢的屈曲运动。b. 毛刷刺激：使用毛刷刺激刺激区，大约 30 秒左右可出现足背屈反应。c. 叩打刺激：治疗师用指尖对刺激区进行叩打，诱发足背屈和外翻。

（2）Ⅳ~Ⅴ阶段的训练方法：主要纠正和抑制共同运动，促进患者出现分离运动，为行走做准备性训练。

下肢分离运动的训练也遵循从被动运动→辅助主动运动→主动运动训练的原则，在不同体位情况下分别对患者进行训练。一旦诱发出正确运动，要不断重复，并融入功能活动训练中。

①髋、膝、踝同时屈曲，伴髋内收：此训练是抑制下肢屈肌共同运动的训练。患者可分别在卧位、坐位、立位进行，在此不详述不同体位下的训练，余下内容仅以卧位为例。

a. 卧位：患者仰卧位，治疗师帮助保持患侧足背屈、外翻，在不伴有髋关节外展、外旋的状态下完成髋、膝屈曲。在此基础上可进一步练习髋内收、内旋。

b. 坐位：患者端坐位，足平放在地面上，患侧髋、膝屈曲，不伴有髋关节外展、外旋；也可让患者将患腿放于健腿上，保持髋、膝屈曲和足背屈（跷二郎腿）。此动作类似日常生活中的穿脱裤子、鞋袜动作。

c. 立位：患者立位，患腿位于健腿后方，健腿负重，指示患者将患膝靠近健膝，练习髋、膝屈曲和髋内收动作。训练时要注意将患足保持在背屈、外翻位。

②髋、膝伸展，踝背屈：此训练是抑制下肢伸肌共同运动的训练。以卧位为例。患者仰卧位，在髋、膝、踝同时屈曲的状态下，指示患者伸膝、伸髋，不伴有髋关节内收、内旋。如果下肢伸展过程中出现伸肌共同运动应及时停止，并稍做屈曲动作，需要注意在此位置反复练习。随着能力的增强，指示患者在关节任意角度停止运动，主动支撑下肢的重量；也可在髋、膝伸展，踝背屈的体位下，治疗师沿下肢长轴加压，做下肢

负重的准备性训练。

③髋伸展、膝屈曲、踝背屈：在膝关节屈曲状态下，诱发髋关节完成伸展的分离运动，可打破下肢屈和伸共同运动模式。以卧位为例。

a. 双腿搭桥训练：患者仰卧位，双下肢屈曲，双膝并拢，双足平放在床面上，为避免出现联合反应，可让患者 Bobath 握手，治疗师协助固定骨盆，指示患者将臀部抬起，尽量伸髋。

b. 患腿置于床边的单腿搭桥训练：患者仰卧位，患腿置于床边，小腿垂直于床沿外，治疗师向前牵拉股四头肌同时下压，使小腿与地面垂直，足平放在地面（根据小腿长度垫套凳），指示患者抬起骨盆，尽量伸髋，停留片刻后恢复原状，反复进行。

c. 俯卧位髋伸展、膝屈曲训练：患者俯卧位，髋关节充分伸展，完成膝关节屈曲训练，同时指示患者保持足背屈。可进一步让患者膝关节在屈曲的某一角度稍加维持，逐渐过渡到膝关节屈伸运动。

④髋屈曲、膝伸展、踝背屈训练：在髋关节屈曲状态下，诱发膝关节完成伸展的分离运动，可打破下肢屈曲和伸展共同运动模式。以卧位为例，患者仰卧位，嘱患者在患侧膝伸展、踝背屈时，将患腿抬离床面。

⑤踝关节主动跖屈训练：此训练是抑制屈肌共同运动对下肢运动功能的影响。此动作是患侧下肢步行时支撑末期的重要基本功，十分重要。患者面向墙壁呈立位姿势，健手轻轻扶墙壁，躯干伸展，髋关节伸展，足跟翘起同时膝关节屈曲，足趾伸展。随着能力的增强，可让患者独立维持平衡状态下反复进行抬足跟运动。如果患者踝关节主动跖屈有困难，治疗师可一手控制患侧足趾使其伸展，另一手扶持足跟协助踝关节进行跖屈运动。

（3）Ⅵ阶段的训练方法：此阶段要注重下肢协调性、灵活性及耐力的训练，尽量让患者按正常的运动模式完成行走、上下楼梯、绕行障碍物等。

4. 负重和步行　这是下肢的主要功能。步行能力如何是评定康复治疗效果、满足患者需求的一项重要指标，主要有几种步行方式。

（1）独立步行：独立步行要建立在负重训练的基础上，要有比较好的神经生理学条件作为背景，以控制整个步行过程，需要较好的步态保证步行的稳定性和实用性。如果患者障碍较重，需注意提高负重能力，确保安全的步行。同时注意尽量避免障碍的影响，采取代偿的方法。

（2）借助步行：患者达不到独立步行时，可借助于拐杖、平衡杠、楼道或房间内扶手等步行。患者刚开始步行时，最安全、最好的方法是在治疗师的指导下步行。治疗师站在患侧，与患者手交叉握住，另一只手放在患者腋窝，托住患肩，与患者一起步行。这样除了有辅助支撑作用外，还可以控制患者重心转移，调整步幅，控制节奏，又便于与患者交流，增强患者的信心，提高步行能力。

（3）指导步行：是指患者还不能较好地完成步行前，需要治疗师的指导，以使患者顺利、安全地行走。患者刚开始步行时，得到治疗师的帮助会增加其勇气。随着治疗效果的提高，患者可摆脱治疗师的帮助，慢慢独立步行。指导患者步行时，治疗师要对患者完成的动作给予指正，如提醒患者如何控制重心、如何起步、如何控制步幅、如何调整姿势、如何掌握节律、如何纠正膝反张等。需要注意的是，治疗师的指导一定要合情合理，不要干扰患者步行的正常进行，正确的部分要给予肯定。

（4）跨越障碍物：当患足能抬离地面后可考虑进行跨越障碍物训练。开始时要按患者的步幅设计一定间隔、低矮的障碍物。许多偏瘫患者利用屈肌共同运动可完成跨越动作，但需注意患足着地会不会碰到障碍物、跨越时的节奏等一系列安全问题，必要时治疗师要给予帮助。完成这一动作前要有良好的基础训练，以保证患者在具有较好的肢体功能和步态的情况下完成。

（5）上下台阶：上下台阶应在具备一定的肢体功能条件下进行，指导方法和注意事项与跨越障碍物基本相同。需要注意的是，上台阶时健足先上，下台阶时患足先下，目的是合理负重，正确的重心转移，安全上下台阶。

5. 躯干的训练方法 Brunnstrom 对躯干的训练是在早期开始进行的，目的是提高躯干的平衡能力和躯干肌活动。躯干肌活动一般是先练屈肌，再练伸肌，最后练旋转肌。

（1）坐位躯干平衡训练

①坐位平衡：多数脑卒中初期的患者都不能独立保持正确坐位，有向患侧倾倒倾向。向患侧倾倒时，健侧躯干肌会出现收缩，以抵抗进一步倾斜，但这种控制能力往往是有限的，许多患者需要健手扶持米保持平衡。训练时既要提高躯干患侧肌群的控制能力，又不要忽略健侧躯干肌的训练。鼓励患者养成自我调整坐位平衡的习惯，发生倾斜时主动向健侧调整。

②诱发平衡反应：坐位时，在保证患者安全的前提下，治疗师用手向前、后、左、右推或拉患者，破坏其平衡状态后使患者重新调整重心，维持平衡。操作前要向患者说明动作的目的和方法。为了保护肩关节，可让患者用健手托住患手，这种姿势还可避免健手抓握椅子干扰躯干平衡反应的出现。如患者尚不能主动完成平衡反应，可向容易倾斜的方向轻轻加力，以诱发平衡反应。

（2）躯干前屈及侧屈：患者取坐位，用健手托住患手，必要时治疗师托住患侧肘关节。治疗师与患者相对而坐，支持患者双肘，在不牵拉肩关节的情况下，引导患者通过屈髋完成躯干的前屈，同时使患者躯干保持伸展，进一步引导患者重心充分前移，双足负重，为将来站立做准备。让患者主动完成复原，以达到训练伸肌的目的。躯干前屈训练后，练习躯干侧屈，即左侧屈、右侧屈，引导患者侧屈时注意患腿负重的训练。如果患者躯干平衡能力差，患侧膝关节会向外运动（髋关节外展、外旋），这样不利于患腿负重，治疗师可用自己的膝部给予帮助，使髋关节保持中立位。

（3）躯干旋转：治疗师位于患者身后，双手分别放在两侧肩峰上，嘱患者目视前方。肩向右侧旋转时头向左侧旋转，反之亦然。为了避免口令造成混乱，也可让患者看着肩部同时做躯干旋转。如果做这些动作出现混乱，可让患者重新注视前方，然后调整动作。这一活动产生的是躯干、颈、上肢模式，可利用紧张性颈反射、紧张性腰反射诱发肩部的活动。

第八节 Bobath 技术

一、概述

Bobath 技术又称神经发育疗法，是 20 世纪 40 年代由英国物理治疗师 Berta Bobath 和她的丈夫 Karel Bobath 在实践中共同探讨创立的一种整体性治疗技术，适用于中枢神经系统损伤引起的运动功能障碍的康复治疗。目前，临床主要用于偏瘫和脑瘫患儿的康复治疗。

Bobath 以现代神经科学和康复科学为理论基础，通过对每一位中枢神经系统疾病患者的病例进行学习、评价、治疗及演示验证假设的过程。Bobath 方法适用于中枢神经损伤的各年龄段，是将运动学习理论作为实践性的概念，对运动感觉的再学习过程。治疗目标是通过促进姿势控制和改善选择运动，最大限度地引出功能。

2006 年英国 Bobath 讲师协会（BBTA）对 Bobath 理论做了如下解释："Bobath 理论是以运动控制为核心的系统性疗法作为基础，为临床实践提供了理论框架。Bobath 密切关注神经生理学、骨骼肌与运动学等领域里的最新研究，发展具有专业性和独特性的评价治疗法。"这种整体性治疗技术经过七十多年的发展，今天正在以新的运动控制和运动学习理论模型为指导，其理论框架将随着运动科学知识的更新而不断丰富和发展。

（一） 基本理论

国际 Bobath 治疗指导协会（IBITA）指出：Bobath 理论是针对中枢神经系统（CNS）损伤引起的功能、运动和姿势控制障碍的患者进行逐案评价与治疗的一种问题解决方法，治疗目标是通过治疗师与患者之间的沟通互动，促进技术改善姿势控制与选择运动，最大限度地引出功能。2008 年 IBITA 第三代领导人玛格丽特·梅斯对 Bobath 理论的核心总结为以下五点。

1. Bobath 疗法主要作为中枢神经系统功能障碍所导致的脑瘫与脑卒中患者的治疗方法而发展至今。

2. 虽然应修正异常且不规则的运动模式，控制不必要的动作与运动，但是绝不能因此而牺牲患者参与个人日常生活的权利。

3. 通过促进技术获得日常活动中所需的正常且最适宜的肌肉活动。只有正常的选择性运动，才能减少因异常的不规律状态所导致的影响。为了控制痉挛产生的过度肌紧张状态，患者应配合治疗师积极地参与治疗。

4. 治疗不仅需要考虑运动方面的问题，也要考虑患者的感觉、知觉，以及适应环境的动作；治疗涉及多个知识领域，需要多角度、多方位的治疗手段。

5. 治疗也是一种管理，所有治疗都应向有助于日常生活活动的方向而努力（24 小时管理的概念）。

这五项基本原则作为整体性治疗方针，已经在世界各地被广泛应用，其理念会一直延伸下去。

（二）治疗原则

1. 强调学习运动的感觉 Bobath 认为，运动的感觉可通过后天的反复学习和训练获得，进行重复的动作训练可促进患者获得正常运动的感觉，帮助患者学习并掌握动作。

2. 强调学习基本的运动模式 遵循人体正常发育程序，抑制异常的运动模式，并通过控制关键点诱导患者逐步学会正常的运动模式，引出高级神经系统反应，如翻正反应、平衡反应等，逐渐实现正常的活动。

3. 按照运动的发育顺序制定训练计划 正常的运动发育是按照从头到脚、由近及远的顺序。具体运动发育顺序一般是从仰卧位→侧卧位→肘支撑卧位→手膝跪位→坐位→双膝跪位→立位→行走。在治疗中，首先应强调头颈的运动，然后是躯干，最后是四肢。

4. 对患者进行整体治疗 把患者作为一个整体而制定治疗计划和训练方案，不仅要治疗患者的肢体运动功能障碍，还要鼓励患者积极参与治疗，掌握肢体在进行正常运动时的感觉，并结合 ADL 进行训练。训练偏瘫患者下肢时，要注意抑制上肢痉挛的出现。

二、基本技术

Bobath 治疗技术对缓解痉挛、改善异常的运动模式和促进患者主动运动等均有明显的实用价值，主要治疗技术有以下几方面。

（一）关键点或部位的控制

关键点或部位是指在调整姿势张力的同时可促进正常姿势反应及运动的身体部分。控制手法是指治疗师运用手法控制患者身体，阻止其异常肌张力和异常运动模式，激活或引入正常的运动模式和方法。治疗师通过对患者关键点或部位的控制，努力使其身体建立并保持正常的对线关系；减轻或消除异常肌张力和异常的运动模式；对患侧躯干和肢体肌群进行正常模式的再教育；促使脑卒中患者出现主动的运动模式。

人体关键点包括躯干中心部关键点（central key points of control，CKP），即第 8 胸椎上下及其水平高度的胸廓所在区。临床已确认，下部躯干持续动态稳定与上部的节段在第 7、8、9 胸椎区分开，CPK 是胸椎内椎间关节最容易进入旋转的部位。

近端关键点（proximal key points of control，PKP），包括头颈部、肩胛带、上臂、骨盆、大腿等，在寻求近端部的稳定性时使用。

远端关键点（distal key points of control，DKP），相当于手、前臂、足、小腿。尤其是手掌、手指、足底、足趾存在许多感觉器官，故在调整对线的同时，为适应外环境也要在 DKP 进行可感受及导入各种感觉的治疗。

Bobath 认为，正常运动的感觉体验是学习新运动模式的基础，也有助于抑制患者异常的运动模式。治疗师通过手法引导，协助患者完成正常运动，使患者重新体验和学习正常运动的感觉。这种感觉将成为训练的基础。

良好的手法可以大大提高治疗效果，实施手法时需注意四点：①节奏要缓慢，使患者有时间去理解正在进行的运动并考虑应如何做出反应。②应用手法的过程中，治疗师应通过观察肌张力的变化和患者有无出现主动运动判断肌肉活动是否正常。③强而有力的手法用于延长痉挛肌的长度（缓解痉挛）；轻柔的手法用于引导患者躯干或肢体以正常的模式进行运动，使患者体会正常运动的感觉，诱发出主动反应。④出现主动反应时，治疗师应逐渐减少控制，通过反复实践，最终重获正常的运动模式。

1. 头部关键点的控制

（1）前屈：全身屈曲模式占优势，抑制全身伸展模式，完成促进屈曲姿势。

（2）后伸：颈部伸展，全身伸展占优势，抑制全身屈曲模式，完成伸展姿势，促进伸展运动。

（3）旋转：用于破坏全身性伸展和屈曲模式。

2. 躯干关键点的控制 胸骨柄中下段主要控制躯干的张力。躯干伸展，使全身伸肌占优势，成为抑制全身性屈曲模式的方法。躯干旋转，能够破坏全身性屈曲、伸展模式。

具体操作方法：

（1）"∞"弧形运动：患者坐位，治疗师站在患者身后，用自己的胸腹部顶住患者后背，两者间可放一软垫缓冲。治疗师双手放在胸骨柄的中下段，交替把患者向左右和上下缓慢拉动，做出"∞"柔和的弧形运动（图3-66），重复数次，缓解躯干肌张力。

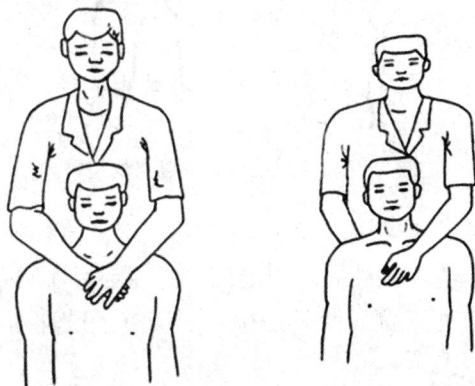

图3-66 躯干关键点的控制

（2）胸部挺起、下压治疗：患者取坐位或站立位，治疗师面对患者或站在患者背后，一只手放在胸骨中下端，一只手放在背部相应水平。操作时让患者身体放松，治疗师放在胸骨上的手向后推，放在背部的手向前推，两手一推一松，患者相应地塌胸、挺胸，重复数次，可降低肌张力。

3. 肩胛及上肢关键点的控制 保持肩胛带向前伸则全身屈曲占优势，能抑制头向后方过伸的全身伸展模式，也可诱导上肢伸展状态向前伸出，促使肩胛带向前方凸出。如果肩胛带处于回缩位，全身伸展模式占优势，可以抑制因头前屈而致的全身屈曲模式，促进抗重力伸展活动（图3-67）。

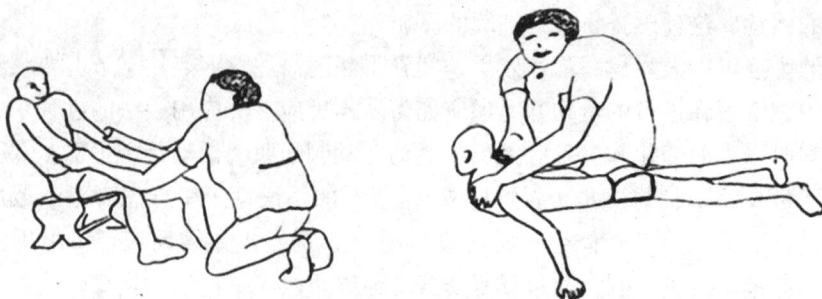

图 3-67　肩胛及上肢关键点的控制

4. 下肢及骨盆关键点的控制　骨盆后仰坐位时，上半身屈曲位占优势，下肢伸展位占优势。骨盆前倾坐位时，上半身伸展占优势，下半身屈曲占优势。通过控制关键点（胸椎），促进站立位平衡（图 3-68）。

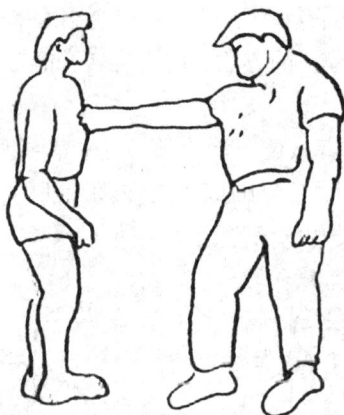

图 3-68　下肢及骨盆关键点的控制

5. 远端关键点的控制　控制拇指可缓解手部痉挛，治疗师一手握住患手拇指，注意同时向鱼际施加压力，使其呈外展、伸展位；另一手握住其余四指，持续牵拉片刻，缓解手指痉挛。将踝关节处于背屈及外展位，能缓解下肢伸肌痉挛，包括踝关节的跖屈、内翻（图 3-69）。

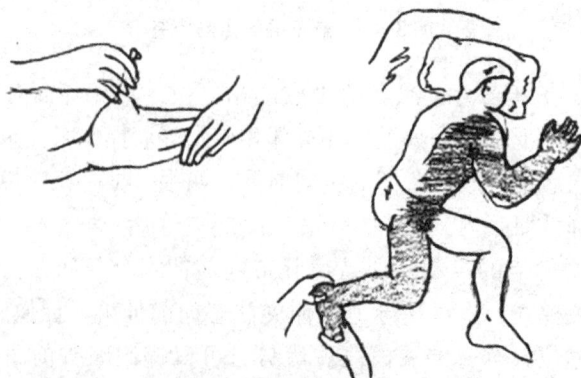

图 3-69　远端关键点的控制

治疗师治疗时多从颈、脊柱、肩、骨盆、胸骨柄、肩胛等身体近端开始，随着治疗的进行向趾、踝、指、腕等远端移行。同时，根据患者实际情况逐步减少操作点和控制量，以促进患者的自发性运动。针对不同患者，将这些关键点或部位科学地组合起来，在仰卧位、俯卧位、四点爬位、站立位等体位中应用。

（二）促进正常姿势

治疗师通过一些特定训练引导患者形成功能活动姿势，并学习体验这些功能活动的运动姿势，以达到治疗的目的。

1. 翻正反应的促进 翻正反应是当一种稳态姿势被打破时，身体重新排列获得新的稳态姿势的能力。如仰卧时，当头被旋转到一定程度时，身体会随之旋转，直至达到侧卧或俯卧；也可利用身体对身体的翻正反应、头对身体的翻正反应、迷路性翻正反应、上肢伸展反应及平衡反应的方法促进自动反应。

2. 保护反应的促进 保护反应是人体突然被外力推动而失去平衡时，为防止跌倒而出现的四肢反应，一般适用于上肢治疗。治疗师可以徒手治疗，也可以利用圆塑料滚筒、大的体操球等器械辅助治疗。

（1）前方保护反应：患者右侧偏瘫（下同），治疗师帮助患者取手膝位。站在患者后方，扶住患者双肩，将右肩提起，使其右手掌离地，注意此时不需要患者用力，并且离地面的距离应较短。帮助患者尽量保持右上肢的伸肘、腕背屈和手指伸展状态，然后突然松开扶患者右肩的手，使患者的右手掌回落到地面，防止倾倒。特别需要注意的是，开始时速度一定要慢，以后逐步加快，并根据患者的实际情况逐步加大手掌与地面的距离。

（2）侧方保护反应：患者取坐位，左手放在自己的左膝上，治疗师位于患者右后方，帮助患者伸直右上肢、腕背屈和手指伸展；左手扶患者右肩向右方推，迫使患者身体向右方倾倒，患者右手着地，防止倾倒。这样反复练习，治疗师需注意改变手的着地点。

（3）后方保护反应：为了安全起见，最好有两名治疗师。患者取长坐位，一名治疗师在患者背后，保护患者，并帮助伸直右上肢、腕背屈和手指伸展；另一名治疗师突然抬起患者的双腿，患者会双手扶地，防止向后摔倒。

3. 平衡反应的促进 平衡反应的促进训练必须遵循的原则：在监护下，治疗师先将患者被动向各个方向移动到失衡或接近失衡的点上，然后让患者自行返回中位或在平衡位置上。训练一般可在肘支撑俯卧位、手膝位、跪立位和站立位进行。

平衡反应的训练要选择在治疗床、地面等牢固稳定的基础上进行，能力强一些的患者可借助平衡板、大的体操球等进行训练。一般的顺序是先在稳定的基础上进行，再在适合患者活动的基础上进行。

治疗师训练时，从患者的前面、后面、侧面及对角线的方向上进行适当力量的推、拉。每次外力都要让患者达到或接近失衡点；必须密切监控，防止意外发生；应让患者有安全感，否则患者会因为害怕紧张导致全身痉挛。治疗师虽是保护患者，但绝不能紧紧地扶着患者，不然患者不会做出反应。

（三） 肢体负重与关节挤压

1. 肢体负重法　能刺激本体感受器，增加患者对患病肢体的感知，有利于患者对它进行控制。患侧肢体出现痉挛时，负重可改善屈肌、伸肌间的平衡，增加肢体的稳定性；骨负重能够防止骨质疏松症的出现。

2. 关节挤压　关节挤压是因特殊原因患者不能负重时采用的一种替代办法，也可在肢体负重时为加强刺激而附加地应用。

（1）促进对患侧上肢的控制：患者取坐位，非受累手自然放躯干旁，治疗师帮助受累侧上肢外展、外旋、伸肘、前臂旋后、伸腕、伸指，并支撑于床面上负重。当患者能力允许时，治疗师在患者肩上沿上肢长轴对关节施加挤压，并让患者在负重的情况下轻微地伸、屈肘关节。

（2）改善站、走时膝关节的不稳定：患者坐在靠背椅上，伸患腿，治疗师双手托住患足，用托足的手沿患侧下肢的长轴做关节挤压。如力量不足，治疗师可用膝盖顶住自己的手背或用胸膛协助增加压力。在加压的情况下，让患膝做 5°~10°的小范围屈伸练习。

（3）为下肢站立做准备：患者取坐位，屈膝 90°，足平放于地面，治疗师在患者膝关节上施加垂直向下的力，以对关节进行挤压。

（四） 轻轻拍打

轻拍是 Bobath 经常使用的一种辅助方法。当患者走路前后平衡较差时，治疗师在患者患侧，一手靠近其前胸，一手靠近其后背。若患者前倾，前面的手轻拍患者的前胸，施加向后的适当力量；若患者后倾，后面的手轻拍患者的后背，施加向前的适当力量。这是保持患者平衡的一种较好的方法。

三、临床应用

从神经发育学的角度，Bobath 认为，脑瘫患儿存在运动发育的未成熟性和运动发育的异常性，应该按照儿童生长发育的规律，从多方面着手，提倡早期治疗。Bobath 通过观察脑卒中偏瘫患者发现，异常的肌张力可以通过抑制与促进的手法得到调节，并通过实践认识到，运动感觉对脑卒中恢复起着重要作用。

（一） 小儿脑性瘫痪的治疗

Bobath 认为，脑瘫患儿与正常小儿明显不同，存在着精细运动和随意运动等多方面障碍，表现出异常动作和各种异常姿势。这种异常不仅仅是运动功能障碍，还有语言、性格、视觉、听觉、智力等多方面程度不同的障碍。这些障碍常重复出现。这种在一个脑瘫患儿身上同时存在两个以上障碍的情况，称为脑损伤综合征。在治疗脑瘫时也发现，随着运动功能的改善，其他伴随障碍也会有不同程度的改善。因此 Bobath 认为，治疗脑瘫必须多方面着手，按照小儿生长发育的规律进行治疗。

1. 痉挛型　此型儿童肌张力过高，严重限制患儿的主动活动。特别是重度痉挛的患儿，其身体近端的肌张力往往大于远端的肌张力，治疗上应以减轻躯干、骨盆及肩胛带张力为主要目标，然后再进行恢复功能的其他练习。

（1）治疗原则：运用与痉挛模式相反的运动模式进行治疗，并利用关键点的控制促进动作过程的掌握。

（2）治疗措施

1）通过姿势或体位抑止痉挛：①婴儿仰卧位，通过重力促使身体伸展。②治疗师一手从腋下扶抱患儿侧躺，促使上肢及躯干伸展；另一手将患儿的双下肢分开，促使其外展、外旋并伸展。③伸展痉挛模式的患儿，利用关键点，使双下肢屈曲，治疗师的上肢放在患儿腋下，以利于肩外展（图3-70）。

2）在功能活动中控制痉挛：①吃饭或坐位游戏时，治疗师用两膝夹住患儿，使患儿的髋和膝关节保持轻微屈曲，并用手按住患儿的胸骨关键点，减轻颈部的紧张（图3-71）。②患儿俯卧在治疗师腿上轻轻活动膝部，以减轻屈肌痉挛。从肩胛带、骨盆这些关键点开始，转动患儿身体，促使患儿抬头，主动伸展全身。治疗师用前臂压住患儿躯干，用手外展并外旋患儿肢体。

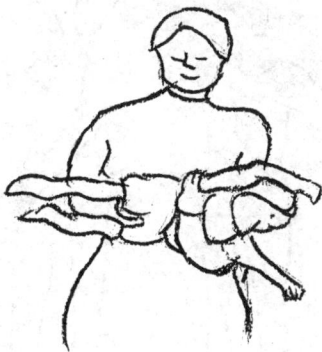

图3-70　抑制痉挛姿势

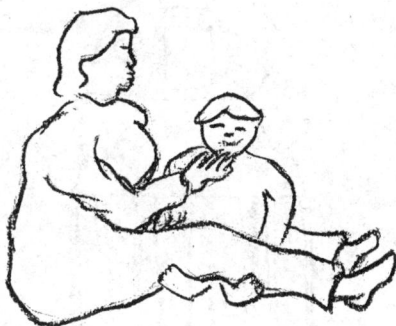

图3-71　活动抑制痉挛

3）体验运动的正常感觉：治疗和日常生活中采用RIP或TIP对抗痉挛模式，在坐位、站位或其他活动中，适时地提供瘫痪侧手臂及下肢负重的机会。肢体负重，不仅能减轻痉挛，而且能很好地体验运动的感觉，为其他动作做好准备。患儿俯卧，手按其骨盆处，左右轻轻摇动，利用脊柱这个关键点减轻痉挛；也可以通过俯卧在滚筒上运动，减轻痉挛。

Bobath提出，为了纠正异常运动姿势，必须先切断异常运动的短路循环，赋活开放正常运动的神经传导路，前者为抑制异常姿势反射，后者为促进正常姿势反射。对婴幼儿的脑瘫，只要关闭异常姿势运动的短路循环，就有可能自然赋活早就存在的正常运动姿势控制，所以Bobath强调，脑瘫要早期治疗。从这一观点出发，纠正重度痉挛型脑瘫患儿的异常姿势时，要对伸肌痉挛采取使髋关节屈曲、膝关节屈曲的方法；对屈肌痉挛，要采取外展、外旋髋关节，背屈踝关节。这种方法称反射性抑制姿势。这样赋活开放了原来就存在的正常运动感觉刺激传导路，起到了促通的作用，并切断了末梢神经的刺激在低级中枢形成的短路循环。用这种手段关闭短路，开放向高级中枢的正常传导路，促通高级中枢的运动姿势，Bobath 称为控制短路。

2. 手足徐动型 手足徐动的患儿移动方式通常是仰躺在地板上双臂外展、外旋，用完全伸展模式及蹬腿的力量移动身体。要改善患儿头部和躯干的控制力，促进手部功能的恢复，就要帮助患儿从地板上站起来，调整姿势，让身体负重。

（1）治疗原则：做小范围有控制的活动；提供固定的机会；鼓励中线活动，包括手和头的控制；提供负重（站、坐）的机会。

（2）治疗性活动

1）四肢或躯干负重：①给肢体或躯干加压，可以增强张力，促使患儿更好地控制姿势，同时学习如何活动。如果患儿被支撑着坐起来，并通过手臂负重能挺头，这时可以练习用两手抓住杯子，并把杯子送到嘴边。或者由他人扶着站起来，两腿均匀负重（图3-72）。②迈步训练：迈步时，必须保证其身体与地面垂直，头在身体的中轴线上，克服患儿用非对称性紧张性颈反射的模式行走（图3-73）。

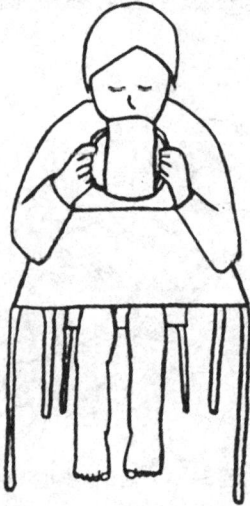

图 3-72　负重抑制痉挛　　　　　　图 3-73　非对称性紧张性颈反射

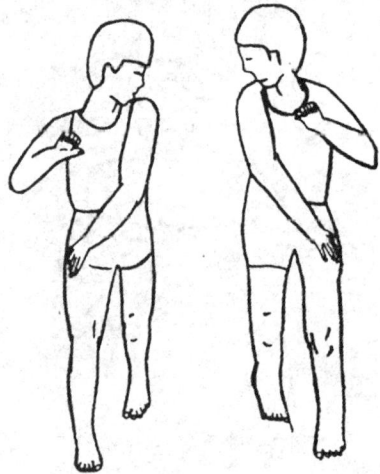

2）给予合适的支撑：手足徐动的患儿若上肢被支撑就容易站立且迈步。训练时，要保持患儿身体与地面垂直，保持两条腿均匀负重。只有这样，练习走路才会有效果（图3-74）。

3）鼓励中线位活动：促使患儿伸手并抓住物体是治疗手足徐动型脑瘫的另一个基本要素。①扶住站立是最好的姿势，坐在凳子上，让髋关节保持屈曲也是促进中线位活动的姿势。②患儿两手抓木棒，促进腕关节背屈，两臂前伸，治疗师上、下、左、右活动患儿手中的木棒，让患儿体验不同方向握住物体的运动感觉。练习过程中，治疗师要看着患儿的眼睛，并跟他说话，保持中线定位。③治疗师让患儿俯卧在高度不同的两腿上，这时患儿就不是水平俯卧，重力的影响较小，能够促使患儿抬起头和主动地伸展身体，并且保持几秒钟的伸展。随着患儿抗重力伸展能力的增强，可以慢慢降低角度，让患儿的身体更接近与地面平行。④治疗师用手按住患儿的骨盆、肩膀或躯干，以保持身体中心的稳定和垂直，促使患儿有目的地运动手和腿。

3. 共济失调型 肌张力低下和协调性差是共济失调患儿的基本表现，如穿衣服或用勺子吃饭时握不住勺子及身体摔倒等。

（1）治疗原则：通过负重及给关节施压，控制姿势张力。鼓励患儿保持姿势，并能从一种姿势变换成另一种姿势，尽量促使患儿以身体为轴心旋转，促进平衡和自我保护反应能力。

（2）治疗性活动：为了防止患儿经常摔倒，

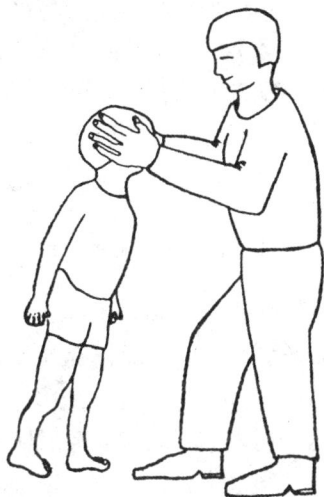

图3-74 给予支持扶正头部并抑制痉挛

让他体验在重力环境下恢复平衡的运动感觉。可以把患儿放成一种容易摔倒的姿势，用这种姿势促使患儿逐渐适应这种不平衡感觉。

1）促进上肢负重：患儿四肢着地，治疗师抬起患儿两腿，双臂负重，进行手推车式行走，促使上肢抗重力伸展，不要以身体为轴心转动身体。

2）在功能活动中练习平衡反应：穿衣、脱衣也是治疗的一个重要组成部分，如从坐位到站位、抬起一条腿、将双臂举过头顶等。

4. 软瘫型 如果患儿张力持续过低，容易出现学习障碍，很难用手拿住东西，治疗的主要目标是尽可能活动。

（1）治疗原则：努力促进持续性共同收缩，促进患儿对抗重力的能力；用多种姿势让四肢负重；利用发声和笑声促进张力增高；保持姿势，给患儿反应的时间；让患儿体验运动的感觉。

（2）治疗性活动：给低龄患儿做治疗，在刺激关键点时，避免引发痉挛。低龄患儿的张力过低会逐步演变成张力过高或张力波动。通过关节施压及适度刺激，促使张力增强，目的是使患儿挺直头和躯干。先让患儿的身体与地面垂直，上下跳跃，然后站立，两手从患儿的肩颈处开始，轻轻往下拍打。如果患儿能够保持直立姿势，即使时间很短也要把手松开，然后继续拍打。

5. 混合型 混合型是指患儿同时伴有几种类型的临床表现，治疗原则是发现问题，及时治疗。

尤其要注意患儿是如何代偿运动功能不足的。例如，手足徐动患儿不能控制躯干的稳定，随着时间的推移很可能会出现屈肌痉挛，因为他们是用腿来固定身体的。共济失调患儿起身站立时也会痉挛，他们可能用这种姿势站立即把髋关节内收并内旋。这样可以使身体稳定，但会导致髋关节的主动伸展不足。

如果患儿张力过低，需给予足够的刺激，促进其抗重力、保持姿势的能力。如果发现非随意性运动，要提高头和躯干的控制力，促进其对称性和中线定位能力。如果发现身体痉挛，可通过控制关键点及 TP 的作用，促进患儿张力正常，使患儿能够独立完成有功能意义的活动。Bobath 认为，治疗师要根据不同患儿的不同情况区别对待，选择适当的反射性抑制姿势，选择不同的刺激及适当的力量向中枢传导。只靠反射性抑制姿势是不够的，必须在反射性抑制的同时促通正常姿势，这样才能向中枢神经传导适当的刺激，Bobath 称此为"伴有促通的抑制疗法"。

（二） 脑卒中偏瘫的治疗

Bobath 将偏瘫患者运动功能恢复阶段分为弛缓期、痉挛期和相对恢复期三个时期，根据患者运动功能恢复阶段和存在的主要问题，分别设计治疗目标和训练计划，实施针对性治疗。

弛缓期以加强高级姿势反应和患侧肢体的负重训练刺激运动功能的恢复，痉挛期应用反射抑制性模式抗痉挛，以缓解肢体的肌张力。在相对恢复期，将促进肢体的分离运动作为主要训练目标。

在实际治疗中，这三期并不是截然分开的。例如，处于痉挛阶段的患者可以同时具有上、下肢的部分分离运动，而某些部位又处于弛缓状态。特别是恢复期的患者，经常会出现因为要完成某些较困难的训练而出现痉挛，痉挛限制了选择性运动的完成。划分三期的目的是便于明确患者主要运动功能的特征，及时设计训练计划。因此，在实施训练计划时，评价必须贯穿整个治疗过程，治疗师与患者间的反馈及手法的应用等也要及时调整。

在针对上、下肢进行治疗前，需要躯干、骨盆处充分建立起抗重力性的姿势控制。核心控制（core control）主要是在躯干深部的多裂肌、腹横肌、腹斜肌同时发挥作用的基础上形成功能，腰大肌后部纤维、膈肌、盆底肌群也参与其中。改善立位和坐位的姿势控制，都会使瘫痪侧和非瘫痪侧上肢的够取范围明显增加，明显提高如厕动作中穿脱裤子等日常动作的效率。保持坐位平衡、立位平衡的良好姿势控制能力，是上肢、手功能改善及下肢步行的重要基础。

1. 弛缓期的康复训练 偏瘫患者的弛缓期一般可持续几天、几个星期或更长时间，主要表现为双侧躯干骨盆的平衡下降或缺失、端坐位下臂部负重不均等，非受累侧坐骨结节周围也不能负重，双侧躯干无力，呈屈曲位。从治疗观点出发，治疗师应致力于对患者发病早期的先行性姿势进行调整，恢复骨盆、髋关节周围及肩胛带的姿势张力。Bobath 疗法强调，在此期，一般偏瘫患者的训练顺序为：仰卧位→侧卧位→卧坐转移→坐位平衡→膝立位→跪行→站立→立位平衡→行走。患者在早期卧床阶段，就应开始四肢的控制训练，以维持关节活动度，防止关节出现挛缩。

（1）对抗痉挛的体位（图 3-75）

1）仰卧位：受累侧肩关节前伸，上肢伸直、外旋、稍抬高，并将受累侧上肢放在体旁的枕头上，掌心向上，手指分开。骨盆前倾，大腿稍内收并内旋，膝关节稍弯曲，下垫一支持枕。由于受紧张性颈反射和迷路反射的影响，仰卧位易诱发伸肌痉挛趋势，故不宜长时间采用。

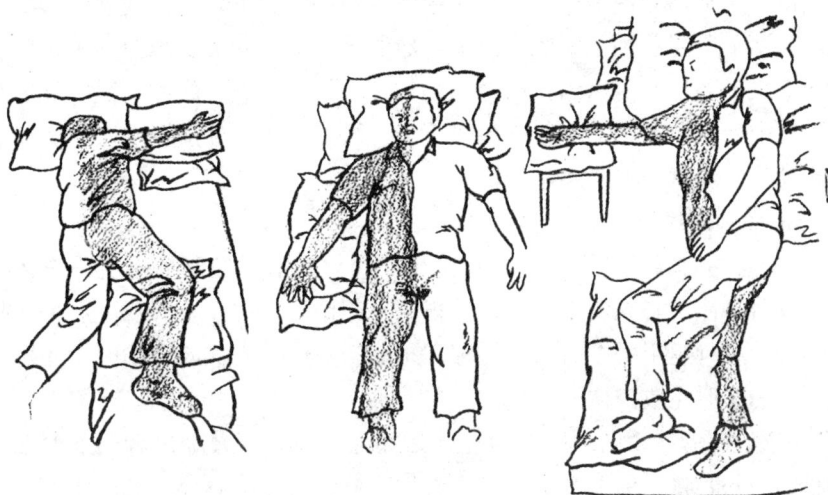

图 3-75　对抗痉挛的体位

2）非受累侧卧位：受累侧上肢前伸，肘关节伸展，腕、指关节伸展，放在胸前软枕上；患侧下肢半屈曲向前，置于枕上；健侧肢体自然放置。为了防止躯干稳定性差而出现向后倾倒，可在患者身后放一软枕，维持侧卧位。

3）受累侧卧位：受累侧上肢前伸，前臂后旋，肩拉出，防止受压和后缩。受累侧下肢稍屈曲。此体位能够增加受累侧躯体的感觉输入，起到缓慢牵拉患侧躯干肌肉及缓解痉挛的目的，并可使非受累侧肢体进行自由活动。此体位能预防肢体痉挛。

4）床上坐位：选择最佳体位，即髋关节屈曲近于直角，脊柱伸展，用枕头支持背部帮助患者达到直立坐位，头部无需支持，以便患者学会主动控制头部的活动。上肢交叉放在身前桌子上，防止躯干前屈。此坐位不宜时间长，患者向下滑落成半仰卧位会使得伸肌张力升高。

5）轮椅上坐位：正确的坐姿是躯干靠近椅背，臀部靠近椅座后方，受累侧髋、膝、踝关节保持 90°以上屈曲，头部和躯干稍前倾，受累侧上肢放在身前软枕上，肩胛骨前伸。

（2）向非受累侧翻身

1）翻身前的准备动作：Bobath 握手，肘关节伸展，双手上举，尽可能高于头部，再回原位。做此动作时要注意双侧前臂应同等程度旋后，腕关节应始终保持伸展位。

2）身体上半部的旋转动作：双手上举，肩部充分前屈，肘关节、腕关节保持伸展，向左右用力摆动，带动躯干、骨盆向一侧转动。治疗师可在患者肩部或臀部给予一定帮助。

3）受累侧下肢屈伸控制训练：髋关节与膝关节同时屈曲，在髋关节充分伸展的情况下，膝关节屈曲是防止画圈步态的基本动作。训练中要特别注意防止出现上肢的联合屈曲与肩的后撤、下肢屈曲时屈肌与伸肌的同时收缩和伴有伸肌痉挛的伸展。

①下肢屈曲动作的训练：患者仰卧，屈曲髋关节、膝关节，治疗师一手将患足保持

在背屈外翻位，脚掌内侧置于床面；另一手扶持患侧膝关节外侧，使髋关节处于内收状态，完成髋、膝关节屈曲练习。练习髋关节屈曲状态下，膝关节维持各种角度的伸展。

②伸展下肢准备负重的训练：患者仰卧位，受累侧下肢稍屈曲，足背屈、外翻，顶在治疗师大腿前部。治疗师一手置于髌骨下方，沿下肢长轴施加一定阻力。患者做小范围的伸、屈动作，注意用整个脚掌蹬治疗师的大腿。

（3）坐位平衡训练

1）身体重心左右移动的训练：治疗师位于患侧，双手控制处于抗痉挛体位的患侧上肢，让患者将身体重心先向患侧移动，再回复原位；也可让患者双上肢处于抗痉挛体位支撑于体侧，进行躯干的左右重心转移训练。当身体重心移向患侧时，还可使肘关节屈曲负重，利用伸肘完成身体的复位。

2）身体重心前后移动的训练：治疗师站在患者前方，鼓励患者向前弯曲身体，在尽量屈曲髋部的同时将患侧上肢上抬，患者把手放到治疗师肩部。此阶段通常为起立动作的准备阶段。

3）患侧上肢负重训练：患侧上肢处于抗痉挛体位，放在躯干侧方，让患者将躯干重心放到患侧上肢。治疗师在肩关节给上肢施加向下的压力，提高患侧的伸肌张力，加强肘关节的稳定性。

（4）上肢训练

1）侧卧位→仰卧位的训练：下肢呈屈曲位，患侧肩部和上肢前伸，对抗阻力引发身体向后转动，变成仰卧位。

2）活动患侧肩胛带：弛缓期肩关节的被动活动范围要控制在正常活动度的50%。一手固定于肱骨近端，另一手固定在肩胛下角，被动地完成肩胛、胸廓、关节各方向的运动。进行肩关节内、外旋运动时，一手固定肱骨近端，另一手固定腕关节，在90°范围内活动。当肩胛骨被动运动无抵抗时，取仰卧位训练上肢上举。在无痛的情况下，尽量扩大上肢上举的范围，并在此基础上配合肘关节屈伸的训练。患者取仰卧位或健侧在下的侧卧位，治疗师握住患侧上肢，保持肘伸展位和肩关节外旋位，然后进行肩胛向前方、上方、下方的运动。

3）伸展患侧躯干的训练：患者仰卧位，患侧上肢高举过头，治疗师一只手持其手，另一只手扶其肩，让患者先从仰卧位到侧卧位，然后再到俯卧位。注意适度牵拉患侧上肢，使患侧躯干处于被动牵拉状态。

4）伸肘训练：让患者向上方主动推治疗师的手，以促进患者伸肘动作的完成。

（5）步行训练准备

1）髋伸展位时膝屈曲动作：患者仰卧位，患肢自膝部以下垂于床边，髋关节伸展。治疗师保持踝关节背屈、外翻位，让患者做伸膝、屈膝动作。

2）髋内收、外展的控制：患者仰卧位，患侧屈髋、屈膝，进行主动的髋关节内收、外展运动。治疗师从膝内侧或外侧给予一定的辅助力量或阻力，然后练习各个角度的控制，之后再进行骨盆离开床面的训练。

2. 痉挛期的康复训练　此阶段，偏瘫患者会出现典型的上肢屈曲痉挛和下肢伸肌痉挛模式，这一时期的治疗以抗痉挛为主。为了改善脑卒中患者的上肢、手和步行的功能及日常生活活动（ADL）等目的性运动功能，治疗师要明确姿势控制是患者运动的前提。因此，Bobath 理论的特点是寻求目的性运动与姿势控制这一双重任务下的应对方法。

（1）坐位和准备站起训练

1）骨盆控制和躯干旋转训练：将三把椅子并排摆放，患者坐在中间，Bobath 握手，向前下方伸展，躯干向前屈曲，使受累侧下肢充分负重。治疗师帮助患者抬起臀部，旋转躯干，缓慢将臀部移到旁边的椅子上。特别要注意的是，治疗师应站立在受累侧，并且用自己的脚和膝盖分别顶住患者的脚和髌骨，严防患者摔倒。

2）髋内收、骨盆旋前训练：患者取坐位，治疗师一手控制受累侧内收、内旋位的膝部，另一手控制踝关节于背屈、外翻位，帮助患者将受累侧下肢交叉放到非受累侧下肢上，再缓慢回复。此动作的训练对于步行时的膝屈曲动作完成有意义。

3）提腿训练：患者取坐位，治疗师托住受累侧足部，保持背屈、外翻位，让患者向上提腿，再慢慢放下，并练习在各个角度上的控制，加强受累侧下肢屈髋、屈膝的能力。

4）屈膝训练：患者取坐位，将膝部被动屈曲大于90°，在小范围内做膝关节伸展、屈曲动作。训练时保持整个脚掌着地，足跟不离地。

（2）站起和坐下训练

1）站起训练：患者取坐位，双足与髋同宽，Bobath 握手，尽量向前方伸展，躯干前倾，抬头，目视前方。治疗师站在受累侧，用脚和膝盖顶住患者的患脚正前方和髌骨，一只手放在患者后背（不接触），防止向后摔倒；另一只手达患者双眼水平高度，让患者伸臂触碰治疗师的手。当患者的鼻尖超过足尖时，让患者伸髋、伸膝，然后慢慢站起。座位高度可由高向低逐渐增加难度。

2）坐下训练：与站起训练动作顺序相反，只是治疗师要特别叮嘱患者必须先蹲，快接近平面时，才可有向后的力慢慢坐下。治疗师可在受累侧臀部施加一些辅助力量，防止患者突然跌落到椅子上。当臀部接近椅子时，再让患者抬起臀部，反复数次，再坐下。

（3）站立和行走训练

1）姿势的控制：保持患者坐位和站起的姿势稳定。治疗师对受累侧的肌肉进行牵张，注意不能让患者出现代偿运动。进行立位训练之前，治疗师必须牵张患者紧张的肌肉，特别是核心区域及其周边的肌群，如腰背部的肌群。

2）足部训练：治疗师牵张患足的骨间肌和足底筋膜，以增大患足支撑期的支撑面积，诱导出小趾外展肌的活动，以改善足底肌肉的弹性，扩大关节的附属运动。针对摆动期的不稳定情况，需在不断促进核心控制的前提下，从足部操作，使受累侧下肢在空间保持中立位。

针对大部分患者腓肠肌和比目鱼肌的萎缩和短缩，需要加入踝关节跖屈方向的主动运动，特别是促进比目鱼肌的离心性收缩。

配合牵张导致内翻的胫前肌：治疗师扶住足背部牵开跖骨。足底接触地面是为了促进比目鱼肌的离心性收缩，同时牵张小腿三头肌的肌腱移行部。扶住小腿，调整腓肠内侧头、外侧头的力线；进行足跟抬离地面所需的正确的背屈运动，以及缓慢的离心性收缩下的足底着地，让患者体会治疗前后足底感觉的不同。

3）患侧下肢负重训练：①患者双足站立，身体重心逐渐移向受累侧。②帮助受累腿站立。③受累侧下肢单独站立训练。④受累侧下肢负重站立，非受累下肢向前、向后、向外侧迈小步，重心稳定地保持在受累侧。治疗师训练时，强调患者的躯干不得出现前倾和髋关节屈曲。当受累侧下肢能较好地负重后，可在负重状态下反复练习膝关节小幅度的屈曲、伸展，掌握下肢负重状态下的稳定性与可动性。

4）受累侧下肢迈步训练：①膝关节屈曲训练：患者俯卧位，受累侧膝关节屈曲90°，缓慢有控制地伸展下肢，最后达到主动伸展，并能保持在任意位置上。②髋、膝屈曲动作训练：患者取立位，骨盆自然放松，轻度屈曲膝关节，避免骨盆上提，然后将受累侧下肢向前方迈出。③髋内收、膝屈曲动作训练：患者非受累侧站位，受累侧下肢位于其后方，将受累侧的膝关节靠近非受累侧的膝关节，练习髋内收、膝屈曲动作。④迈步前训练：托住受累侧足趾使其伸展，将踝关节控制在背屈、外翻位，让患者将足部抬离地面，缓慢着地。⑤迈低步训练：膝关节轻度屈曲，引导下肢向前方迈低步，落地时慢慢放下。⑥足跟着地训练：屈曲膝关节、背屈踝关节，向前移动下肢再慢慢放下足跟。

在步行支撑末期，下肢后方的股直肌、腓肠肌、比目鱼肌在足跟着地状态被充分牵伸后，来自肌肉的信息通过背侧脊髓小脑束，经下橄榄核，到达小脑室顶核附近，在此产生向摆动期的节奏转换，输出沿延髓网状脊髓束至脊髓内的中枢模式发生器（central pattern generator，CPG），产生向摆动期的转换。

（4）上肢运动控制训练：大量临床经验证实，治疗师诱导患者手指灵活运动的皮肤刺激中，强压和牵伸适用于激活皮质脊髓外束支配的肌群，能有效改善够向目标物体时的预测性手的前构型和操作时手的构型等。

1）姿势的控制：治疗初期选择侧卧位进行治疗。在侧卧位下，首先使骨盆处于中立位，为防止上肢过度后撤加重翼状肩，可以利用枕头来调整上下肢的位置。其中，为了修正患侧腹部的对线，减轻过度紧张，需要尽量使右下部肋骨处和下腹部的短缩部位产生活动性。然后，一边减轻前锯肌、上部肋间肌的短缩和竖脊肌群的短缩，一边促进胸廓向正中方向运动，并且给予腹部肌群向心性和离心性收缩的感觉刺激。

2）上肢的控制训练：应致力于改善影响上肢上举运动的肩胛带及肩关节周围肌肉的短缩和姿势张力。在不引起翼状肩的情况下，让患手或者双手伸向头后方。治疗师坐在患侧，从患者身体前面控制胸廓，另一只手在背部控制肩胛骨，将肱三头肌的起点向关节窝方向诱导。这个运动能够诱发上臂向外展位和正中位的运动，并促进胸大肌低紧张部分，以及三角肌尤其是后部纤维的收缩。

将患侧上肢被动移到空间的某一位置，保持腕关节背屈、手指伸展、拇指外展。治疗师逐渐将手放开，让患者控制肢体，并练习上肢在各个方向及角度上的控制，能够随时保持上肢处于外旋及伸肘位。

（5）肘部控制训练

1）练习一：患者坐位，Bobath 握手，抬高超过头顶，屈肘，先用手触摸头顶、对侧肩、耳等部位，再缓慢伸肘，防止肩胛部出现后撤动作。若患者不能充分伸肘，治疗师可在肱三头肌部位进行拍打，帮助伸肘。

2）练习二：患者取坐位，上肢前伸，前臂旋后，先将上肢尺侧接触同侧头、肩部，进行肘关节屈伸控制练习。练习时保持患侧肩部向前方伸展，必要时治疗师可将肩胛骨内侧缘向外推动。

（6）手的功能治疗

1）旋前、旋后训练：在前臂中立位下与患者握手，治疗师一只手的食指或中指按住患手的豆状骨，以减少过度尺屈。同时用另一只手固定尺骨，活动桡骨，以促进前臂的旋前、旋后。此项治疗能够提高附着在前臂骨间膜上的前臂屈肌群的弹性。

2）对掌功能训练：腕关节的位置接近于旋后位，在将小鱼际维持在抗重力位的同时旋转第一掌骨，促进对掌功能，同样促进小指的对掌运动，提高 2~5 指的掌骨间弹性。

3）指间关节训练：为了积极促进手内肌的运动，治疗师将手指放在患者指间，做掌指关节屈曲、近侧指间关节（PIP）和远侧指间关节（DP）伸展状态下移动纸巾的动作，促进食指和小指的对掌运动。

3. 恢复期的康复训练

治疗目标：改善步态，训练患侧手功能，进行各种有意义的日常生活活动训练，逐步向正常运动过渡。

（1）步行能力基础训练：脑卒中患者的治疗中，为改善姿势运动控制，本体感觉非常重要，而且有必要重新学习正常的身体图式。治疗师通过各种运动方式诱导脑卒中患者，让他们用身体切实感受正常的姿势运动。身体图式的最大特点是在学习后可以回忆与再现。治疗中，治疗师要多用外反馈来称赞患者，使其用身体切实感受正确的身体活动方式和方法。在成人中枢神经系统疾病患者的治疗中，不应只停留在自动的治疗性内隐学习，通过认知进行外显学习是非常有效的。

1）牵张腰背部：进行立位训练前，如果患者的腰背部肌肉群短缩，需先进行牵张，以减轻两侧竖脊肌的高度紧张，提高其弹性，改善躯干长度。患者取半卧位，治疗师仔细触知短缩的肌肉并进行牵张，进行很小幅度的躯干左右运动，以调整肌肉紧张。

2）下肢步行分离模式的建立：半俯卧位下将左侧下肢置于后方，治疗师用肩抑制患者骨盆的倾斜，边维持核心控制，边促进左侧下肢的选择性伸展运动。治疗师的右手把持股四头肌，左手扶持踝关节，牵张股直肌并促进踝关节的背屈，促进下肢伸展时踝关节的背屈及下肢屈曲时踝关节的跖屈，强调分离模式，逐渐促进髋关节的随意性后方伸展，为支撑后期的伸展做准备。为了维持核心控制使左侧骨盆不会过度下降，治疗师需从左侧肩部向坐骨方向施加压迫。在促进左侧下肢伸展的同时，注意将踝关节保持在背屈位，以防止出现伸肌痉挛模式。上抬左侧下肢时，用手法操作诱导踝关节跖屈。

3）迈小步训练：患者健足站立，治疗师一手控制患侧骨盆，另一手帮助患者足部保持外翻、背屈位，让患者屈膝向前、向后迈小步。注意保持躯干、骨盆放松，轻度屈髋、屈膝，防止骨盆上提动作而形成的画圈步态。

4）滑板训练：为改善患侧下肢站立的平衡能力，可让健足踏在滑板上进行各方向的滑动，使患足充分负重。然后两腿交换练习，训练患侧下肢的控制能力及灵活性。

（2）改善步态训练：在步行过程的摆动期，患者往往不能自然地将患肢迈向前方，大多会出现骨盆过度上抬，能够行走的慢性期患者也难以改善此模式。出现这种情况的原因之一是非神经学因素造成的足部肌肉短缩、弱化所致。短缩和弱化会引起肌肉弹性降低，使来自机械性感受器（本体感觉）的向心性信息减少。

1）立位姿势控制：患者立于治疗床前，治疗师在患者身后，在保持患者胸部、腹部姿势肌紧张的同时，促进患侧下肢的伸展运动。确认患者没有抵抗后，治疗师诱导促进双侧躯干伸展。

2）膝关节治疗：患者前方放置升降治疗台，腹部与治疗台接触，作为参照点保持立位，左下肢后撤一步。治疗师向前上方推压左侧坐骨和股骨大转子，帮助左下肢屈曲进入摆动期。最初，下肢会因整体呈现伸肌模式占优势的情况出现抵抗，若将体重向右侧移动并稍向上方提拉左侧肋部，则可慢慢诱导出膝关节屈曲。通过足前部和足后部交替与地面接触，从而增加足部肌肉、韧带的弹性，出现有节奏的膝关节屈曲和伸展之后，可以向实际的步行过渡。

3）迈步训练：治疗师促进健侧支撑期时的躯干和髋关节的伸展运动，抑制患侧下肢的骨盆上提，帮助患者进行圆滑摆动。保持健侧上肢上抬，提高健侧下肢在支撑期伸展运动的感觉。患侧下肢向前摆出时，不是通过骨盆上提将其摆出，而是治疗师扶持患侧腹部诱导前方旋转，从足部、膝部开始运动，由此使患者注意到下肢伸展运动的感觉。治疗师可逐渐减少对关键点的控制，向不用手控制过渡。

（3）上下阶梯训练：遵循"健侧下肢先上、患侧下肢先下"的原则。

1）上楼梯训练：治疗师站在患者身后，一只手控制患侧膝部，另一只手扶持患者腰部，将重心转移到患侧，让健腿上台阶，然后重心前移，辅助患侧下肢屈髋、屈膝抬起患足，迈上台阶。

2）下楼梯训练：治疗师位于患者身后，一只手控制患侧膝部，辅助膝关节屈曲向下迈步；另一只手置于健侧腰部，帮助身体向前移动重心，同时保持患侧膝关节伸展，支撑体重，让健侧下肢向下迈步。

（4）上肢运动控制训练

1）联合反应的抑制：患侧上肢放于桌面，用健侧手摩擦患侧上肢皮肤；或健侧手臂上抬高举过头，然后屈肘触摸头顶、头后枕部等，再返回前方；或用工具夹食物、写字和绘画等。进行以上训练时，注意抑制患侧上肢异常的肌张力变化，防止患侧上肢出现任何动作。

2）患侧上肢负重及躯干旋转训练：在加强患侧上肢负重能力的同时，增强患者的躯干控制能力，维持坐位平衡。患者取坐位，患侧上肢在身体侧方保持抗痉挛负重位，旋转躯干，健手越过中线，将患侧的物体拿起，放到健侧。

3）伸肘练习：加强肘关节的控制能力，缓解上肢的屈曲痉挛。患者取坐位，Bobath 握手，来回拉动桌上放置的滚枕或实心球。注意保持躯干前屈，双上肢向前伸展，避免出现肩胛带的后撤动作。

第九节　本体神经肌肉促进技术

一、概述

本体神经肌肉促进技术（proprioceptive neuromuscular facilitation，PNF）由美国神经生理学家 Hermankabat 于 20 世纪 40 年代创立，并在脊髓灰质炎患者的康复治疗中使用。物理治疗师 Margaret knott 和 Dorothy voss 参与了此项技术的发展工作，并把 PNF 技术的应用范围从小儿脊髓灰质炎和骨科疾患的康复治疗逐步扩展到中枢神经系统障碍的康复治疗。1956 年，Susan S. Ader 等人合作发表了第一部关于 PNF 理论与技术的专著——《PNF 的模式与技术》，促进了 PNF 技术的推广与普及。

（一）基本概念

本体神经肌肉促进技术是通过对本体感受器刺激，达到促进相关神经肌肉反应、增强相应肌肉收缩能力的目的，并通过调整感觉神经的异常兴奋性，改变肌肉张力，使之以正常的运动方式进行活动的一种康复训练方法。

（二）理论基础

PNF 技术以发育和神经生理学原理为理论基础，强调整体运动而不是单一肌肉的活动。其特征是躯干和肢体的螺旋对角线助动、主动和抗阻运动，类似于日常生活中的功能活动，并主张通过语言和视觉刺激，以及一些特殊的治疗技术来引导运动模式，促进神经肌肉反应。PNF 技术主要包括以下几方面。

1. 正常的运动发育　人体的运动发育是按照从头到脚、由近及远的顺序发展的。治疗中，最先注意的应是头颈的运动发展，然后是躯干，最后是四肢。从理论上讲，肢体功能恢复通常依照近端向远端的顺序，因此，只有改善头、颈、躯干的运动之后，才有可能改善四肢的功能；只有控制肩胛带的稳定性后，才有可能发展上肢的精细动作技巧。下肢的康复治疗也是如此。

2. 早期运动　早期运动由反射活动控制，成熟的运动通过姿势反射等机制予以增强。换言之，婴儿期存在的反射活动发展到成人期并不完全消失，而是整合在各神经系统的功能中。例如，治疗中通过利用非对称性紧张性颈反射来增强患者一侧上肢肘关节的伸展等。

3. 屈肌/伸肌互补　早期的动作是在屈肌和伸肌优势相互转换、相互影响中向前发展的。例如，婴儿试图保持坐位时，即以屈肌为主；学习向前爬行时，手和脚的伸肌占优势；向后爬行时，则屈肌占优势。治疗时，治疗师可利用这种运动发育的周期性倾向选择性地治疗。例如，如果患者屈肌张力过高，就选择伸肌优势的动作；如果伸肌张力过高，就选择屈肌优势动作等。

4. 运动控制　人体运动控制能力的发育大体经历四个阶段，即活动性、稳定性、控制性和运动技能。

（1）活动性：所谓活动性是说人体早期的运动是无目的的反射性活动，之后逐步发展为有目的的功能性活动。运动活动性的先决条件是所涉及的关节必须具有一定的主动活动和被动活动范围。事实上，患者常因关节挛缩、肌张力异常、肌肉短缩等导致运动缺乏主动性。因此，在康复治疗中，提高身体各关节的活动性就成为治疗要达到的首要目标。

（2）稳定性：稳定性分为张力性保持和肌肉的协同收缩能力。张力性保持是指姿势肌张力保持在短缩范围的收缩，以对抗重力或治疗师所施加的阻力。肌肉的协同收缩能力是指主动肌与拮抗肌协同收缩，以完成正常运动，维持身体的姿势与关节的稳定。如果两者协同作用的平衡被打破，则运动的质量就会下降。因此，PNF 技术的一项主要目标是发展主动肌与拮抗肌肌力的平衡能力。

（3）控制性：控制性是指身体在稳定性的基础上从静态的稳定逐步发展到动态稳定的过程，通常指身体重心的转移和动作的转换。例如，起坐动作的训练，在患者身体重心前移、保持自我身体平衡的前提下，独立完成从坐位到立位的转换等。

（4）运动技能：运动技能是运动控制能力发展的最高阶段，是指以正常的活动模式与顺序完成具有某一特定目的及功能的活动。例如，大量的日常生活动作等。实际操作中，在遵循运动控制能力发展的四个阶段的同时，治疗师要根据患者的具体情况，合理地将 PNF 技术与功能性活动结合起来，加快患者生活自理、回归家庭和社会的进程。

5. 总体活动模式　正常运动的发育有一定的规则和顺序，遵循总体模式和姿势顺序，依靠肌群间的相互平衡与协调收缩来完成。总体活动模式的发展为对称、不对称、反转、单侧、对侧、斜线、反转。虽然正常活动有一定规律，但各阶段之间往往相互交叉重叠，并非按部就班，而且可有跳跃。例如，在康复治疗中，治疗师并非要等患者的坐位平衡很好以后才进行站立训练等。

6. 功能性活动　人体的功能性活动具有目的性。它是由若干肌群以总体模式出现，并附加相反的活动才能完成的，即活动的动作具有自发性、节律性、逆转性。PNF 技术强调与功能活动相关的动作和模式的训练。例如，训练患者从椅子上站起的同时也要训练其由站立到坐下。同样，在日常训练中，更衣动作，患者必须同时练习穿衣和脱衣两项。如果患者不能进行动作方向的逆转，其功能性活动就会受到限制。因此，治疗时必须进行方向的节律性逆转，在强化主动肌与拮抗肌重新建立平衡收缩能力的同时，提高患者独立生活的能力与质量。

7. 学习对运动的影响　运动行为的改善取决于运动再学习。治疗中，治疗师需充分利用肌腱、关节、迷路等本体感觉，以及视听感觉的反馈、环境的影响等刺激，加快患者对运动学习与掌握的过程。随着训练的不断重复，感觉提示逐渐减少，最终将发展到患者能独立、自如地完成各种功能性活动。

（三）基本的神经生理学原理

1. 交互神经支配（或交互神经抑制）　当主动肌收缩时，拮抗肌的活动会受到抑制。在人体的协调活动中，交互神经支配是重要的组成部分。PNF 技术中的放松技术利用了这一原理。

2. 连续性诱导　拮抗肌受刺激产生肌肉收缩后，可引起主动肌的兴奋使之收缩。PNF 技术中的逆转技术就是利用了这种特性。

3. 扩散　当刺激的强度和数量增加时，人体产生反应的强度和传播速度也随之增加。这种反应可以是兴奋性的也可以是抑制性的。

4. 后续效应　停止刺激后，其反应仍会持续。随着刺激强度和时间的增加，延续的作用也随之增加。静态肌肉持续收缩后，其肌力增加现象是后续效应的结果。

5. 时间总和　在特定时间内，连续阈下刺激的总和引起神经肌肉的兴奋。

6. 空间总和　在身体的不同部位同时给予阈下刺激，能够增强神经肌肉的兴奋。时间和空间的总和能够获得较大的躯体活动。

二、基本技术

（一）基本手法与程序

1. 手法接触　PNF 技术主要通过刺激本体感受器使神经肌肉产生反应。治疗师通过手的抓握，刺激患者的皮肤感受器和其他压力感受器。这种接触，给患者有关运动正确方向的信息。加在肌肉上的压力可帮助该肌肉增加收缩能力。手与躯干的接触，通过促进躯干的稳定间接地帮助四肢运动。其中，治疗师的手放在与运动方向相反的地方。为控制运动及抵抗旋转，治疗师可使用蚓状肌抓握（即"夹状手"）。其抓握压力来自于掌指关节的屈曲。蚓状肌抓握能使治疗师很好地控制运动，不会因挤压或给予身体骨骼的压力太大而引起患者疼痛。

2. 阻力　大部分 PNF 技术是从阻力的疗效中发展起来的。由阻力产生的主动肌肉张力是最有效的本体感觉刺激。刺激的大小直接受阻力大小的影响。这种刺激可反射性地影响同一关节或相邻关节协同肌的反应，而且既能从近端传播到远端，也能从远端传播到近端。阻力的施加能引起所治疗的肌群以不同方式（等张或等长）进行收缩。临床操作中，治疗师给予患者阻力的大小和方式要依据患者的具体情况和治疗目标而定，以不引起患者疼痛和不必要的疲劳为宜。

3. 扩散和强化

（1）扩散：扩散是指肌肉组织受到刺激后所产生的反应扩散至其他肌肉组织的现象。这种反应能够诱发或抑制肌肉收缩，在协同肌和动作模式中出现。

（2）强化：强化是通过对较强肌肉活动施加阻力而指导较弱肌肉收缩，从而使所产生反应的强度增加或影响范围扩大。例如，通过对双侧关节屈曲施加阻力，引起腹部肌肉产生收缩等。

4. 牵伸 肌肉被牵伸到一定程度或收缩致使肌张力增加时就会产生牵张反射。牵张反射分为两部分：①短潜伏时的脊髓反射：没有什么功能意义。②功能性牵拉反应：有一个较长的潜伏期，可产生较有力、功能性的活动。牵张反射可用于激发自主运动，增强较弱肌肉收缩的力量和反应速度，也有利于姿势的控制。在实际操作中，治疗师要充分调动患者的主动性，给予适时的指令或言语刺激，并对牵拉后肌肉产生的收缩给予一定的阻力，这样才能提高疗效。

5. 牵引和挤压

（1）牵引：牵引是对躯干或四肢的拉长，一方面牵引使肌肉拉长，易形成牵张刺激；另一方面，牵拉可增大关节间隙，使关节面分离，激活关节感受器，促进关节周围肌肉（特别是屈肌）的收缩。一般来讲，牵引主要用于关节的屈曲和抗重力运动。在实际操作中，牵引力应逐渐增加，治疗师需根据患者的具体情况，加于活动范围的某一部分，也可贯穿运动的全范围，并与阻力适时地结合运用。

（2）挤压：挤压是对躯干或四肢关节进行压缩，使关节间隙变窄，从而激活关节感受器，增加关节的稳定和负重能力，提高抗重力肌肉收缩，促进直立反应。挤压分为快速和慢速两种。快速挤压用于引出反射性反应；慢速挤压是缓慢地给患者一个挤压的感觉，直至其无法忍受。例如，患者在立位或坐位姿势下，治疗师给予持续性挤压，促使患者躯干产生反射性伸展动作等。

6. 时序 时序是指运动发生的先后次序。正常运动的发育遵循一定的顺序，即由头到脚、由近端到远端；运动控制能力的发育也遵循一定的顺序，即可动性、稳定性、控制性和技巧性。另外，日常的功能性活动也有一个平滑过程及身体各部协调运动的顺序。

PNF技术中的顺序除上述内容外，还预示着治疗师在实际操作中，根据患者的具体情况，诱发或抑制肢体各部进行活动的次序。一般是先由肢体较强部位的活动开始，之后将其产生的效应逐步扩散到弱的部位，使之产生相应的活动；或是治疗师在对患者进行某一单项活动过程中，根据患者情况，选择诱发肌肉产生等长收缩或等张收缩的时间和顺序等。

7. 体位和身体力学 治疗师面向患者肢体的运动方向站立，双脚分开呈"丁"字步（或弓箭步站立），与运动方向一致。治疗师的前脚指向运动方向，可进行下肢灵活的屈伸动作；后脚的主要功能是治疗师重心后移时起到稳定身体的作用。双脚的位置或"丁"字步要随运动方向的改变而变换。

在具体操作时，治疗师需始终保持身体与对角线运动方向平行一致，尽可能接近患者，给予患者足够的活动空间，但不能出现因自身肢体位置不当而阻碍患者运动完成的情况。另外，治疗师需合理利用自身的体重给患者实施较长时间并有一定阻力的治疗，尽可能放松手臂与手，以便及时感受患者身体对运动完成的反应。同时要让自己的背部尽可能直立，不至于产生过度疲劳或扭伤。

8. 言语刺激（指令） 言语指令是要患者知道动作该如何做及何时做。使用言语指令针对的是患者，而非其身体的任何一部分。指令一般分为预备指令、活动中的指令和纠正指令三部分。

（1）预备指令：预备指令是运动前的指令，目的是让患者明确运动的方式、方向及训练的目的，做好准备活动。预备指令必须清楚明确。

（2）活动中的指令：活动中的指令与运动结合以训练出希望的运动。反复给予运动指令，目的是鼓励患者做更大的努力或改变运动方向。

（3）纠正指令：告诉患者如何纠正和改变活动。

9. 视觉 视觉来自视觉系统的反馈，能促进肌肉更用力地收缩，协助患者控制或改正其姿势或动作。在实际操作中，治疗师令患者的眼睛始终注视肢体运动的轨迹，眼球活动能够使头部产生相应的运动，同时，对身体其他部位动作的完成又能起到积极的推动作用。视觉接触也是治疗师与患者间的一种沟通方式，能使治疗的动作更容易而有效地完成。

10. 模式 促进的模式被认为是 PNF 的基本程序之一。

（二）特殊技术

1. 主动肌定向技术

（1）反复牵拉或反复收缩

1）方法：该技术是根据在中枢神经传导通路上进行反复刺激，使神经冲动传导变容易的理论而得来的。它是一种强化主动肌肌力技术，通过对起始范围或全活动范围中的某一部分或全部肌肉进行反复牵拉刺激，使肌肉在被拉长（起始位）或收缩紧张的状态下（全范围中）引出牵张或牵拉反射，达到提高主动肌收缩能力、增加主动关节活动范围的目的。

2）适用范围：肌无力（肌力仅 1、2 级）、因肌无力或强直不能起始运动、疲劳、运动知觉降低者。合并关节不稳定、疼痛、肌肉或肌腱损伤、骨折或严重骨质疏松者禁用。

（2）节律性启动

1）方法：让患者的肢体尽可能保持松弛，在现有的关节活动范围内先被动、缓慢、有节律地活动肢体数次，并告知患者感受运动的感觉，接着让患者参与运动，反复完成数次辅助主动运动后，最后让患者在主动或稍微抵抗治疗师给予阻力的情况下完成相同的动作。

2）适用范围：意识低下、位置觉迟钝、运动不协调或缺乏节律性、全身性紧张，如帕金森病患者等。

2. 拮抗肌反转技术

（1）动态反转

1）方法：治疗师在患者运动的一个方向施加阻力，至理想活动范围末端时，远端的手迅速变换方向，诱导患者向相反的方向运动，且不伴有患者动作的停顿或放松。进行此技术操作时，治疗师手的变换要快速、准确，不能造成患者肢体在空中某处的停留。动态反转技术分快速（快逆转）和慢速（慢逆转）两种，临床常采用慢速反转技术，操作时一般以较强的模式作为收缩的开始，以较弱的模式作为收缩的结束。

2）适用范围：主动关节活动范围降低、主动肌肌力减弱、肌肉收缩协调性差、易感疲劳者等。

（2）节律性稳定

1）方法：让患者保持某一姿势不动，治疗师交替给予主动肌与拮抗肌阻力，使患者产生相应的对抗性反应（肌肉的等长收缩）。进行此操作时，治疗师方向的变换要尽可能快速、准确，不能造成患者对阻力方向的感觉混淆，从而使肌肉产生等张收缩，相应的肢体产生活动。

2）适用范围：关节不稳定、平衡能力较差、关节活动受限时的肌力训练、疼痛患者等。

（三）放松技术

1. 收缩-放松

（1）方法：治疗师先被动或令患者主动地将受限的肢体放在被动关节活动范围的末端，然后对制约关节活动的拮抗肌或旋转肌进行较强的等长收缩。待肌肉收缩维持5~8秒后，让患者充分放松肢体，再被动或令患者主动地把受限的肢体放在新的关节活动范围的末端，重复上述动作，直到不能获得更大的关节活动范围为止。进行此技术反复操作时，治疗师一定要争取把每次关节活动范围末端的点逐步向前推移，同时尽可能把主动肌的被动活动逐步变为主动或抗阻的等张收缩。

（2）适用范围：关节活动范围受限者。

2. 保持-放松

（1）方法：治疗师先令患者主动地把受限的肢体放在主动或无痛关节活动范围的末端，然后对制约关节活动的拮抗肌或旋转肌进行较强的等长收缩。待肌肉收缩维持5~8秒后，让患者充分放松肢体，再令患者主动地把受限肢体放在新的主动或无痛关节活动范围的末端，重复上述动作，直到不能获得更大的关节活动范围为止。进行此技术操作时，一定不能加剧患者的疼痛程度，需通过提高相应肌肉收缩的力度加大关节活动的无痛范围。

（2）适用范围：因疼痛引起关节活动范围受限者。

三、临床应用

（一）运动模式的内涵与命名

1. 运动模式的内涵　PNF 的运动模式是在三个层面同时发生的组合运动模式，即在矢状面实施肢体的屈曲和伸展、在冠状面实施肢体的外展和内收或脊柱侧屈、在横断面实施肢体或躯干的旋转。有人又称其为"螺旋对角交叉"式运动模式。由于有交叉运动的成分，其活动跨越了人体中线，从而促进了身体两侧之间的相互影响与认知。"螺旋对角交叉"式运动模式与日常生活活动中最主要的动作模式最为符合，在大脑皮质中也是最为熟悉、最易巩固的运动模式，所以对患者的康复也是最有效的。

2. 运动模式的命名 PNF 的运动模式根据肢体的关节不同分为屈曲模式和伸展模式。为了区别解学上在矢状面发生的肢体屈曲和伸展，分别在各自前面加上英文大写字母"D"（diagonal），用于表示对角的意思，并把屈曲和伸展也分别用英文大写字母"F"和"E"（flexion 屈曲，extension 伸展）表示。由于每个关节又有两个相互交叉的运动方向，因此就有了 D1F、D1E 和 D2F、D2E 运动模式。

3. 运动模式的分类 PNF 运动模式分为单侧和双侧。单侧是指一侧肢体的上肢或下肢；双侧是指双侧肢体的上肢或下肢。双侧又分为对称性和非对称性、对称性交叉和非对称性交叉。

（二）基本运动模式与手法操作

1. 上肢的基本运动模式与手法操作

（1）上肢的基本运动模式

1）上肢 D1F 运动模式（表3-6）：屈曲、内收、外旋。

表 3-6 上肢 D1F 运动模式

关节	运动	主要参与的肌肉
肩胛骨	上提、外展、外旋	斜方肌、前锯肌（上部）
肩	屈曲、内收、外旋	胸大肌（上部）、三角肌（前部）、肱二头肌、喙肱肌
前臂	旋后	肱桡肌、旋后肌
腕	屈曲、桡侧偏	桡侧腕屈肌、掌长肌
手指	屈曲	指屈肌、蚓状肌、骨间肌
拇指	屈曲、内收	拇屈肌（长肌和短肌）、拇内收肌

2）上肢 D1E 运动模式（表3-7）：伸展、外展、内旋。

表 3-7 上肢 D1E 运动模式

关节	运动	主要参与的肌肉
肩胛骨	下降、内收、内旋	菱形肌
肩	伸展、外展、内旋	背阔肌、三角肌、肱三头肌、大圆肌、肩胛下肌
前臂	旋前	肱桡肌、旋前肌
腕	伸展、尺侧偏	尺侧腕屈肌
手指	伸展	拇长伸肌、蚓状肌、骨间肌
拇指	外展、伸展	拇长展肌

3）上肢 D2F 运动模式（表3-8）：屈曲、外展、外旋。

表 3-8 上肢 D2F 运动模式

关节	运动	主要参与的肌肉
肩胛骨	上提、内收、外旋	斜方肌、肩胛提肌、前锯肌
肩	屈曲、外展、外旋	三角肌（前部）、肱二头肌（长头）、喙肱肌、冈上肌、冈下肌、小圆肌

续表

关节	运动	主要参与的肌肉
前臂	旋后	肱二头肌、肱桡肌、旋后肌
腕	伸展、桡侧偏	桡侧腕伸肌
手指	伸展	指长伸肌、骨间肌
拇指	伸展、外展	拇伸肌（长肌和短肌）、拇长伸肌

4）上肢 D2E 运动模式（表 3-9）：伸展、外展、内旋。

表 3-9　上肢 D2E 运动模式

关节	运动	主要参与的肌肉
肩胛骨	下降、外展、内旋	前锯肌（下部）、胸小肌、菱形肌
肩	伸展、内收、内旋	胸大肌、大圆肌、肩胛下肌
前臂	旋前	肱桡肌、旋前肌
腕	屈曲、尺侧偏	尺侧腕屈肌、掌长肌
手指	屈曲	指屈肌、蚓状肌、骨间肌
拇指	屈曲、内收	拇屈肌（长肌和短肌）、拇内收肌、拇对掌肌

（2）手法操作：操作前，治疗师必须熟练掌握所要进行部位屈曲与伸展的运动模式和运动方向。进行上肢运动模式手法操作时，治疗师需面向患者手的方向站立，并随着手的移动而改变站立方向。患者上肢先放于起始位（上肢的伸展位就是上肢屈曲动作的起始位，反之亦然）。治疗师双手先交叉，再打开。例如，在患者上肢屈曲运动的起始位（伸展位）时，治疗师近端手放在患者手部，给手部与腕部以阻力；远端手放于患者同侧的上臂，给肩关节运动方向以阻力。在运动过程中，治疗师的身体或肢体不能影响患者的运动轨迹，其双手由交叉变为打开，最终完成整个动作。

1）上肢 D1F 运动模式的手法操作

起始位：上肢 D1E 动作模式的最终位。

治疗师的手法操作：近端手在患者手掌中部，给手指、腕关节屈曲和前臂旋后动作以阻力，注意不要接触患者手的背部。远端手放在患者上臂的上、内侧，给肩关节屈曲、内收、外旋三个方向动作的阻力。

终止位：上肢 D1F 动作模式的最终位。

2）上肢 D1E 运动模式的手法操作

起始位：上肢 D1F 动作模式的最终位。

治疗师的手法操作：近端手放在患者上臂的下侧、外侧，给肩关节伸展、外展、内旋三个方向动作以阻力。远端手放在患者手背部，给手指与腕关节伸展、前臂旋后动作以阻力。注意不要把手指放在患者手指间，以免诱发手指的内收与屈曲。

终止位：上肢 D1E 动作模式的最终位。

3）上肢 D2F 运动模式的手法操作

起始位：上肢 D2E 动作模式的最终位。

治疗师的手法操作：近端手放在患者手的背部，给手指、腕关节伸展与前臂旋后动作以阻力，注意不要把手指放在患者的手指间，以免诱发手指的内收与屈曲。远端手放在患者上臂的上、外侧，给肩关节屈曲、外展、外旋三个方向动作以阻力。

终止位：上肢 D2F 动作模式的最终位。

4）上肢 D2E 运动模式的手法操作

起始位：上肢 D2F 动作模式的最终位。

治疗师的手法操作：近端手放在患者上臂的下、内侧，给肩关节伸展、内收、内旋三个方向动作以阻力。远端手放在患者手掌的中部，给手指、腕关节屈曲与前臂旋前动作以阻力。

终止位：上肢 D2E 动作模式的最终位。

（2）下肢基本运动模式与手法操作

1）下肢 D1F 运动模式（表 3-10）：屈曲、内收、外旋。

表 3-10　下肢 D1F 运动模式

关节	运动	主要参与的肌肉
髋关节	屈曲、内收、外旋	腰大肌、内收肌、缝匠肌、耻骨肌、股直肌
踝关节	背屈、内翻	胫骨前肌
足趾	伸展	跨伸肌、趾屈肌

2）下肢 D1E 运动模式（表 3-11）：伸展、外展、内旋。

表 3-11　下肢 D1E 运动模式

关节	运动	主要参与的肌肉
髋关节	伸展、外展、内旋	臀中肌、臀大肌（上部）、腘绳肌
踝关节	跖屈、外翻	肠肌、比目鱼肌、腓骨肌（长肌和短肌）
足趾	屈曲	跨屈肌、趾屈肌

3）下肢 D2F 运动模式（表 3-12）：屈曲、外展、内旋。

表 3-12　下肢 D2F 运动模式

关节	运动	主要参与的肌肉
髋关节	屈曲、外展、内旋	筋膜张肌、股直肌、臀中肌、臀大肌
踝关节	背屈、外翻	腓骨肌
足趾	伸展	跨伸肌、趾伸肌

4）下肢 D2E 运动模式（表 3-13）：伸展、内收、外旋。

表 3-13　下肢 D2E 运动模式

关节	运动	主要参与的肌肉
髋关节	伸展、内收、外旋	内收大肌、臀大肌、腘绳肌、外旋肌
踝关节	跖屈、内翻	腓肠肌、比目鱼肌、胫骨后肌
足趾	屈曲	跨屈肌、趾屈肌

（2）手法操作：下肢的手法操作与上肢相同，即治疗师必须熟练掌握所要进行部位屈曲与伸展的运动模式和运动方向。实施手法操作时，治疗师面向患者站立，把患者下肢先放在起始位。治疗师的双手可放在患者的踝和足部，也可把近端手放在患者大腿部，远端手放在患者足部给下肢动作以阻力。操作过程中，治疗师一定要保持身体重心的稳定，以免影响患者下肢动作的完成。

1）下肢 D1F 运动模式的手法操作

起始位：下肢 D1E 动作模式的最终位。

治疗师的手法操作：近端手放在患者膝关节内侧，给髋关节内收、外旋动作以阻力。注意手掌根部不要接触患者膝关节的外侧。远端手放在患者足背部，给髋关节屈曲、足背屈与内翻动作以阻力。

终止位：下肢 D1F 动作模式的最终位。

2）下肢 D1E 运动模式的手法操作

起始位：下肢 D1F 动作模式的最终位。

治疗师的手法操作：近端手放在患者膝关节外侧，给髋关节外展、内旋动作以阻力。注意手指不要接触患者膝关节的内侧。远端手放在患者足底处，给髋关节伸展、足跖屈与外翻动作以阻力。

终止位：下肢 D1E 动作模式的最终位。

3）下肢 D2F 运动模式的手法操作

起始位：下肢 D2E 动作模式的最终位。

治疗师的手法操作：近端手放在患者膝关节外侧，给髋关节外展、内旋动作以阻力。注意手指不要接触患者膝关节的内侧。远端手放在患者足背处，给髋关节屈曲、足背屈与外翻动作以阻力。

终止位：下肢 D2F 动作模式的最终位。

4）下肢 D2E 运动模式的手法操作

起始位：下肢 D2F 动作模式的最终位。

治疗师的手法操作：近端手放在患者膝关节内侧，给髋关节内收、外旋动作以阻力。注意手掌根部不要接触患者膝关节的外侧。远端手放在患者足底处，给髋关节伸展、足跖屈与内翻动作以阻力。

终止位：下肢 D2E 动作模式的最终位。

PNF 技术除用于单侧上、下肢基本运动模式外，还有针对头部、颈部、躯干、肩胛、骨盆、单侧肘关节、单侧膝关节的屈伸运动模式，以及双侧对称性、非对称性等不同运动方向的手法操作。

（三）临床应用

临床治疗是为每位患者建立最合适治疗的一个系统过程，在强化功能训练中，PNF原理通过正面的方法动员患者存在的功能，使患者获得尽可能高的功能水平。因此，实施 PNF 技术前，一定要对患者进行完整而精确的功能评估，确定患者目前的功能范围

和功能障碍。此外，要了解患者的个人目标，根据评估结果和患者的个人期望，应用
PNF 原理，利用患者的能力、强壮部分和患者自己目标的信息实施有效的治疗。

1. 适应证　PNF 技术经过半个多世纪的发展，已被广泛用于骨科和多种神经疾患
的康复治疗，如骨关节疾病、软组织损伤、中风后偏瘫、脑外伤、脊髓损伤、帕金森
病、脊髓灰质炎后的运动功能障碍恢复等。

2. 禁忌证　因为 PNF 技术包括基础手法和特殊手法，且在治疗过程中需要患者的
理解与积极配合，所以如果治疗部位有开放性损伤或皮肤感觉障碍、皮肤感染，或骨
折、骨折未愈合，或听力障碍、对命令不能准确反应的婴幼儿，以及无意识、骨质疏
松、血压非常不稳定等，不宜采用 PNF 手法。

3. 治疗　治疗师采用 PNF 技术实施操作时，应根据患者的肌肉、关节及其他相关
情况选择适当的方法和程序，并应随着病情变化和功能改善情况加以调整。其过程需深
入细致，充分调动患者的潜力，在不引起疼痛和明显疲劳的情况下进行。

（1）疼痛

1）程序：①间断治疗：训练健侧，通过扩散效应影响患侧。②应用不引起紧张或
疼痛的阻力。③双侧运动。④牵拉。⑤舒适的体位。

2）技术：①节律稳定。②维持-放松。③稳定逆转。

3）组合：①等张组合之后使用维持-放松。②（缓慢）动态逆转之后使用节律
稳定。

（2）肌力和主动关节活动度下降

1）程序：①适宜的阻力。②强调节律。③牵张。④牵拉或挤压。⑤患者的体位。

2）技术：①起始端重复牵张。②全范围重复牵张。③等张组合。④拮抗肌的（缓
慢）动态逆转，通过较强的拮抗肌刺激主动肌，防止或减轻疲劳。

3）组合：①拮抗肌的动态逆转，结合较弱运动模式的全范围重复牵张。②较弱运
动模式的全范围重复牵张以后，在活动较强的位置使用节律稳定。

（3）被动关节活动度下降

1）程序：①强调节律。②牵拉。③适宜的阻力。

2）技术：①收缩放松或维持-放松。②拮抗肌的稳定逆转。③节律稳定。

3）组合：①在新的活动范围内应用等张组合之后进行收缩-放松。②在新的活动
范围内应用动态逆转之后进行收缩-放松。③拮抗肌的动态逆转之后进行节律稳定或稳
定逆转。

（4）协调和控制能力下降

1）程序：①运动模式。②徒手接触（"夹状手"）。③视觉刺激。④适当的语音提
示。⑤随着功能的改善逐渐减少促进技术的使用。

2）技术：①节律启动。②等张组合。③拮抗肌的动态逆转。④稳定逆转。

3）组合：①节律启动，逐步过渡到等张组合。②节律启动，逐步过渡到拮抗肌逆
转。③等张组合结合拮抗肌稳定逆转或动态逆转。

（5）稳定性和平衡能力下降

1）程序：①挤压。②视觉刺激。③徒手接触（"夹状手"）。④适当的口令。

2）技术：①稳定逆转。②等张组合。③节律启动。

3）组合：①拮抗肌的动态逆转，逐步过渡到稳定逆转。②动态逆转（离心性收缩），逐步过渡到稳定逆转。

（6）耐力下降：所有治疗都能增加耐力，变换活动形式或调整训练肌群能够使患者活动维持的时间更长。此外，治疗过程中注意呼吸运动或进行具体的呼吸训练都有助于耐力的提高。

1）程序：牵张反射。

2）技术：拮抗肌逆转。

第十节　运动再学习技术

运动再学习技术是20世纪80年代初澳大利亚学者 J. Carr 提出的一套主要用于成人脑卒中后运动功能恢复的康复治疗方法，代表著作是他和 R. Shepherd 所著的 "A Motor Relearning Programme for Stroke"（《中风病人的运动再学习方案》）。之后，随着脑功能研究及人类运动力学研究的不断深入，"运动学习"相关理论和方法越来越广泛地用于各种运动功能障碍的康复治疗中，尤其是中枢神经系统损伤导致的运动功能障碍。

一、概述

（一）相关概念

运动学习方法是根据对正常人习得运动技能过程的充分认识，通过分析与运动功能障碍相关的各种异常表现或缺失成分，针对性地设计并引导患者主动练习运动缺失成分和功能性活动，从而获得尽可能接近正常的运动技能。

运动再学习技术（motor relearning programme，MRP）将成人中枢神经系统损伤后运动功能的恢复训练视为一种再学习、再训练过程，它主要以生物力学、运动学、神经学、行为学等为基础，在强调患者主动参与的前提下，以任务或功能为导向，按照科学的运动技能获得方法对患者进行再教育，以恢复其运动功能。其侧重点主要是由易化治疗转向运动控制的再学习，将脑卒中后的康复训练视为一种应用运动科学任务。本章主要介绍脑卒中后偏瘫患者的运动再学习方法。

（二）上运动神经元损伤综合征

Carr 和 Shepherd 等学者，根据临床研究进展提出，上运动神经元损伤后可出现阴性特征、阳性特征和适应性特征，认为神经系统、肌肉和其他软组织的适应性改变和适应性运动行为很可能是构成一些临床体征的基础。

1. 阴性特征　阴性特征是指急性期的"休克"表现，如肌肉无力、缺乏运动控制、肌肉激活缓慢和丧失灵活性等，主要是因为脊髓运动神经元的下行传导减少、运动单位募集数量减少、激活速度减慢和同步性减弱，以及制动和失用导致肌肉不能对运动控制，这是运动功能障碍的主要原因。

2. 阳性特征　阳性特征是指中枢神经系统损伤后所有夸大的释放现象，如过高的腱反射和阵挛，伸肌和屈肌的张力增高、痉挛，以及阳性病理征等。

3. 适应性特征　适应性特征是指身体在上运动神经元损伤后所产生的解剖学、力学和功能等适应性变化。急性脑损伤后，肌肉和其他软组织的适应性改变是直接因脑损伤造成的肌肉无力及随后继发的失用。制动可引起肌肉、肌腱、结缔组织的特性改变，导致肌肉萎缩、僵硬、张力过高。适应性行为是指病损后患者根据可能得到的最好功能而做出的代偿性反应，其尝试使用不同于正常的运动模式或方法来达到目的。病损后运动模式的形成主要因为一些肌肉力量弱而另一些肌肉因未受累力量较强所引起肌力不平衡，即较强壮肌肉的过度使用。

（三）　基本原理

1. 运动控制机制　以往的等级理论（hierarchical theory）认为，神经系统对运动的控制是自上而下的，该理论降低了"下"水平的重要性。目前取而代之的神经网络理论（neural networks theory）认为，大量神经元之间交互连接组成复杂的网络体系。这种连接的牢固性因反复使用而增强，因失用而减弱。人类习得性运动就是在发育过程中反复实践，通过成功与失败的经验，在中枢神经系统逐渐形成优化的神经网络，对运动进行程序化控制。这种程序化控制包括在某项运动中对参与运动的肌肉进行选择和分工，并设定肌肉收缩的顺序、速度和力量等程序，使得复杂的运动控制变得简单和具有自发性，通过反复实践，促使神经网络或运动控制程序不断优化，从而形成节能而高效的运动模式。

2. 运动学习的三个阶段　Fitts 提出，运动技能的学习过程分为认知期、联系期和自发期三个阶段。

（1）**认知期**：此阶段需要注意力高度集中，充分理解或在引导下练习所学项目的要点，通过不断尝试，逐渐掌握有效的方法，舍弃无效的方法。

（2）**联系期**：联系期是进一步发展运动技能和优化运动程序的过程。

（3）**自发期**：此期注意力已从动作本身转移到对周围环境的关注上，动作变成了自发性的反应。任何一项运动技能只有达到第三阶段才算真正学会并形成持久的记忆。

3. 功能重建的机制

（1）**脑的可塑性**：脑组织损伤后，除了自然恢复过程外（如病灶周围水肿消退、血肿吸收、侧支循环建立、血管再通等），功能的恢复主要依赖脑的可塑性，即通过残留部分的功能重建和非损伤组织的再生，以新的方式完成已丧失的功能。这种功能重建依赖于使用模式的反复输入和改良，最终形成新的神经网络或程序，所以也称之为使用依赖性功能重建。

脑功能重建的主要方式包括：靠近损伤区正常轴突侧支长芽以支配损伤区域、潜伏通路和突触启用、病灶周围组织代偿、低级中枢部分代偿、对侧半球代偿、由功能不同的系统代偿（如触觉取代视觉）等。当然不是所有脑损伤都可以功能重建，它与许多已知和未知因素有关，比如损伤部位、面积大小、程度；有无认知功能障碍及其他并发症；康复治疗开始的早晚及有效程度；年龄大小；患者主动性及家庭成员参与程度等，这些都会影响功能恢复的程度。

（2）促进功能重建的因素：大量实验研究和临床观察证实，下列因素能够促进功能重建。

1）具体的训练项目或目标：在够取物品这项具体任务中失败和成功的反馈，能够促使运动模式不断调整，从而形成优化的神经网络和运动程序，以支配相关肌群以特定顺序、速度和力量等配合完成这项任务。如果上肢只做屈伸或单纯前伸而无具体目标的话，则会失去上述综合信息的输入和整合，运动的力学特点也就完全不同了，变成了一项空泛的关节活动。如果是被动活动，就相距更远了。

2）反复强化：中枢神经系统的功能重建需要功能性活动的反复强化。研究证实，采用限制健侧而强迫使用患侧上肢时，脑室管膜下区神经细胞会出现向病灶周围迁移，同时病灶周围毛细血管增生；限制解除后，则这种迁移会减弱甚至消失。

3）兴趣性和挑战性：兴趣是一种强大的内在驱动力，可以促进神经网络的形成和优化。实验证明，意向性训练（嘱咐患者想象着试图做某项活动）可以兴奋相关的中枢支配区域，躯体训练与意向性训练的结合较单纯躯体训练更能促进技能的掌握。当技能的难度处于患者能力边缘时，才会有失败和成功的体验，神经网络和运动程序才会不断优化，进步的速度才会提高，过难或过易均不利于技能的学习。

4）醒觉程度和社会交流性：中枢神经系统的醒觉程度是技能学习的基础和前提，因此，当出现意识障碍时，早期丰富感觉的输入和促醒技术非常重要。而社会环境隔离、社交支持缺乏会减弱患者的内在动力，降低康复效果。只有在丰富的实际交流环境中患者才有学习和优化各种技能的机会，包括运动、认知、语言、行为、情感体验和控制等。

5）避免或减少损伤后的适应性改变：中枢神经系统损伤后，机体很快会在功能方面或结构方面出现继发性或适应性改变，避免或减少适应性改变是功能重建的保障。

二、基本原则

（一）尽早开始康复，训练目标明确

脑卒中后及时有效的康复治疗能够减少患者因误用和失用导致的适应性改变，促进运动功能恢复。治疗应包括尽早诱发肌肉主动活动、维持软组织长度、强化肌力训练、患者离床和站立训练。尤其在异常运动模式出现之前，早期开始康复治疗和合理的康复计划对脑卒中预后至关重要。此外，训练任务的设计要与实际功能密切相关，并且训练目标要明确。

（二） 诱发正确的肌肉活动，消除不必要的肌肉活动

脑卒中后患者易出现几个类型的错误倾向：①倾向用不正确的肌肉去完成特殊的运动作业。②为了运动需要，患者可能过强地收缩肌肉，以代偿控制不良。③运动正常侧，忽略患侧的使用。④活动正确的肌肉，但肌肉间的空间和时间的动态关系紊乱。这些都提示患者缺乏运动控制和运动技能。因此，对运动的学习由激活较多的运动单位和抑制不必要的肌肉活动两部分组成。在运动学习过程中，必须保持低水平用力，以避免兴奋在中枢神经系统中扩散。

（三） 反馈的适时应用

反馈的应用贯穿于运动再学习方案的实施中，包括：①视觉反馈：鼓励患者应用视觉信息了解运动的表现及结果，给患者空间的提示，使患者能够预先准备和预测环境的变化。②语言反馈：治疗师应采用具体、简练和准确的指令，使患者掌握运动要点。③生物反馈：当肌肉活动用触觉和视觉不能感知时，生物反馈的应用能够给患者提供肌肉活动的视觉和听觉反馈，并监测患者的练习是否正确。

（四） 重心调整训练

患者需要学习重心调整方可维持身体平衡。重心调整训练的原则：①当身体各部位处于正确对线关系时，仅需极小能量便能维持直立姿势的稳定。因此，平衡训练的重点应在正常的支撑面中纠正身体各部的对线。②坐位和站立位的平衡训练需要患者在坐位和站立位下获得经验并重获平衡控制能力。③在训练过程中，治疗师要与患者保持合适的距离，不要抓住患者，以免影响其体位调整或导致不必要的体位调整。

（五） 创造学习和促进恢复的环境

训练时做到闭合性环境与开放性环境相结合。闭合性环境是指训练在一种固定不变的环境下进行，其有助于早期患者对动作要领的尽快掌握。开放性环境是指训练在不断变化的环境下进行。这种变化以患者能力为依据，引导患者提高灵活性，逐渐贴近实际生活环境。运动丧失成分的强化训练应与完整的技能训练相结合，即部分训练与整体训练密切配合。

三、训练方案

在生物力学、运动学、神经学和行为学理论的指导下，针对脑卒中患者常见的运动障碍，从床边坐起、平衡控制、站起和坐下、行走、上肢功能和口面部功能训练等方面，通过四个步骤，制订出一套科学的训练方案。包括：①分析患者运动功能障碍的异常表现及丧失成分。②指导并辅助患者强化训练运动功能障碍中的丧失成分。③将丧失成分融入整体活动训练中，增加灵活性。④促使运动技能训练向实际生活环境转移，指导患者自我监督和亲属参与，使训练逐渐贴近实际生活并尽可能长期坚持。

（一）床边坐起训练

1. 生物力学特点

（1）从仰卧到床边坐起：脑卒中偏瘫患者尽早坐起能减轻后遗症的发生，如软组织挛缩、感知觉和认知的损害，可以降低脑卒中并发症的发生，如血栓形成、肺部感染，有助于提高患者的觉醒水平。早期脑卒中患者，比较有效的训练方法是帮其先转向健侧，然后坐起。

（2）从仰卧到侧卧：以右侧卧为例，训练要点：①屈颈并转向右侧。②屈髋、屈膝。③左肩屈曲并肩带前伸。④躯干旋转，左脚可蹬床，以其杠杆作用使身体翻转，同时髋后移，以提供更稳定的支撑基底。

（3）从侧卧到床边坐起：以右侧卧为例，训练要点：①颈和躯干左侧屈。②在下面的右手臂同时外展撑床。③提起双腿，摆向床边并放下，完成坐起。

2. 步骤

步骤一：分析脑卒中患者从仰卧到床边坐起常见的问题。

（1）从仰卧到侧卧常见的问题：①患侧屈髋、屈膝、肩屈曲、肩带前伸困难。②不适当的代偿活动，如用健手将自己拉成侧卧。③不能尝试用健手将患侧上肢被动地越过身体，提示可能存在患侧忽略。

（2）从侧卧到坐起常见的问题：①出现颈部旋转及前屈以代偿颈和躯干侧屈。②用健手拉拽代偿躯干侧屈无力。③用健腿钩拉患腿，将双腿移至床边。这样坐起时重心易后移。

步骤二：训练丧失的成分。

练习颈侧屈：在健侧卧位下，辅助患者颈侧屈从枕头上抬起头，再让患者将头缓慢放下，以此训练颈侧屈肌群的离心收缩。需注意避免颈部旋转或前屈。

步骤三：练习坐起和躺下。

（1）从仰卧到健侧卧：使患侧肩和手臂前屈前伸，同时屈髋、屈膝，必要时治疗师给予辅助。鼓励患者转头，避免过度用力。一旦转身，帮助调整骨盆和下肢，以保持稳定体位。

（2）从侧卧到坐起：让患者侧屈头，用健侧上肢撑床作为杠杆，躯干侧屈坐起。必要时治疗师一手放在患者肩下，另一手推其骨盆，辅助从床边坐起。开始时治疗师可能需要帮助患者将腿移过床边。注意避免拉患者手臂，提醒患者重心不要后移。

（3）从床边坐到躺下：患者躺下时，让其将身体移向支撑的健侧手臂上，然后向手臂处缓慢低下身体，将头缓慢落到枕头上躺下。必要时治疗师给予辅助，并帮助患者提起双腿放在床上。

步骤四：将训练转移到日常生活中。

只要病情允许，尽早帮助患者坐起。平时坐起时要坚持上述正确方法，防止代偿模式。坐起后用枕头支持患臂，保持良肢位。必须卧床时，尽可能将肢体摆放在良肢位；进行必要的床上肢体被动和主动活动，以保持关节活动范围；帮助患者练习桥式运动，以便使用床上便盆；避免健手使用床上吊环，否则易加重患侧失用，强化健侧过度活动。

（二）平衡控制训练

平衡包括运动前预先姿势调整的能力，以及运动中针对具体任务进行不断姿势调整的能力。不同的任务（够物、步行、站起等）和环境特点，姿势调整具有高度的特异性，即使任务和环境发生很小的变化，肌肉活动模式也会出现明显改变。因此，针对某一种任务的平衡机制不适用于另一种不同机制的任务。

1. 生物力学特点

（1）坐位平衡：正确静态坐位对线要点：①双脚、双膝靠拢或与肩同宽。②体重平均分配。③躯干伸展，双腕屈曲，双肩在双手的正上方。④双肩水平，头中立位。此外，坐位时够取物体的速度、方位、距离，以及座椅的高矮、支撑面的大小等都会产生躯干和下肢肌群间不同的协调收缩模式。

（2）站立平衡：正确静态站立位对线要点：①双足自然分开。②双髋在双踝前方。③双肩正对双髋。④双肩水平，头中立位。⑤躯干直立。此外，因站立位时重心高，支撑面小，比坐位稳定性低，因此身体的对线要求更高。站立平衡包括静止站立时身体出现的微小摆动，以及运动前身体的预先姿势调整和运动中的姿势调整。例如，在手臂抬起之前，躯干和腿部肌肉预先收缩以调整重心，避免手臂抬起后所引起的姿势不稳。

（3）行走平衡：行走时身体处于动态的平衡控制中，由于上身（头、臂、躯干）占整个体重的2/3，因此行走时人体需要对支撑足以上的全部身体运动进行复杂的平衡控制。

（4）站起和坐下：站起和坐下需要肌群在加速与减速活动之间进行复杂的协调，以保证身体在不同支撑面之间的姿势转换。特别是腓肠肌和比目鱼肌，它们在阻止身体向前运动方面起着重要作用。下肢伸肌力弱的患者在整个站起和坐下的过程中均难以保持平衡。

2. 步骤

步骤一：分析脑卒中患者坐位平衡和站立平衡常见的问题。

中枢神经系统损伤使脑卒中患者的肌肉收缩能力和平衡控制能力受到影响，脑卒中患者常见问题包括以下几方面。

（1）随意运动受限：即身体僵硬或屏住呼吸。

（2）不适当的代偿动作：包括：①支撑面过宽，双足分开或下肢（腿或足）呈外展、外旋位，重心移向健侧。②使用抬起上肢的方法维持平衡，或用手支撑或抓握支撑物等。

（3）坐位作业不适当的代偿动作：包括：①坐位侧向够物时，躯干前屈代替侧屈。②坐位够物时，双脚移动代替躯干相应节段的调整。

（4）站立位作业不适当的代偿动作：包括：①站立位向前够物时，屈腕代替踝背屈。②站立位侧向够物时，躯干侧屈代替髋的侧向运动。③站立位身体轻微移动便失去平衡，表现为过早迈步。④站立失衡需要及时迈步时又不能有效迈步。

步骤二和步骤三：练习坐位平衡与站立平衡。无论是坐位平衡训练还是站立平衡训练，都要鼓励患者放松，避免屏住呼吸和姿势僵硬，给予患者足够的安全感。另外，训练要不断重复。

（1）坐位平衡训练：对早期惧怕运动的患者，第一次训练可将其注意力转移到具体任务目标上，并练习小幅度移动的简单活动，使患者重新获得平衡的感觉和自信。

1）头和躯干的训练：患者取坐位，双足分开约15cm并踩地，手放在膝上，分别向左和右转动头和躯干，向后看，然后回到中立位。注意：①训练时为患者提供注视目标，并逐渐增加转动角度。②必要时，帮助固定患侧下肢，避免髋关节过度旋转和外展。③提示患者保持躯干直立和屈髋。④提示患者避免手支撑和足的移动。

2）取物训练：患者取坐位，用患手向前（屈髋）、向侧方（双侧）、向后，越过身体中线向对侧取物体。每次取物后需回到中立位，避免倒向患侧。注意：①够取物体时身体的移动范围尽可能接近稳定极限。②向患侧取物时，强调患足负重。③治疗师可以辅助稳定患足和支撑患侧手臂，但不能拉或推动患者被动地移动。④不鼓励健侧上肢不必要的活动，如耸肩、抓握支撑物等。⑤不能抬起手臂的患者可将手臂放在一个较高的桌子上再向前够取物体。

3）拾物训练：用一只或两只手拾起前方和侧方地上的物体。注意：①可以将物体置于不同高度的凳子上以降低难度。②对于抓握能力有限的患者，鼓励其触及物体。③必要时治疗师辅助支撑患侧手臂，但避免拉或推。

（2）站立平衡训练：早期站立对提高患者日常活动至关重要。方法包括夹板，帮助伸膝；减重悬吊，以减少下肢负重。另外，肌肉电刺激、肌力训练、维持下肢主要肌群的长度等也是早期干预的重点，目的是减少脑卒中后产生的适应性改变。

1）诱发伸髋肌群训练：患者取仰卧位，患腿放于床边，练习小范围的伸展髋关节。

2）头和身体的活动训练：患者双足分开站立，向上看、向后看，再回到原位。注意：①转头前提醒患者髋前移，避免向后倒。②活动时应提供视觉目标。③患者需维持站立的对线，髋伸展，足不能移动。④必要时治疗师用脚顶在患者脚边，以防止移动。

3）取物训练：患者取站立位，用单手或双手向前、向两侧、向后取物。注意：①够取物体时，身体的移动范围尽可能接近稳定极限。②身体的移动应先发生在踝部，而不是屈髋或躯干前屈和侧屈。③提示患者注意力不要放在平衡本身，而要放在具体的目标上。④治疗师应避免抓住患者。

4）单腿支撑训练：健侧下肢向前迈上踏板，再迈回原地。注意：①患侧保持髋伸展。②引导患者将注意力集中在健腿抬放的具体目标上，如放到不同高度的踏板上，而不是放在"移动身体"这样的抽象目标上。③必要时可使用夹板或减重吊带。

5）拾起物体训练：患者取站立位，身体弯下，向前方、侧方、后方拾起物体或接触物体，然后回原位。注意：①可以从凳子上拾物开始，以减小运动幅度。②必要时可以靠近桌子，或治疗师给予一定的帮助和指导，如发现患者有向后失去平衡的趋势，建议"髋向前移"。③治疗师需注意患者活动时髋、膝、踝的屈伸控制。

步骤四：将训练转移到日常生活中。

当患者具备一定坐位或立位平衡能力后，可通过以下方式增加平衡控制的难度，以提高技能：①改变运动速度。②减少支撑面积。③增加物体的重量、体积和距离，双上肢同时参与活动。④练习时间限制性活动，如接球或拍球。

立位平衡训练还可采用下列方式优化其技能：①拾物训练：如将物体放在稳定极限外，患者不得不迈出一步取物。②迈步训练：患者取站立位，重心放在健腿或患腿上，迈出另一条腿至地面上的标记处，或迈上不同高度的台阶。③增加环境的复杂性：如跨过大小不同的障碍等。

（三） 站起和坐下训练

脑卒中偏瘫患者试图独立站起和坐下常采用代偿性或适应性方式，异常的运动模式将导致运动技能发展受限，并出现继发残损，所以站起和坐下训练应早期进行。虽然早期肌力弱可能限制患者站起和坐下，但仍能发现一些力学要点，帮助患者尽早获得站起和坐下的能力。

1. 生物力学特点

（1）站起：①足背屈负重。②躯干前倾（通过髋部屈曲伴颈和脊柱的伸展完成）。③双膝向前运动使双肩双膝前移过足，伸髋、伸膝即站起。以臀部离开座位为界，将从坐位站起过程分为伸展前期和伸展期。站起时在伸展前期和伸展期之间不要有停顿，以使水平向前动能迅速转化为垂直向上势能，这样动作省力、流畅。

（2）坐下：①躯干前倾（通过部屈曲伴颈和脊柱的伸展完成）。②双膝向前运动。③膝屈曲坐下。

2. 步骤

步骤一：分析脑卒中患者站起和坐下常见的问题。

（1）重心不能充分前移，表现为肩、膝不能前移过足；如果过早伸髋、伸膝则重心后移，难以站起。

（2）常见代偿动作：①主要通过健腿负重，起始位患足不能后置，从而加重了健侧负重倾向。②用躯干和头的屈曲代替屈髋、躯干前倾及膝前移，并用上肢前伸代偿向后倾倒。

步骤二：练习丧失的成分。

（1）训练躯干在髋部前后移动（伴随膝部的前后运动）：患者取坐位，双上肢放在一个接近肩高度的桌子上，躯干和头直立，通过双手滑向桌子的边缘使躯干在关节处前屈，然后回到直立位。注意：要通过双足向下、向后推，用足够的力量使双膝前移。

（2）牵伸比目鱼肌和腓肠肌训练：如患者取坐位，则保持足后置，使踝背伸以牵伸比目鱼肌；如取站立位，则垫高足尖，使踝背屈以牵伸腓肠肌。比目鱼肌的延展性对足的后置和患肢负重来说至关重要，功能训练前短暂的被动牵伸可以降低肌肉张力。

（3）激发腘绳肌和胫前肌收缩训练：可进行屈膝及踝背屈主动辅助训练，治疗师可以手触相关肌肉或用肌电监测仪监测肌肉的主动收缩。

步骤三：练习站起和坐下。

（1）站起训练：站起时躯干直立，双足后移，然后躯干在髋关节处屈曲前移。当双膝和双肩越过足尖后再伸髋、伸膝站起。注意：①确保不出现代偿动作，如双手前伸代替屈曲、躯干前移。②站起时不要妨碍膝部前移。③必要时治疗师可帮助患者双足后置，或引导膝部水平前移。④肌力弱无法站起者，治疗师可从患侧膝部沿小腿向后下方施压，以帮助稳定患足，辅助患肢负重。这样也可避免股四头肌收缩时脚向前滑动。

（2）坐下训练：坐下时膝部前移启动屈膝，躯干在髋关节处前屈，重心保持在双脚上方，身体逐渐下降，接近座位时，后移坐到位子上。注意：必要时治疗师可帮助患者稳定小腿和脚，以使患腿负重；然后逐渐减少帮助，针对性地训练患腿负重时坐下。

步骤四：将训练转移到日常生活中。

当患者能独立站起和坐下时，及时将训练转移到日常生活中，并增加训练的难度，以强化技能。训练方法包括：①手拿物品进行站起和坐下训练。②在与人交谈中站起和坐下。③变换站起和坐下的速度，要求停住时能停住而且不失去平衡，尤其在臀部离开座位或接近座位前立刻停住。④从不同类型的椅子上站起和坐下。

（四）行走训练

脑卒中后神经系统对运动的控制能力减退、肌肉无力、软组织挛缩等是导致行走障碍的主要因素。然而独立行走是完成大多数日常生活活动的先决条件。因此，尽早地帮助患者建立独立行走功能是康复治疗的重要内容。

1. 生物力学特点

（1）独立平地行走：尽管步行时有一短暂的双足支撑阶段，但为描述方便，可将步行分为站立期和摆动期。

（2）楼梯行走：与平地行走相比，楼梯行走在关节活动范围、肌肉收缩和关节受力等方面，生物力学特点均不同。因此，需进行特异性训练。下肢伸肌的肌力在楼梯行走中非常关键，因为全身重量基本要靠单腿支撑。上楼梯时，重心移至前腿，前腿伸肌向心收缩，将身体垂直上提；下楼梯时，重心保持在后面支撑腿上，后腿伸肌离心收缩以对抗重力。

2. 步骤

步骤一：分析脑卒中患者行走常见的问题。

将站立期和摆动期分别分为初期、中期和末期。此外，步行时间和空间上的适应性改变，如步行速度降低、步幅的长度或跨步的长度短或不一致、步幅的宽度增加、双足支撑期延长、依靠手支撑等，这些均是脑卒中患者常见的问题。

步骤二：练习丧失的成分。

（1）站立期关节控制训练：包括：①股四头肌诱发训练：患者取坐位，伸膝做股四头肌等长收缩训练，也可应用电刺激及生物反馈仪诱发股四头肌收缩。②坐位膝关节控制训练：患者坐位时练习膝关节在0°~15°范围屈伸，使股四头肌做离心和向心收缩。③健腿负重关节控制训练：患者取站立位，健腿迈小步至患腿前，使健腿负重。患腿通过承受较小的重量练习膝关节在 0°~15° 屈曲、伸直。④患腿负重伸膝控制训练：患腿负重，健腿迈上、迈下一个高 8cm 的台阶训练伸膝的控制，注意保持患髋伸直，且不能过伸。

（2）站立期骨盆水平侧移训练：包括：①患者取站立位，练习将重心从一只脚移到另一脚。治疗师用手指指示其骨盆移动的距离约 2.5cm，注意关节保持伸展和骨盆不能侧移过远。②侧行训练：双脚并拢，先将患腿向侧方迈步，再迈健腿，使双脚并拢。注意肩部保持水平，骨盆不能侧移过远，必要时患者可以扶栏杆自行练习。

（3）站立期伸展髋关节训练：包括：①诱发伸髋肌群的训练与站立平衡训练同。②健腿迈步训练：取站立位，健腿迈小步至患腿前，使患腿负重，患髋保持伸直，患膝也保持伸直。③健腿上台阶训练：患腿负重，健腿迈上一个高 8cm 的台阶，进行患腿伸直训练，保持患膝伸直，且不能过伸。

（4）摆动期膝关节屈曲控制训练：膝关节屈曲的主要肌群为腘绳肌，因此腘绳肌肌力训练是摆动期膝关节屈曲控制的关键。训练方法：①患者取俯卧位，治疗师先屈曲患膝呈 90°，然后让患者试着缓慢放下小腿，以诱发腘绳肌离心收缩；也可在 90° 范围内屈伸关节，练习腘绳肌向心、离心收缩，以加强膝关节的控制能力。②患者取站立位，治疗师先屈曲患膝至 30°~60°，然后让患者试着缓慢放下小腿到足趾落到地面，再从地面提起，练习腘绳肌向心、离心收缩，以加强膝关节的控制能力。③向前、向后迈步训练：使患者主动迈步，迈步前要求先屈膝。

（5）踝关节背屈训练：患者背靠墙而立，双足离墙 10cm。治疗师握住患者双手，使其肘伸展并予阻力或助力，指导患者将髋部移离墙面，寻找激发足背屈的位置，诱发背屈。注意患者应用腿的力量离开墙面，确保用双足负重，双足无屈曲。

（6）软组织牵伸训练：保持功能性肌肉长度的方法包括主动牵伸和被动牵伸。每次训练前进行相关肌肉的维持性牵伸，有助于降低肌肉的张力。主要牵伸的肌肉及方法包括：①腓肠肌：患者取靠墙站立位，垫高足尖，使踝背屈。②股直肌：患者取俯卧位或侧卧位，将患侧被动屈曲。③比目鱼肌：患者取坐位，足跟后置，使踝背屈。

步骤三：训练行走。

行走训练初期的目的在于使患者学会行走的节奏，可以用指令"右-左""迈步-迈步"等帮助患者掌握行走的节奏。训练时健腿先迈，必要时可扶着患者前臂或利用减重悬吊带，但不能将患者抓得太紧，或遮挡其视野，以影响平衡调整和前行。

行走训练需提示患者的是：①站立期保持患侧伸髋。②站立期保持患髋侧移不过度。③站立初期保证患足足跟先着地。④摆动期骨盆不要过度上提，确保足够屈髋、屈膝及踝背屈角度。

步骤四：将训练转移到日常生活中。

要为患者制定训练计划，包括具体目标、重复次数和步行距离，给出书面指导，以便患者知道应注意之处。增加复杂性练习，包括：①跨过不同高度的物体。②边说话边走，拿着东西走。③加快速度走。④在有行人的地方走。

（五） 上肢功能训练

大多数日常活动包含复杂的上肢活动。神经系统对上肢活动的控制，如肌力的产生，关节活动的顺序、程度等与任务特性、所操作的物体、环境条件，以及操作者与物体间的距离等密切相关。复杂的上肢功能使脑卒中后的康复治疗面临挑战。由于脑损伤导致运动控制能力丧失，使得优化的运动控制程序出现了问题。因此，治疗师必须通过设计有效的功能性训练方案，帮助患者根据日常生活需要重新学习从简单到复杂的上肢活动，重建最佳的运动控制能力。

1. 生物力学特点

（1）上肢基本功能：包括两类：①取物或指物。②抓握、松开和操作。当要够取距离较远的物体时，为了控制平衡，躯干和下肢需参与活动。因为上肢活动的目的、被操作的物体，以及所处环境之间存在多种可能，使得上肢运动的复杂性大大增加，但即使是这样，仍有可能将某一活动进行分解，以为上肢功能障碍的分析和训练重点提供指导依据。

（2）上肢的主要功能：包括：①拿起、抓握和松开不同形状、大小、重量和质地的物体。②拿住并把物体从一个地方转移到另一个地方。③在手中移动物体。④为特定目的操作物体。⑤坐位和站位时向各个方向够取物体。⑥使用双手完成特定任务，如双手做同一运动（揉面团），每只手做不同的运动（削苹果）。⑦接扔物体。此类活动有时间要求，要求患者对接扔物体的速度做出快速反应，如投球、拍球、用球棒击球等。

2. 步骤

步骤一：分析脑卒中患者上肢常见的问题。

脑卒中不久，许多患者的上肢不容易观察到活动，但如果对肌肉功能有足够了解，当肌肉活动发生时能主动寻找和察觉到小量肌肉活动的话，就知道其正在恢复着的活动功能。

脑卒中后可能出现的特殊问题是缺失基本的成分和一些功能错误，表现为在特定的协同运动中对各成分的关系缺乏控制，一些肌肉活动低下，一些肌肉则表现为过多或不需要的活动。脑卒中后常见疼痛肩，原因在于脑卒中导致偏瘫后，正常控制和保护盂肱关节解剖关系的肩关节周围的肌肉组织不能活动，盂肱关节处于完全不稳定状态。此时如应用不恰当的被动运动或体位就会引起疼痛肩。①被动关节活动范围训练时用力外展而无外旋的训练。②地心引力及软瘫臂重量的作用。③拉患者上肢以变换患者的体位。④肩关节长时间受压，形成或被迫形成骨与肩胛骨之间的一种不正常关系，使肩盂关节周围软组织受到挤压、摩擦和牵拉而损伤，这是引起疼痛肩的主要原因之一。如果疼痛是主要问题，可用周围关节松动术、干扰电或经皮神经电刺激进行处理；如果存在慢性炎症，可采用热疗或超声波治疗。

步骤二和步骤三：练习上肢功能。

（1）软组织牵伸训练：训练前进行短暂的被动牵伸可降低肌肉张力，具体方法：①患者取坐位，将患侧上肢外展、外旋。肘伸直，伸腕、伸指平放在身后床上，牵伸屈指肌群、肩关节屈肌群内旋肌群。②主动牵伸：如握持不同大小的物体，拇指内收肌和指蹼会得到主动牵伸，物体越大牵伸越大。

（2）诱发肌肉收缩训练：对肌力较弱的患者，使用肌电反馈、电刺激及诱发主动运动的简单练习，以使无力的肌肉提高收缩能力。电刺激的同时可配合意向性训练。诱发主动运动训练包括肩部、前臂和腕部的活动等。

1）诱发肩周肌肉收缩：①肩带前伸的训练：患者取仰卧位，举起并支持其上肢在前屈位，尝试朝天花板向上伸，再利用离心收缩缓慢回落。注意避免前臂旋前和盂肱关节内旋。②三角肌和肱三头肌活动的引出：患者取仰卧位，举起并支持其上肢在前屈位，患者将手向头部移动或将手经头上够到枕头。控制在所有方向和在不断增加的范围内移动，治疗师指引其需要活动的轨迹。注意避免前臂旋前及盂肱关节内旋，返回活动时利用离心肌肉收缩。③患者取坐位，练习肩带向前伸和向上伸：当能控制肩关节前屈大于90°时，肩前屈90°，练习肩带前伸或肩关节继续前屈，注意防止提高肩带以代替肩前屈，避免肘关节屈曲，除非由于物体位置的需要，确保患者前伸时肩关节外旋。

2）训练伸腕：①患者取坐位，上肢放在桌上，患手越过桌子边缘并握住物体做抬起（伸腕）和放下（屈腕）动作。②在前臂中立位，腕桡侧从桌子边缘拿起玻璃杯，并通过屈腕和伸腕将它放在左边和右边。③在前臂中立位，通过伸腕推动桌上的玻璃杯。

3）训练前臂旋后：①用手指环握筒形物体，前臂旋后，以使该物体的末端接触桌面。②让患者用手背压泥或手掌向上接落下的小物体。注意除非需要，否则不允许前臂抬起离开桌面。

4）训练对掌：治疗师握住患者手臂，使其处于中立位及伸腕状态，指导患者试着抓住和放开杯子，鼓励患者在掌指关节处进行手指外展和其余手指伸展。注意不能用腕或前臂旋前，放开物体时，应是外展手指而不是由伸展腕掌关节使手指在物体上方滑动，拇指抓握应用指腹而不是内侧指边缘。

5）训练对指：练习指与指相碰，特别是第四、五指。

6）取物训练：练习用指和其他各个手指拿起各种小物体，然后将手旋后，放入一个容器中，或移动物体，注意患者用指腹抓握物体。

步骤四：将训练转移到日常生活中。

患者具备一定的活动控制后，尽快转移到日常生活中去，并在训练中注意：①坚持正确的体位转移和摆放，以避免患者发生继发性软组织损伤。②不允许或不鼓励患者用健肢帮助患肢活动或用健肢作业，这易导致习惯性弃用患肢。③只要可能，应反复集中精力练习特定的运动成分。如果必须使用夹板，所使用的夹板必须通过把关节放在有利于再学习某种运动成分和作业的位置，以实现使肌肉重获功能的目标。例如，用胶手托使手指处于伸展、外展位，同时这个夹板要很小，不能影响练习手的运动，这样才能帮助患者重新获得拇外展、抓握和放开物体的能力。

（六）口面部功能训练

口面部功能由多种活动组成，包括吞咽、面部表情、通气和形成语言的发声运动。

脑卒中可影响到所有这些活动，妨碍吃饭、交流和社交。

1. 口面部功能的基本成分　包括闭颌、闭唇、抬高舌后 1/3 以关闭口腔后部、抬高舌侧缘及吞咽。有效的吞咽需要一定的前提，取坐位，控制与吞咽有关的呼吸，正常的反射活动。

2. 步骤

步骤一：分析脑卒中患者口面部常见的问题。

通过口内指检，查看舌和双侧颊，观察吃饭和喝水情况。脑卒中患者常出现的问题：①吞咽困难：对口面部肌肉控制不良，包括张、闭差，舌固定不动，导致流口水，食物存于面颊与牙床之间。②面部运动和表情不协调：患侧面部的下部缺乏运动控制，健侧面部肌肉过度，无对抗活动。③缺乏表情控制：表现为爆发性、无法控制的哭泣，很难由患者调整或停止。④呼吸控制差：表现为深呼吸、屏息和控制延长呼吸困难，使语言交流困难。

步骤二和步骤三：训练口面部功能。

口面部功能的训练包括：①训练吞咽：用棉签或冰刺激咽后壁诱发吞咽反射。②训练唇闭合：让患者先闭颌，再闭唇，注意放松健侧的面部。③训练舌运动：治疗师用食指用力下压舌前 1/3 处以关闭口腔后部，然后帮助患者闭颌。④训练吃和喝：从黏稠的食物如土豆泥开始，逐渐过渡到其他固体和液体食物。⑤训练面部运动：在患者张口和闭口时练习降低健侧面部的过度活动。⑥改善呼吸控制：患者躯干前倾，上肢放在桌子上，练习深吸气后尽量长时间呼气，呼气时配合发声，如"啊""母"。⑦控制感情爆发：当患者失去感情控制要哭时，让他深吸一口气，然后平静地呼吸。

步骤四：将训练转移到日常生活中。

治疗师需运用吞咽训练技术帮助患者吃饭，在所有的训练时间里，当患者致力于各种作业时，治疗师要监测患者的面部姿势。患者张嘴时，向他指出并提醒他闭嘴。向护士和家属解释控制感情爆发的方法，坚持做就会阻止感情爆发，成为习惯。改善口面部控制和外观会帮助患者重新树立自尊和与人交往的信心，并改善其营养状况。

第十一节　引导式教育

一、概述

（一）相关概念

1. 引导式教育（conductive education）　引导式教育又称 Peto 疗法或集团指导疗法，是匈牙利学者 Andras Peto 教授创立的，主要用于各种原因引起的功能障碍的特殊教育和康复方法。

引导式教育是一种综合及交流性的教育方法，目的是通过有计划的策划活动，帮助功能障碍者主动学习日常生活所需的各种基本活动，克服运动功能障碍，更主动和独立地生活。

引导式教育是一种由引导员组织、以小组形式进行的综合了多学科工作内容的特殊教育系统和康复方法，包括体能训练、智能学习、日常生活的学习安排和建立正确的社交及沟通能力等内容。

引导式教育侧重的是教育，强调学习的主动性，即通过他人的引导、诱发与教育，达到学习、掌握功能动作、主动完成的目的。

引导的方式以适当的目的为媒介，通过引导者与功能障碍者之间复杂的整体活动，诱发功能障碍者本身神经系统的功能形成和恢复。引导式教育体系中所指的康复，是既要使功能障碍者的功能得到改善或恢复，又要使人格、个性发生变化，如智能、认知能力、社交、沟通等能力得到提高。

2. 正常功能 正常功能是维持个人生理需求和适应社会要求的能力。根据年龄及所处的环境不同，人的生理需求和社会要求也不同。比如，乳儿哺乳及排泄的生理要求是每隔 2~3 小时 1 次，随着年龄增长，进食的间隔时间会延长。骑马民族的患儿迫切希望尽早学会骑马，而对读书、写字的要求迫切性差之。对正常人来说，要达到生理及社会的要求也并非轻而易举之事，对存在功能障碍的人要达到这些要求就有一定的困难，但经过努力及辅助是可以做到的。例如，功能障碍者应用辅助器具可帮助移动，在穿戴踝、足矫形器的辅助下可独立行走，也可以轮椅代步。

功能正常的人通常所做的动作都可看作是课题，这些课题依赖神经系统的支配及器官功能来完成，进而达到预期的目的，满足其生理需求和社会要求。

3. 异常功能 异常功能是指正常功能缺如。异常功能者不能满足普通人在相应年龄所达到的各种要求。异常功能是不能用人工器官和辅助器械矫治的，所以有很多问题需要解决，如异常功能者的生存和生活，要想解决这些问题就要利用自身的残余能力，如脑、器官、肢体等的残余能力，或在他人的诱导下使残余能力得到利用和发挥。随着时间的推移，功能异常者的功能障碍也会进展，如果给予有力的干预和控制，就会阻碍功能障碍加重，促进功能的改善。

4. 适应能力 适应能力是人适应自然环境与社会环境的能力。这种能力由神经系统调节。当环境发生变化时，适应方式也会发生改变。功能障碍者的一般适应能力低下或停止，从而导致各方面的适应和学习发生困难，有的成为不可能。要减轻功能障碍，就要使功能障碍者重建适应能力，使其适应环境，学习不会的功能，提高生活质量。引导式教育就是制订相应的课题，使他们在学习与适应过程中改善异常功能。

与其他疗法不同的是，引导式教育强调最大限度地发挥功能障碍者的自主运动潜力，以娱乐性、节律性、意向性调动其兴趣及参与意识。集团指导既有助于达到功能训练的目的，又有助于性格的发展。

引导式教育着重全人发展、全人教育，是一个以尊重残疾人为完整个体为依归的系统。它相信残疾人与一般人同样受环境及人际关系的影响，并从中不断学习。引导式教育通过系统的和生活化教学、康复策略、教导者尽心投入、有组织的管理模式和教育方法，建立互动的学习环境及主动的学习气氛，在切合其成长需要的熏陶下，提升残疾人的独立能力，使其活出自信和自主的生活。

引导式教育强调技巧与态度、身与心发展的密切关系，以及外在因素对发展的影响，由此引申出一套整合教育与复康的系统，以教育方式达到全人的康复，以整合的学习达到全面发展。

（二） 引导式教育的作用

1. 引导式教育让运动障碍者在训练学习之初就明确自己的训练目的和训练目标。

2. 引导式教育让运动障碍者在学习和游戏中，达到训练运动功能的目的，使他们感受到学习的快乐。

3. 引导式教育能够发展运动障碍者的性格，使其感到虽然自己有残疾，但也能和正常人一样成为一个各方面"健全"的人。

4. 引导式教育让运动障碍者在家庭化的环境和氛围中进行学习和训练，使他们情绪愉快，没有更多的压力感。

5. 引导式教育能够培养运动障碍者良好的生活习惯，让他们通过普通的一日活动，无时无刻地接受训练和学习，最终学会如何照料自己。

（三） 正常儿童的基本动作模式和脑瘫患儿异常的动作发育模式

"基本动作模式"这一概念由英国痉挛协会顾问、物理治疗师爱丝德·葛顿与他人提出。他们认为，一个人所有的动作都有一个基本模式，这一动作模式保持下去，维持生物和社会的要求才能得到保证。

引导式教育是以正常小儿神经发育和教育学为基础发展起来的。了解正常儿童的基本动作模式和患儿异常的动作发育模式，有目的地制定课题，能使患儿在各种姿势中尽量保持正常模式。

1. 正常儿童的基本动作模式

（1）1~5 个月的婴儿能完成的动作：①抓握或紧握自己的脚。②伸展手肘。③髋关节屈曲。④固定身体某一部位去活动其他部位。⑤在正中线内活动，包括头的控制及对称。

（2）6~8 个月的婴儿会坐，能从仰卧位使身体旋转 90°，转为垂直位后坐起。在坐位同样可以见到髋关节屈曲，肘关节伸直，双上肢支撑身体。

（3）9~10 个月的婴儿身体能再旋转 90°，成为四点支持位和高爬位，并为自己站立做准备。

2. 脑瘫患儿异常的动作发育模式　脑瘫患儿的动作发育与正常儿童的"基本动作模式"相反，其抓握能力较差，重者不能抓握，有的能抓住物体而不会放松；固定身体能力差，不能独立地活动身体的某一部分，同时又影响其他部分的活动；向前方取物时肘关节不能伸直，即使肘关节能伸直，但髋关节也不能同时屈曲以达到活动的目的；不能很好地控制头部，在中线内活动困难。坐在椅子上，因髋关节不能充分屈曲，而出现双臂向后屈曲，两脚悬空，足、臀、手都不能固定。

脑性瘫痪患儿的引导式教育需采取的几种基本动作模式课题。

（1）坐位至站起课题：①患儿取坐位，身体向前倾，两手着地，臀部抬高站起。②患儿取坐位，双上肢向前平举，两手交叉握手，臀部抬高站起。③两手推木箱，臀部抬高站起。④扶椅子或扶床站起。

（2）步行课题：①抓住患儿，双手后退。②抓住患儿双手握好的木棒后退。③抓住患儿双手握住的木棒上端后退。④双手抓住两绳子步行。⑤推椅子步行。⑥拄拐步行。⑦握两长杆步行。⑧患儿双手握一木棒前行。⑨两手交叉握手前行。⑩扶家具步行。

（3）起床课题：①不要抱患儿起床，一定让患儿学会自立地起床。②用双手紧握被子，然后伸直肘关节把被子推开。③抬起上半身坐起，使肘关节伸直、髋关节屈曲。④推开被子后转身俯卧，不断分合两腿，将身体移至床边。⑤准备下床（注意床的高度）。

（4）排泄课题：①让患儿学习抓住床头横杆或床边站起来，进行伸直肘关节、臀部后移坐下与起立动作的练习。②稍后可握床头横杆或椅背蹲下来坐在便盆上。③能坐稳便盆后，再开始学习放平双足及伸直双手在地上缓慢移动。

（5）更衣课题：①仰卧位更衣，自行拉下衣袖。②伸直双手，学习利用大拇指把裤子退下。③侧卧位脱下裤子。④仰卧位脱下袜子。⑤学会正确坐姿，即脚放平、臀向后、手放于床上，在这种姿势下完成穿上衣、背心或穿套头衣服，这种姿势能将身体向前弯曲，有助于增强身体的固定力和臀部的活动能力。⑥坐在地上脱袜子，以增强坐位平衡。⑦坐在椅子或木箱上脱裤子可学习身体向前倾及抬起臀部，是学习独站所需要的能力。⑧再坐下，将裤子从腿上退下。⑨一只手抓住横杆，一只手脱裤子，以改善站姿，保持站位平衡。

（6）饮水课题：学习饮水时用双手紧握双耳杯，使头稳定保持在中线；为了固定身体，肘关节要紧贴桌面，防止身体后仰；一只手拿杯饮水时，另一只手紧握桌面上垂直固定的木棒稳定自己；或握住固定在桌子上的横木扶手。

（7）游戏课题：坐在地上玩球、坐在桌前玩球、用双手玩木棒上的木偶、用手指玩木棒上的木偶，这些游戏均有助于基本动作模式的练习；在盆中洗手不但有趣，还可练习基本动作模式；玩湿毛巾，有助于练习抓握动作，进而学习洗脸；穿衣、戴帽游戏；坐着移动身体上下楼梯；用臀部坐在地上拽行比赛；坐在便盆上拽行。

（8）抓握及向中线运动课题：学习抓住与紧握，一方面是固定自己，另一方面是手紧握与肘的伸直可稳固肩部和保持头部的中线位置；两手握棒上举，练习抓握及中线发育；使头部保持正中位，集中注意力注视前面的物体，以促进注意力的发展；患儿学会两手抓握后，可用手抓住物体增强其活动能力；手足徐动型患儿触觉过敏，不喜欢别人触摸，不喜欢握木棒或椅子，而喜欢自己两手交叉握手；偏瘫患者双手交叉握手非常重要，用健手把患手带到中线，使他有意识地接受患侧的肢体。

（9）课堂与幼儿园的课题：上课开始保持正确坐姿；臀部向后，双脚放平、手放桌上、肘关节伸直；回答问题时举一只手，另一只手放在桌上固定自己的身体；唱歌、拍手、数数时举起双手，有助于促进坐位平衡；如果掉了东西，鼓励自己捡起来，对体重移动负荷于下肢与抬臀动作有所帮助；不需要桌子时，患儿可坐在木箱或椅子上紧握前面的梯背椅，手上下移动、抓握松手；能坐稳时，在听故事与上音乐课时一定要保持正确坐姿。

（四）训练原则

1. 以患儿需要为中心　这是 Peto 法训练原则的核心，所有方法都要围绕患儿的迫切需要进行考虑。首先是解决患儿的行走及日常生活技能，以后根据需要随时调整训练内容。

2. 引导和鼓励患儿自己解决问题　引导患儿主动思考，利用环境设施和小组动力诱发学习力量；以娱乐性、节律性、意向性激发患儿在学习中的主动参与意识，鼓励患儿寻找自己解决问题的方法，并坚持完成其活动。

3. 通过疗育促通，建立有效功能　通过一定的诱发技巧，根据患儿需要为其输入目标意识，使其产生意图化，利用促通工具，应用运动的重力作用，加上肌肉本身的弹性，促通肌肉功能，实现建立有效功能的目的。

4. 详细掌握情况，促进全面发展　详细掌握患儿情况，根据大多数患儿的需要，制定恰当、合理的目标和方法对其进行训练。对脑瘫患儿不仅仅是运动功能的改善，还要使语言、智力、情绪、性格、认知能力、人际交往等能力得以提高，同时配合其他疗法，使患儿得到全面发展。

5. 教育循序渐进，创造合适环境　先从简单的动作开始训练，或将难度较大的动作分解成几个小的动作进行训练，待小的动作熟练后再串联起来进行训练，使患儿容易获得成功感，从而增强信心。教育训练与全天的日常生活相结合，营造合适的环境，鼓励患儿在学习中随时随地地担当积极的角色，使生活中的每一刻都是患儿学习的机会，以此提高和巩固康复效果。

6. 工作尽职尽责，具有团队精神　由引导员全面负责小组患儿的生活、学习、功能训练和各种治疗，做到尽职尽责，悉心观察，了解每个患儿的问题和需要，制定目标，设计方法，安排课程和组织实施等。

引导式教育否定以分割式的治疗模式处理中枢神经受损带来的各种障碍。引导式教育强调，脑瘫不是一系列的弱能，无论残障程度如何，每个脑瘫儿童都能学习，都有学习和发展的潜力。教育的原理、原则、方法对脑瘫儿童的成长发展同样适用。"脑瘫儿童必须全面地学习，从学习如何上厕所到学习 A、B、C"。这是彼图教授的话，是引导式教育的灵魂。引导式教育不是一种"疗程"，而是学习过程。

二、训练方法与内容

（一）训练方法

1. 诱发技巧　引导式教育强调如何使用所有的诱发技巧达到有意识的学习，目的在于通过引起患儿活动及帮助他们进行主动和有目标的活动，刺激其性格逐渐成长。

Peto 认为，脑性瘫痪不仅会导致身体上功能异常，更会影响整个人的性格。因此，诱发并不只是产生动作和行动，还要建立患儿的性格及其盼望自行活动的能力。使用诱发时，一定要让患儿觉得他是主动参与，任何进步都是他本人努力的结果。正是这一点能鼓励患儿寻找自己解决问题的方法，并坚持完成其活动，从而达到目标。

诱发的方法有多种，如重力诱发、自身诱发、语言（节律意向性口令）诱发、触体诱发、工具诱发、情境诱发、目标诱发、力学诱发、教育诱发和小组活动诱发等。

（1）重力诱发：利用重力诱发原理进行运动训练。如下床训练，让患儿抓握竖条板，然后向床下移动。当双下肢移到床边，在双下肢的重力作用下继续下移，就会很容易下床。

（2）自身诱发：采用健侧肢体带动患侧肢体；采用上肢活动，如上肢上举取物，诱发伸直身体，或固定身体某一部位，借以移动其他部位等。

（3）语言（节律意向性口令）诱发：应用指令性的语言把患儿将要完成的动作意图化，再把各个习作部分贯穿起来。患儿听到口令并重复口令，使大脑对自己将要进行的习作程序建立概念。

（4）触体诱发：用接触身体的方法固定儿童身体的某一部分，能给正在活动的另一部分提供支持，使它能够自由地运用。如患儿平衡功能差，在站立不稳向右侧摔倒时，引导员可用一只手扶住他的右肩部，让他自己主动平衡站稳。如患儿存在髋关节内旋畸形，站立时常常会半蹲位向前摔倒，这时引导员只要把一只脚伸到患儿双膝中间，便能使其达到平衡而站稳。以最小的触体到不触体是引导式教育触体诱发的原则。

（二）训练用具与使用 （图3-76）

训练用具是引导式教育的重要组成部分，在帮助运动障碍者康复的过程中发挥着积极作用。一套特别设计的器具及附件能够为患儿提供帮助，固定自己，控制关联反应，控制不正常的反射活动，增加安全感，建立信心。总之，让儿童学会自己去做事。

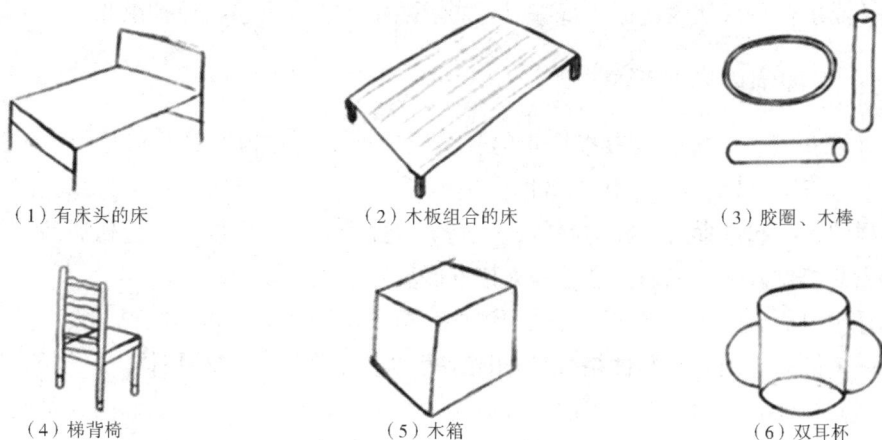

（1）有床头的床 （2）木板组合的床 （3）胶圈、木棒

（4）梯背椅 （5）木箱 （6）双耳杯

图3-76 训练用具

1. 背靠椅　椅背上带有距离相等的横木，称之为梯背椅。椅子的用途很多，患儿站在椅背后用双手抓握椅背横木，能促进上肢肘关节运动，也可练习抓握与松手。这时如果举起上肢可以学习站立，椅子能使患儿减少害怕和恐惧，增加安全感。患儿能独自站立时，给他玩具，以转移注意力，增加站立的稳定性。要培养患儿的立位意识，对站立尚不稳的患儿可训练抓握椅子的手瞬间离开或在头上方拍手。这时由于重心的变化，患儿会进行身体姿势的调整，使身体处于紧张而不松弛的状态，从而学习站立。两椅之间可进行步行训练，椅子对患儿有很好的保护作用。

2. 床　一种是用木条组成床面的床，一种是有恰当床头的床。竖条板的床是引导式教育中重要的促通工具。竖条板容易抓握，可用于床上和坐位站起的训练，方便患儿学习上床、下床，借助握持竖条板的力量滑下或逐步上床。将床并列，可进行在床上回旋的训练。在两床之间练习步行比两椅之间的难度要低，有利于患儿步行，并逐渐向独走发展。在床上铺板子，用于坐位或就餐、游戏等的完成。床头带横杆的床可供患儿卧、坐、站立时抓握，用于训练下蹲、站起等。

3. 木箱　应用高低不同的木箱进行训练。患儿坐位时在脚下放上木箱，从床上向床下滑时也放上木箱，以使患儿建立正确坐姿的意识和双足着地时正确姿势的意识。木箱可以自由组合，高度能够自由调节，让患儿轮换着坐，以完成下肢屈曲、蹲位及坐位向蹲位的转化等。

4. 木棒　患儿用两手或单手抓握木棒，以抑制不自主运动。双上肢瘫痪程度不一的患儿，两手握棒能使较好的一侧肢体带动较差的一侧肢体。患儿取坐位，两手握棒于桌上，以训练其前臂的内旋、外旋，调节手腕部各关节的活动。木棒也可用于精细动作的训练。手足徐动型患儿可练习两手握棒步行。

5. 胶圈、塑料圈　其功能与木棒相近，能使抓握两手的距离更小。采用玩具进行训练，能够引起患儿的注意力和兴趣，使患儿配合训练。

6. 其他　可用于训练的用具很多，如抓握双耳杯能促进腕关节的背屈、双手抓握能抑制不自主运动等。球有助于两手同时运动及腕关节背屈等。绳子、步行平行杠，在拉好绳子或步行平行杠内进行步行练习，能增强患儿的安全感，保护患儿。

（三）训练内容与形式

1. 小组形式　引导式教育根据年龄、功能残疾性质和程度等分成小组，每组 10~30 人，配有 3~5 名引导导。将小组作为一种学习工具，组内的每一个人每天的活动安排是一样的，一起进食，一起上厕所，一起学习独走，一起唱歌，一起做游戏。小组形式能为患儿提供人际交流的机会，为人格发展奠定基础。

选择小组成员时要对患儿进行全面评估，精心设计训练计划，以利于大多数脑瘫患儿形成一个健康心理和良好性格发展的团结互助、亲密友好的小集体。区别要足够大，以使个体差异能有空间发展。组内可分成若干小组，以适于个别活动。因为患儿对功能的要求是共同的，每个患儿又都有其特点，所以不同类型运动障碍的患儿可以参与同一组的活动。活动方式可以不同，重要的是达到目标，推进患儿的学习过程。最好的学习效果往往发生在患儿主动参与和尽情玩耍的过程中。

2. 引导员 引导员的角色首先是一个教育者，是采用教育学原理帮助患儿达到预定目标；其次是护士，进行轮班工作，保证脑瘫患儿一天的活动始终是不间断的引导。

引导员对活动小组起着整体协调作用，使小组的步调保持一致。每个小组应有 3~5 名引导员，以和谐的方式，营造安全、可信又具挑战性的环境。营造和控制小组气氛是引导员的首要任务。引导员需根据小组大多数孩子的期望和需求，制定一些共同的目标，应用相同的方法对孩子进行训练。由于患儿存在个体差异，没有哪一套方法能够完全适合某一类患儿，故实施活动时，引导员需告诉患儿学习什么，说话的语速要缓慢，吐字要清楚，并确保设计的流程流畅。

3. 训练步骤

（1）制订计划：专为引导式教育设置的课程称为引导课，包括引导课、习作分析和习作程序。习作程序即引导课的组合，包括动作训练组合、语言训练组合、引导式文体和引导式学校教育等。

根据编排的小组制订计划，内容包括语言训练、粗大运动训练（床上、卧位、坐位、步行）和手的精细动作训练等。此外，还有日常生活动作方面的计划，如起床、洗漱、进食、穿脱衣服、排便等；有时与文体课、模拟外出购物训练、辨别前后左右、辨色、拼图、书写、绘画等训练交替进行或合为一体。凡是能改善功能障碍、为患儿重返社会做准备的活动都能成为引导式教育的内容。

（2）课前准备：训练前需做课前准备，根据要求集合小组成员，可采取坐位、卧位或站立位等姿势，引导员点名后，被点到患儿要答"到"，同时举手示意，然后一起朗诵诗歌或唱歌等。或做发音练习，一边发音一边用动作配合，如发"a"时举起右手、发"o"时举起左手等。这样可消除患儿的紧张情绪，锻炼其发音和与人交流等功能。

（3）课程实施：引导员向小组成员说明课程内容，根据分解顺序将第一项内容发出指令，如"举起左手"，引导员大声说出后，所有患儿重复，随后引导员和所有患儿一起大声数"1、2、3、4、5"，同时举起左手。这个过程因患儿的障碍程度不同，完成情况也会不同。对完成有困难者，其他引导员予以协助。如在患儿面前放一个梯背椅，让患儿把手放在梯背椅最低的横木上，然后手逐步向上方的横木移动，使上肢和手逐渐抬起，以完成举手这一动作。一个动作完成后，再进行下一个动作。要顺利完成计划，需要反复练习。每天 24 小时都要进行训练，从早晨起床到晚上睡觉，一天中所有的活动都是课程内容。只有将每天的课程很好地结合起来，才能实现既定目标。

（4）每日课题：每日课题又称日课，日课由引导员主持，从早上 6：30 开始到晚上就寝，患儿时时刻刻都生活课程之中。

1）起床：早晨按规定时间起床，铃声一响就要起床活动。

2）穿衣服：强调患儿自己穿衣服，利用能穿上衣服的姿势穿好衣服，如可先穿裤子，再穿裤子，再系腰带，可在任意体位下进行，最后穿好上衣。有困难的引导员可给予一定帮助。穿衣服是日常生活中必须做的一项内容，必须反复进行，天天进行，直到患儿顺利完成为止。

3）如厕：穿好衣服后采取任意姿势下床。活动不方便者，可用双手抓住床边带横木的椅子或带横木的床，然后双腿下垂到床边。因动作不稳，双脚难以支撑到地面，可利用高低不等的脚踏木箱，使下肢伸展，踩在木箱上进行过渡。患儿用手抓住横杠向后移动、蹲下、坐到便器上，完成排便动作。

4）洗漱：学会洗脸、刷牙和梳头，引导前每人发一套洗漱用具。洗漱不光在早晨，在训练过程中也可进行。

5）向食堂、餐桌旁移动：这是疗育中的高级部分，患儿可采用力所能及的方法进行，可使用轮椅或推椅子前行，或使用手杖、步行器、穿矫形器步行。移动中要求患儿每一步都要站稳，稳定后再迈下一步，训练其立位平衡功能，改善步态。同时照顾移动慢的患儿，将其餐桌放在门口的位置。就餐时根据每个患儿的情况使用辅助餐具，如有的不能握勺，可使用带木柄或胶柄的勺子以利于抓握，或将勺子绑在患儿的手上。引导员要与患儿一起吃饭，同时指导并协助患儿学习就餐的各种动作。待患儿自己能顺利进食或饮水后再进行下一项训练。日课的内容要反复训练，强化训练，以便患儿学会更多的知识。

6）日间活动课题：日间活动课题分上、下午进行，内容包括卧、坐、立、步行等各种姿势的动作，以及上肢、手指的精细动作、语言训练等。学龄儿童还包括文化课的学习等。

7）洗浴：患儿到达浴室后，引导患儿脱衣。多数患儿脱衣缓慢，为防止着凉、预防感冒可先脱下衣。洗浴时引导员要负责患儿的安全，浴池内应有抓手、防滑设备等。

8）就寝：引导员要引导患儿自己卜床，利用一些设施，如地上的小木箱、床垫、椅子、吊环等，让患儿抓住后爬到床上，盖好被入睡。

日课必须天天进行，通过日课的引导练习，使患儿能够比较顺利地完成日常生活中的各种动作，为今后正常生活、走向社会及就业奠定基础。日课的内容是可变的，可根据疗育小组患者的完成情况进行修改。日课时间要根据性质和患儿的耐受力有所区别，如立位到步行的时间，短则20分钟，长则90分钟。日课的内容与日常动作密不可分，如厕要与下蹲、站起、穿脱裤子相结合，以使患儿更容易理解与掌握。小学和幼儿园教育也要因材施教，不能束缚在固定的学年内。

9）每日活动安排：见表3-14。

表3-14　每日活动安排

时间	活动安排
6：30	起床、干布摩擦身体、换衣服、如厕
7：40	洗漱、向餐桌移动
8：20	早餐
9：30	卧位、坐位
11：00~12：00	立位、步行
12：30	向餐桌移动

续表

时间	活动安排
13：00	午餐
14：00	幼儿园、学龄儿课程
15：30	间餐
16：00	桌上的上肢、手的功能训练及与语言有关的训练
17：00	向餐桌移动
17：30	晚餐
18：30	脱衣、洗浴
20：00	就寝

以床上日课为例：所有患儿坐在床上，双下肢膝关节屈曲下垂，脱掉鞋、袜，两脚踏木箱，两膝要分开，两手张开，手心向下平放于两膝盖上。引导员先点名，点到名字的患儿举手答"到"，随后大家拍手唱歌，让患儿感到轻松愉快。之后进行发声练习，并进行肢体活动，如发"a"时举起右手、发"o"时举起左手等。之后进入床上训练。

1）躺在床上，全体齐喊1、2、3、4、5……

2）两手握床。

3）两手松开。

4）两手上举过头。

5）两手放在体侧。

6）左脚底着床。

7）抬高右腿。

8）把右腿放在左膝盖上。

9）右腿放下。

10）两腿伸直、分开。

11）右脚底着床。

12）抬高左腿。

13）把左腿放在右膝上。

14）放下左腿。

15）两腿伸直、分开。

16）双脚底着床。

17）两膝分开。

18）抬起上身。

19）两手放在双膝上。

20）两手向下压双膝。

21）放下两手，躺下。

22）两腿伸直、分开。

23）转向右侧卧位。

24）转向俯卧位。

25）翻身呈仰卧位。

26）双脚支床。

27）右脚向右迈。

28）左脚与右脚并拢，唱歌同时迈右脚并左脚……在床上旋转。

29）双手、双腿伸直。

30）翻身呈俯卧位。

31）两上肢向头侧伸直。

32）两手握床。

33）向足侧滑。

34）下床。

35）扶床站立。这时引导员要给予指导与辅助。

对尖足、内收肌紧张的患儿，引导员可从后面用双手扶持双膝使其外展，同时顶住向后的臀部，使其足跟着地站立；对背伸肌紧张易打挺的患儿，引导员可从后面双手控制骨盆，保持躯干前屈，同时顶住患儿向后的头部，使患儿能够站稳，站立后要持续一段时间。要让患儿将这一姿势意图化，在今后的站立中学习这种方式。

（四）促进引导式教育的方法

引导式教育中的促通就是通过教育学的方法，对功能障碍患儿予以援助，引导、协助其学习、获得并应用功能。对学习中遇到的困难要想方设法解决。为达到上述目的所采用的方法都可称引导式教育的促通。

1. 促进相邻肌群　应用运动的重力和肌肉本身的弹性，促进瘫痪患儿的肌肉功能。如上肢屈肌瘫痪、腕关节掌屈、抓握能力减弱，可设定一个使腕关节背屈的动作，以促进其抓握能力。要完成抓物动作，需要腕关节背屈，各手指屈曲并接近手掌，可通过使腕关节背屈运动来抵抗屈肌的重力，使抓握动作变得容易。

要完成腕关节背屈，可采用语言指令，让患儿反复进行腕关节背屈练习，如用双手托球上举；或者两肘支撑在桌子上，两手掌跟部托住自己的下颌等。

充分利用其他相对健康肌群的机械作用使瘫痪的肌肉得以活动。如上肢肌肉瘫痪，可通过躯干和肩的摇动使上肢举向水平面，然后令躯干后倾，将上肢重心移到肩关节后方，做到上肢前举、瘫痪侧手伸向头的上方。

2. 意识引导动作　引导员制定计划时，必须知晓患儿能否完成该计划，要通过语言使计划意识化。如对于手足徐动型患儿，引导其做上肢外展动作时，往往容易出现上肢痉挛内收，原因在于患儿没有得到意识化。这时引导员可中间插入一个动作，让患儿仰卧，用语言"将左上肢举到头上方"把这一动作表达出来，使患儿意识到举手这一动作，并在脑中进行意识化。做到了这点，就能将上肢从头的上方再外展。需要注意防止痉挛性内收。

痉挛型脑瘫患儿常表现为上肢屈曲、脊柱后弯、双下肢交叉步态、尖足、全身僵硬、行走困难，如果患儿能独立步行，但身体重心不能在两下肢上移动，因此需要将身体的重心向前方倾斜方能使身体向前。由于患儿立位稳定性差，常常会出现髋关节屈曲、内收和内旋，膝关节屈曲倾向，而且随着步行活动的增加，上述症状会加重。在引导式教育中，对这类患儿，是让他们学习如何使髋关节和脊柱充分伸展，如何使体重在左右两下肢移动。方法是让患儿取站立位，双上肢向前方伸展，肘关节伸直，两手腕关节背屈状态下抓握放在前方的椅子的横木。这一过程中重点强调将"肘关节伸展"和"两腕关节背屈"意识化，因为脊柱和髋关节的伸展依赖于腕关节的背屈和肘关节的伸展。另外，还要学习两下肢的移动。在患儿的四周摆放四把椅子，让他伸展双上肢抓住其中一把椅子的横木，然后放开一只手，如果左手抓握左侧椅子的横木，身体的重心要移到左下肢上。随后另一只手拿侧方的椅子，使身体呈直角式旋转，重心回到双下肢上。

这样的课题反复练习，就能掌握重心在两下肢移动，同时促通上肢的伸展和肘关节的伸直动作；还可让患儿两手抓握椅子的横木站立，抬起一只脚放在椅子下方的横木上，将重心完全转移到另一侧下肢上，两脚交替进行也可促通重心移动。

3. 循序渐进发展 循序渐进地引导就是引导要符合患儿的生长发育规律，引导员要根据患儿生长发育的特点，结合患儿具体情况，设计训练目标。先从简单动作开始训练，或将难度较大的动作分解成小的动作进行训练，待小的动作熟练后再串联起来进行训练，以使患儿容易获得成功感，从而增强信心。

4. 加强人与人之间的沟通 小儿的生理发育和心理成熟是内外因素结合而形成的。从某种意义上讲，受外界影响的因素越多，发生变化的机会就越多。引导式教育通过集体疗育给予患儿以集体的力量、兴趣与智慧，从学习机会、精神及身体方面发挥重要作用。

5. 节律性意向 节律性意向是引导式教育采用的一种利用言语调节行动的诱发技巧，通过数数、重复动作、念儿歌、有节奏地朗诵古诗、唱歌、游戏、拍手、跺脚和传球等进行调节。它有两个元素：节律和意向。节律是指动作的节拍，可以帮助行动障碍患儿发展动作的节拍感。意向是指一个人想要达到某个目标的意识，将意向用语言讲出来后，就建立了语言与动作之间的连贯性，从而促进学习动作的过程。例如，躺卧训练，引导员发出指令"我躺下"，患儿重复"我躺下，1、2、3、4、5"，并同时实施这一动作。口令就是这一动作的意识，数字1~5就是调节动作的节奏。节律性能给患儿提供有节奏感、活泼、积极向上的欢快的氛围。节律性意向能通过调节行为节奏改善肌肉的张力，如为了提高肌肉的张力可选用明快的节奏，为缓解痉挛肌肉紧张可选用优美舒缓的节奏。节律性意向性是引导式教育中唯一不同于其他教育模式的一种教育方法。

（五） 习作程序

引导式教育不是一个运动程序，而是把必要的生活技能作为习作进行练习。引导员将每项习作分解为诸多单一动作，每次教给患儿一个动作，最后再把这些动作连在一起构成必要的生活技能。如脱袜子，需练习的动作有屈髋、上肢伸展、手指屈曲、手抓握与松开、手眼协调、认识袜子。患儿先学习动作，然后告诉其理由，让每次活动都有目的性，并将所有动作融入日常生活当中。Hari 曾总结道，单个技能的获得是通过着眼于更为全面的目标的训练达到的，而这一动作目标包括了更大范围的目标技能。如要求患儿完成前臂内旋、外旋他可能做不到，但是如果给他一把锤子让他握住，并对他说"请把锤子转过来向上"，这个动作患儿容易做到，而这也就达到了前臂外旋的目的。大脑会将这些与患儿相关的活动进行重组，通过让患儿参与与其生活方式相关的活动，以促通大脑功能的重建，使外在行为同时得到改善。

三、临床应用

（一） 适应证

引导式教育是一种综合康复手段，适用于各种原因引起的运动功能障碍，以及并发智力低下、语言障碍、行为异常等的康复治疗。

1. 脑性瘫痪 不同年龄的脑性瘫痪，特别是 3 岁以上小儿的脑瘫和手足徐动型脑瘫效果最好。

2. 某些先天性神经系统发育不全和心理障碍性疾病 如轻中度智力低下、单纯性运动发育迟缓、语言发育迟缓和孤独症等。

3. 某些神经系统疾病后遗症和遗传病导致的运动及语言障碍 如先天愚型、脊髓型、肌肉萎缩症、关节弯曲症、成人偏瘫、脊髓多发硬化症、帕金森病和老年痴呆等。

4. 高危期的早期干预 如对缺氧缺血性脑病、早产儿、新生儿窒息、黄疸等高危患儿进行早期干预均有很好的效果，如通过声、光和玩具引导诱发孩子的运动和认知能力。

5. 正常儿童的早期教育 由于引导式教育是以正常小儿的神经发育和教育学为基础的，因此对早期开发正常婴幼儿的语言、运动、交流、理解和感知等智力水平有很高的指导和实用价值。

对极重度智力低下，如 3 岁以上仍不认识父母、听不懂他人问话、不能与人进行简单交流的患者，因达不到使之意识化的目的，效果往往不理想，对此可采用其他的康复方法。

（二） 疗效判定

1. 进食功能的程度。
2. 穿衣、脱衣功能的程度。
3. 姿势与体位变化功能的程度。
4. 写字画图功能的程度。
5. 理解语言和能动性的程度。

（三） 引导式训练 （3岁以下单独或集体疗育）

1. 粗大运动引导式训练 包括从头部控制活动到独立行走。

（1）引导头的活动：患儿仰卧，引导其头部上、下、左、右活动，从眼球到头部随意活动。

（2）引导俯卧抬头训练：患儿俯卧位，使用语言和玩具引导患儿抬头，逐步抬高玩具，直到患儿能用双臂支撑上身竖起头。

（3）引导拉坐抬头训练：患儿仰卧位，拉起患儿，使其头能向左右各转动 500 次以上，逐渐达到转头 600~900 次。

（4）引导翻身训练：将患儿仰卧位放在毯子上，两个人将毯子一侧慢慢拉起，然后逐渐倾斜，使患儿被动翻身。还要训练从俯卧位到仰卧位，但比较困难，练习时要控制好头部。

（5）引导爬行训练：用玩具或食物逗引，手抵住脚，帮助向前。诱导患儿上、下肢向前移动的同时，要进行重心移动练习，把引导爬行变成游戏进行。

（6）引导站立训练：扶患儿腋下，促其站立，每次约半分钟。当患儿能独自站稳时，让双手玩玩具，靠墙站立，以转移注意力。

（7）引导行走训练：家长可在患儿前面握住双臂拉着迈步，逐渐训练扶栏杆站立、用玩具逗引迈步够玩具。

2. 精细动作引导式训练 主要是手功能的训练。

（1）引导抓握训练：引导员用玩具或食物逗引婴儿，由近到远，使其经过一定努力才能得到。同时用语言鼓励、手眼协调。对没有够到的患儿可把玩具送到手里，使其感受玩玩具的愉快。

（2）引导放手训练：诱导患儿把玩具投进箱里，引导员可示范并讲解，使患儿产生兴趣。这样训练手眼协调，帮助理解因果关系。

（3）引导积木搭高：引导员用语言指导并示范搭积木，也可手把手地教，使其留下愉快的印象。

3. 节律性意向性语言引导训练 主要是大脑高级功能的训练。

（1）营造丰富的视听环境：经常用带响的东西刺激，诱导患儿对声音产生反应。多与患儿说话，多使用完全句子。

（2）诱发笑声：引逗患儿，用活泼开朗的情绪影响患儿，并创造各种条件使患儿能笑出声来。

（3）诱导对自己名字的反应：逗引患儿时经常叫他的名字，诱导他产生反应。

（4）诱导发音练习：鼓励患儿发音，如"a""o""e"等元音，让患儿看清口型，开口学，然后进一步结合识图练习，模仿单字的发音。

（5）引导识物、看图、照镜子和认五官等练习：患儿能竖头时就教他实物练习。要反复训练，直到能主动转向目光或用手指此物。

（6）引导对禁止的理解：观察患儿听到"不要""这样不对"等禁止语时能否理解相关的活动。如果能理解并对禁止表示服从，要给予表扬，直到能自觉遵守禁令。

（7）引导对周围事物关心的训练：包括视听训练、取物训练等。观察患儿对周围出现的人、物、声音等是否注意看、听得到，引起对周围事物关心及对各种环境事物发生兴趣。

第四章 作业治疗技术 ▷▷▷▷

第一节 概 述

一、概念与目的

（一）概念

作业治疗（occupational therapy，OT）是采用有目的、经过选择的作业活动（工作、劳动及文娱活动等），对因身体、精神和发育上有功能障碍或残疾，以致不同程度地丧失生活自理和劳动能力的患者进行评价、治疗和训练的过程。

（二）目的

作业治疗是一种康复治疗方法，目的是使患者最大限度地恢复或提高独立生活和劳动的能力，使其能作为家庭和社会的一员过着有意义的生活。该疗法对功能障碍患者的康复有重要价值，可帮助患者恢复功能障碍，改变异常运动模式，提高生活自理能力，缩短其回归家庭和社会的过程（图4-1）。

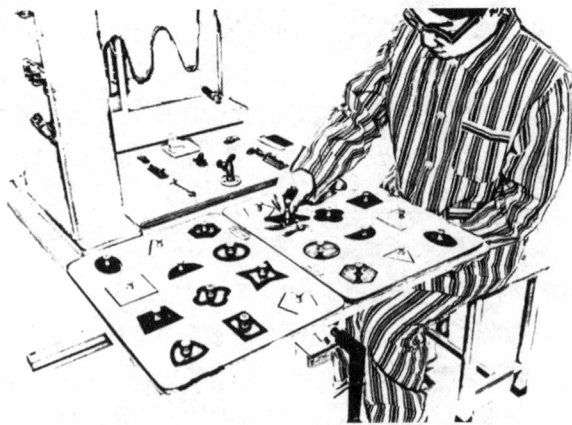

图4-1 常见作业器具

（三） 作业治疗的历史沿革

美国于1917年3月成立了国家作业治疗促进会，1923年更名为美国作业治疗协会。第一次世界大战后，精神病患者和战后伤员精神心理异常者的增多，促进了作业治疗的应用和发展。这个时期，作业治疗在美国发展较快，波士顿、费城等地于1919年创办了世界上第一批作业治疗学校，培养了一批作业治疗人才。但当时作业治疗的主要对象仍是精神病患者。第二次世界大战后，康复医学的兴起，尤其是全面康复观念的提出，使作业治疗的重点由精神病患者转移到残疾者的康复治疗上，着眼于身体功能的恢复及职业与劳动能力的恢复。在美国，因为对作业治疗的需求不断增加，作业治疗学校由1940年的5所增加至1945年的18所。至"二战"末期，在美国及海外医院已有1000多名作业治疗师在工作。1941~1946年注册的作业治疗师由1144人增加至2265人，1947年美国进行了第一次作业治疗师国家注册考试。这个时期，美国的南加州大学开设了第一个作业治疗专业的硕士课程。1954年世界作业治疗师联合会（world federation of occupational therapists）正式成立。此后作业治疗在欧洲、美洲、澳大利亚、日本等地广泛推行，成为康复治疗技术的一个重要组成部分。作为一门专业，各国纷纷建立作业治疗科治疗患者，并积极开展业务交流、职能培训班等，以提高专业水平；还创立作业治疗学校，培养专门人才；国家设立注册考试制度，以保证作业治疗师的人才质量。近年来，作业治疗发展很快，在基础理论、作业的分析和选择、新技术的开拓、新的治疗性作业理论研究、作业治疗的纵向分科发展，以及作业治疗在保健和康复中的应用等许多方面都有了显著的进步。

在我国，古代就有施行作业治疗的记载。近几十年来，许多医院、疗养院及其他医疗机构都程度不同地开展了一些作业治疗工作，如肢体的功能训练、简单的工艺劳动、园艺、日常生活活动训练等。虽然我国尚没有专职的作业治疗师，但一些康复医疗机构，体疗师和护士等实际上兼做了一些作业治疗工作。随着我国康复医学的发展，近十多年来，我国陆续出现了专业的作业治疗师，一些医院及康复中心建立了作业治疗科，一些医学院和学校开设了作业治疗课程。

为了促进这一专业在我国的发展，20世纪90年代一些医学院校陆续建立了大专学历的作业治疗技术专业的正规教育（但多为康复治疗技术综合专业）。2001年教育部正式批准首都医科大学、中国康复研究中心创办（合办）PT、OT专业的本科教育，并授予学士学位。这是我国开办的首届具有大学本科学历的作业治疗专业的正规教育，极大地促进了作业治疗技术在我国的开展。该专业的建立，标志着中国作业治疗的发展步入了新的历程。但从目前我国作业治疗工作的开展情况看，与国际先进水平相比，差距较大。许多地区的作业治疗人才缺乏，作业治疗技术不多，与患者的实际需要存在很大缺口。我们必须清楚地认识这一现状，从患者的实际需要出发，搞好国情调研，了解我国作业治疗的实际情况，如有多少医疗机构在开展作业治疗、有多少作业治疗从业人员、有多少培养作业治疗人才的学校、患者有多少实际需求、目前开展了哪些作业治疗项目、影响作业治疗开展的原因是什么。总之，应针对我国的实际情况，学习国外的先进经验，取长补短，结合我国国情，促进具有我国特色的作业治疗专业发展，为伤残患者提供满意的服务。

二、作业治疗过程

作业治疗过程（OT process）是作业治疗最基本的步骤，治疗师必须熟悉，以便更好地用于作业治疗之中。概括而言，作业治疗过程可分为六个步骤。

（一） 评估

评估可概括为数据的收集及处理，即收集患者有关资料，逐项分析、研究意义，作为设定预期目标、制定治疗程序的判断数据。针对具体活动障碍可采用活动分析，而不是简单地进行徒手肌力评估或日常生活活动（activities of daily living，ADL）测试。

1. 收集数据，完成评估 收集患者性别、年龄、诊断、病史、用药情况、社会经历、工作、护理记录等数据，先对患者有一个大致了解，然后对其进行有目的的评估，以确定目前的功能水平和病程阶段等。

2. 问题分析 将数据进行全面分析，找出明确需要解决的问题。这些问题包括目前功能受限最明显或影响生活最突出的困难所在、妨碍其恢复的各种可能因素和（或）导致畸形及个人社交能力产生不良适应的症结。另外，仔细分析引起问题的实质是什么和最终解决的目标。

（二） 设定预期目标

评估要将各种有价值的数据综合在一起，分析患者的残存功能，确定妨碍恢复的因素（恢复阻碍因素），从而预测可能恢复的限度，这是预测目标的设定。步骤包括：①了解必要的最低残存能力。②发现妨碍因素，进行进一步核查。③活用个人经验。

治疗目标可分为最终目标（长期目标）和近期目标（短期目标）。

（三） 制订治疗方案

在详细了解残疾程度及功能障碍的基础上，确定大体能达到的目标。根据残疾评估测试，预测可能出现的继发性畸形及挛缩等，由此制订包括预防对策在内为达到目标的治疗程序。确定治疗程序后，对每一个近期目标提出具体的作业治疗方法，并用简明的形式表示出来。

（四） 治疗的实施

根据处方或确定的治疗程序表，与各专科治疗师密切相关，遵循医师总的治疗方针，并运用自己的专业技术进行治疗。治疗师可根据评估结果，结合自己的经验和技术选择最佳治疗手段。

（五） 再评估

根据处方或制定的方案治疗之后，患者逐渐恢复，但也可能与预期相反。因此要进行客观的复评，并不断进行观察和记录，即再评估。

（六） 决定康复后去向

通过反复再评估，确认患者康复已达极限、症状已固定之后，则要决定患者今后的去向。

附：作业治疗案例

（一） 基本资料

姓名：张小姐。年龄：27岁。
诊断：缺血缺氧性脑病右侧脑梗死恢复期。

（二） 作业治疗初始评估记录

患者诉剖宫产后经常记不住事情，跟他人说话时总是忘记刚才讲了什么。走路不稳，左手拿不住东西。家属表示她很少自己穿衣服，也不用左手，走路左右摇晃，上下楼梯要帮忙，家住在二楼。情绪很不稳定。家属希望她以后能够帮忙做饭、做家务，能上班更好。

双侧上肢肌力、肌张力、关节活动度正常。指鼻试验：左侧有轻微震颤和辨距不良，速度比右侧慢3秒左右。Fugl-Meyer上肢功能评估结果显示，左侧上肢得分26/36，腕手得分20/30。日常生活活动评估结果显示，仅洗澡需要小部分帮助，其余可独立完成。无法穿胸罩。认知功能评估结果显示，MMSE评分18/30，RBMT得分15/24。

1. 存在的问题（作业治疗诊断） 左上肢协调障碍，无法完成精细活动，ADL部分需要依赖他人；记忆力障碍，无法独立烹饪食物，无法独立生活；情绪障碍，无法正确看待疾病。

2. 长期目标 两个月内ADL可独立完成，能完成基本的烹饪操作。

3. 短期目标 两个月内，能独立购买食材，按照简单食谱独立烹饪食物；1个月内能独立从事家务活动，左手强制性使用时间占活动时间的80%；两周内左侧上肢的协调性和准确性增加，可用左手单手扣纽扣及使用汤匙吃饭，能独立参与安排的各项治疗活动；1周内疏导不良情绪，积极参与治疗，ADL可独立完成。

4. 治疗计划（P） ①制定日常生活活动时间表，让患者在完成的事情前打勾，然后进行下一项活动。②记忆训练：进行电脑记忆软件训练，每天30分钟；并根据每天的训练内容完成定制的家庭作业。③每天读报纸，摘抄5个主题，并记住。④每天记日记，做好下一天的活动安排，记录天气情况和自己的情绪，并表达自己的看法。⑤每天携带笔记本，记下计划要做的事情，并按计划每天完成三件事。⑥进行基本的日常生活活动训练，每天15~30分钟。⑦进行上肢机器人训练：做配对作业、整理厨房、物品分类等虚拟练习，每天20分钟。⑧进行手部精细动作训练：串珠子、单手上下移动木棒训练，完成得好及时鼓励（奖励），以便疏导患者心情，安抚情绪每天 30 分钟。

（三） 作业治疗进展记录

1. 存在的问题（作业治疗诊断） 左上肢协调障碍，无法完成精细活动，ADL 需要部分依赖他人；记忆力障碍，无法独立烹饪食物及独立生活；情绪障碍，无法正确看待疾病。

2. 主观资料（S） 患者表示左手臂无法控制，活动很困难。诉最近拉肚子，听说治疗师因工作需要轮岗后，在日记中写道："明天要走了，我很伤心，祝你生活快乐美满！"并让转达她的祝福时，说话时几乎要哭出来。

3. 客观资料（O） 患者接受治疗时很紧张，治疗期间去了两次厕所。

4. 分析 患者第一次治疗时无法移动木棒；第三次治疗时可在中等量帮助下移动木棒；第 5 次治疗时可在语言提示下移动木棒；患者的定向能力由中度障碍进展至轻度障碍，其余没有改变；患者的情绪没有改变。

5. 下一步治疗计划 与医生沟通，采用药物治疗腹泻；与家属沟通，要求穿衣、刷牙、洗脸、如厕、洗澡、进食、口腔卫生均在监护下独立完成，并在监护下按照治疗安排时间表独立参与各项治疗；继续进行紧张情绪疏导；继续进行干预计划。

第二节　日常生活活动能力训练

日常生活活动（ADL）能力是作业治疗的主要内容。治疗师的任务是训练和教给患者如何在现有的身体条件下完成各种 ADL。患者不仅要学习和掌握各种 ADL 的方法，而且必须学会如何发现阻碍完成某一作业活动的问题所在，寻找解决问题的方法。

一、移动障碍的康复训练

移动包括床上移动（翻身、坐起）、轮椅移动及转移。移动障碍的原因包括上肢或下肢关节活动受限、四肢肌力低下、上肢或下肢协调性障碍、一侧肢体偏瘫等。

（一） 肌力低下者的训练

1. 抓住床栏或床旁的轮椅扶手翻身。
2. 在床尾系一根绳梯，患者抓住绳梯坐起。
3. 双上肢无力者可带防滑手套以增加摩擦力，也有助于驱动轮椅前进。
4. 根据不同部位的肌力状况，转移可采用支撑转移、滑动转移、秋千式转移、升降机转移。

（二） 协调障碍者的训练

1. 上肢协调障碍者 可用脚驱动轮椅，因为驱动轮椅向后最容易。但需安装后视镜，以防发生事故。

2. 下肢协调障碍者 需使用电动轮椅。

二、进食障碍的康复训练

1. 进食动作 吞咽；拿起并把握住餐具（碗、筷子、勺等）、食品及各种饮料杯、罐；将食物送到口中。

2. 进食障碍的原因 上肢或口腔颌面部关节活动受限；上肢或口周围肌群肌力低下；上肢、颈部及口周围肌群协调性障碍；上肢偏瘫；认知、知觉障碍及感觉障碍。

（一）口腔、颌面部关节活动受限、肌力低下及协调性障碍者的训练

1. 端正头、颈及身体的位置，以利于吞咽动作进行。
2. 改变食物的硬度或黏稠度。
3. 借助设备帮助维持进食的正确体位（头中立位稍前屈、躯干直立、髋关节屈曲90°、双脚着地）。

（二）上肢关节活动受限和肌力低下者的训练

1. 适应或代偿方法 健侧上肢辅助患侧上肢送食品入口；将肘关节放于较高的台面上以利于手到达嘴边，将食物送至口中；用叉子、勺代替筷子；将餐具（勺）绑在或夹在手指间；用双手拿杯子；利用肌腱固定式抓握（腕关节伸展时手指屈肌紧张）拿起玻璃杯或指某样食物。

2. 使用适应性辅助用具或设备 使用抗重力的上肢支持设备（如活动性前臂支持板、悬吊带）辅助患者移动上肢将食物送到口中；假肢；腕关节伸展及手指屈曲受限者，可使用腕关节背伸固定夹板；手握力减弱或丧失者，可使用多功能固定带（万能袖带）；握力减弱者，可使用手柄加粗的勺、刀、叉；肩、肘关节活动受限者，可使用手柄加长或呈角的勺、刀、叉；手指伸肌肌力低下者，可使用加弹簧的筷子；取食过程中食物易滑落者，可使用手柄呈转动式的勺、刀、叉；不能单手固定餐具或食物者，可使用防滑垫；不能单手固定餐具或食物者可使用盘挡，以防止食物被推到盘子外。

（三）上肢协调障碍者的训练

1. 适应或代偿方法 增加肢体重量；一侧上肢固定另一侧上肢，躯干、肘、腕部靠在桌子上以保持上肢稳定。

2. 使用适应性辅助用具或设备 使用增加阻力的设备；使用增加重量的餐具；使用防滑垫；使用加盖及有饮水孔的杯子，或用吸管喝水；饮水设备安装在轮椅上或床旁；双手使用前后滚动式刀具切食物。

（四）一侧上肢或身体障碍者的训练

1. 使用防滑垫、吸盘等辅助用品固定碗或盘子。
2. 使用盘挡，防止饭菜被推出盘外。

三、修饰障碍的康复训练

修饰活动包括洗手、洗脸、拧毛巾、刷牙、梳头、做发型、化妆、刮胡子、修剪指甲等。

（一）　上肢和颈部关节活动受限、肌力低下者的训练

1. 适应或代偿方法　健手辅助患手进行梳洗；将前臂置于较高的平面上，以缩短上肢移动的距离；用嘴打开盖子；用双手握住杯子、牙刷、剃须刀、梳子等；使用按压式肥皂液。

2. 使用适应性辅助用具或设备　抗重力辅助上肢支持设备（活动性前臂支持板、悬吊带）辅助患者移动上肢至头面部；假肢；机械式抓握-释放矫形器；多功能固定带（万能袖带）；手柄加粗的牙刷、梳子；手柄加长或呈角的牙刷、梳子；带有吸盘的刷子或牙刷；固定在水池边刷手或刷假牙；安装 D 形环的头刷；安装在剃须刀上便于持握的结构；带有固定板的指甲刀。

（二）　上肢和颈部协调障碍者的训练

1. 适应或代偿方法　增加肢体重量；一侧上肢固定另一侧上肢或同时使用双上肢；洗脸、刷牙及梳头时，将躯干、肘、腕部靠在水池边，以保持上肢稳定；使用按压式肥皂液。

2. 使用适应性辅助用具或设备　增加阻力的设备；电动牙刷、电动剃须刀；刷子固定安装在水池边，用于洗手和洗指甲；饮水设备安装在轮椅上或床旁。

（三）　一侧上肢或身体障碍者的训练

1. 适应或代偿方法　开瓶盖时，将容器夹在两腿之间；将毛巾绕在水龙头上，用健手拧干。

2. 使用适应性辅助用具或设备　刷子和牙刷固定安装在水池边：用于洗手、洗指甲和刷假牙；将大号指甲刀固定在木板上修剪健侧手指的指甲。

四、穿上衣障碍的康复训练

1. 穿上衣动作　将上肢放进袖口中，脱、穿套头衫；用手将衣服的后背部向下拉；解开或系上纽扣、开关拉链和按钮；分清上衣的上、下、前、后、左、右，以及它们与身体各部位的关系。

2. 穿上衣障碍的原因　上肢和躯干关节活动受限；上肢和躯干部肌群肌力低下；上肢肌群协调性障碍；上肢偏瘫；认知、知觉及感觉障碍。

（一）　躯干关节活动受限、肌力低下者的训练

1. 适应或代偿方法　穿轻便、宽松的上衣；穿前开襟的衣服；穿前开襟上衣时不

解开衣服下部的扣子，按套头衫的方式穿、脱；躯干肌力弱，坐位平衡不稳定时给予支持。

2. 使用适应性辅助用具或设备　在接近衣领处安一个环或襻，用于挂住手指或衣钩。脱衣时，将环拉起，协助将衣服上提过头；用衣钩将衣袖上提至肩部或在腋窝水平协助将袖子脱下；用尼龙搭扣替代扣子、拉链等；在拉链上加上拉环，使手指对捏无力或不能者能够开关拉链；机械性抓握-释放矫形器；乳罩在前面开口，开口处用尼龙搭扣；套头式领带。

（二）一侧上肢或身体障碍者的训练

1. 适应或代偿方法　穿着轻便、宽松的上衣。坐位平衡较差者予以支持。穿前开襟的衣服时，先穿患侧，后穿健侧；脱衣时，先脱患侧一半，再将健侧袖子全部脱下，最后退出患侧的衣袖。穿套头式上衣时，先将上衣背朝上放在膝上，将患手插入衣袖，并将手伸出袖口，再将健手插入衣袖并伸出，用健手将衣服尽量往患肩上拉，然后将衣服后身部分收起并抓住，头从领口钻出，最后整理衣服。脱衣时，将衣服后身部分向上拉起，先退出头部，再退出双肩与双手。

2. 使用适应性辅助用具或设备　纽扣牵引器；用尼龙搭扣替代扣子、挂钩、拉链等。

五、穿裤子、鞋、袜障碍的训练

1. 主要动作　站着提裤子；抓住裤腰并系皮带；解开或系上扣子、开关拉链，系鞋带；分清裤子的上、下、前、后、左、右，以及它们与身体各部位的关系。

2. 穿裤子、鞋、袜障碍的原因　上肢、下肢和躯干关节活动受限；上肢、下肢和躯干肌群肌力低下；上肢偏瘫；移动障碍（无上肢损伤）；认知、知觉及感觉障碍。

（一）下肢关节活动受限、肌力低下者的训练

1. 适应或代偿方法　穿轻便、宽松的裤子；运用穿、脱裤子的方法；穿松紧口鞋或有尼龙搭扣的鞋；避免穿高帮鞋或靴子。

2. 使用适应性辅助用具或设备　开始穿裤子时，用拴在裤子上的拉襻、杆状钩或拾物器将裤子拉到手可以抓住裤腰的地方；用吊裤带、吊袜替代穿裤、袜用的拉襻；用长柄鞋拔；穿袜辅助具；纽扣牵引器；手柄加粗或用绷带绑在手上；拉链环；用尼龙搭扣替代扣子、拉链、鞋带等。

（二）上肢、下肢和躯干协调障碍者的训练

1. 适应或代偿方法　穿着宽松的服装，裤腰用松紧带；在稳定的床上、轮椅、扶手椅上穿衣；用手触摸脚面时，用上肢顶住腿部以保持稳定；肢体远端负重。

2. 使用适应性辅助用具或设备　尼龙搭扣；手柄加粗、增加重量的纽扣牵引器；拉链拉环；弹力鞋带或尼龙搭扣。

（三） 一侧上肢或身体障碍者的训练

1. 在床上穿裤子时，先穿患腿，后穿健腿，然后用健腿撑起臀部，上提裤子，之后用健手系皮带。

2. 在椅子上穿裤子时，先穿患腿，再穿健腿，然后用健手抓住裤腰站起，将裤子上提，最后坐下用健手系皮带。

3. 在椅子上脱裤子时，先在椅子上松解皮带或腰带，站起时裤子自然落下，先脱健侧，再脱患侧。

第三节　认知功能障碍训练与感觉统合训练

一、认知与知觉障碍训练

（一） 相关概念

1. 认知与认知障碍　认知是认识和知晓事物过程的总称，包括感知、识别、记忆、概念形成、思维、推埋及表象过程。认知障碍通常有多方面的表现，如注意、记忆、推理、判断、抽象思维、排列顺序的障碍等。

2. 知觉与知觉障碍　知觉是人对客观事物各部分或属性的整体反映，是对事物的整体认识或综合属性的判别。知觉障碍的表现形式以各种类型的失认症、失用症、躯体构图障碍及视觉辨别功能障碍常见。

认知康复是指系统地运用医学和治疗学专科手段，用以改善认知功能和因单一或多方面认知损害而受到影响的日常活动。治疗师在认知康复中的角色在于帮助患者减少或克服认知与知觉障碍，重获日常生活及工作所需的技巧和能力，提高生活质量，重新融入社会。认知康复是建立在一系列科学理论如信息处理理论、神经可塑性理论、情境聚焦理论、自然恢复理论等基础上的治疗过程。认知问题抽象复杂，治疗师需根据一系列系统性的步骤去评估患者的认知问题。

（二） 障碍评定与康复训练

1. 认知与知觉障碍评定　目前，评定方法有标准化测试和功能活动行为观察。标准化测试包括筛选评估和特定评估，是通过筛选评估和特定评估找出患者存在的问题，分析导致认知问题的原因，了解受损的功能及障碍程度，明确尚存和潜在的代偿能力，从而确定其康复潜能。

2. 认知康复训练　认知康复训练的原则包括训练计划个体化、循序渐进、训练环境适宜、对患者及家属进行宣教指导。认知康复训练分为功能性恢复和功能代偿（适应性）两大策略。通常疾病或损伤早期以改善功能的恢复性策略为主，然后逐渐增加与实际生活相关的功能代偿和适应性训练的比重。认知康复过程是两种策略的结合。认知康复训练包括认知活动刺激、基本认知能力训练、认知功能技巧训练和环境改良四个方面。

3. 注意障碍的评估　主要通过神经心理学测试，对患者在注意的选择性、持续性，转移的灵活性等方面进行评估，也可对信息处理的速度和效率进行评估。常用的评估方法有划消测试、同步听觉系列加法测试、符号-数字模式测试、连线测试、斯特鲁普测试、威斯康星卡片分类测试、数字倒背和顺背测试、持续性操作测试、注意网络测试、日常专注力测试等。作业治疗方法有信息处理训练（包括兴趣法、示范法、奖赏法、电话交谈等）、以技术为基础的训练、分类训练（包括连续性注意训练、选择性注意训练、交替性注意训练、分别注意训练等）、电脑辅助训练、综合性训练等。

4. 记忆障碍的评估　常用的评估方法有 Rivermead 行为记忆能力测试，训练方法有环境适应（适用于记忆系统失去足够功能者）、外在记忆辅助工具（包括记事本活动日程表，学习并使用绘图、记忆提示工具，各种电子记忆辅助具等）、内在记忆辅助工具（包括无错性学习、各种助记术、书面材料的学习方法等）。

5. 解决问题能力的评估　包括行为学评价测试、威斯康星卡片分类测试、斯特鲁普测试、瑞文推理测试（RPM）等。治疗方法有动态方法和认知能力训练。

6. 失认症的康复训练　包括各种识别训练、感觉刺激训练、功能代偿训练、环境调整训练等。

7. 单侧忽略的评估与训练　评估包括书面评估和日常生活活动能力评估，训练内容有视觉搜索训练、感觉刺激训练、病灶同侧单眼遮蔽训练、患侧上肢使用训练、基本动作训练、功能代偿训练和生活环境调整等。

对不同类型的失用症患者尽量减少口头指令，采取针对性训练。如意念运动性失用者尽量使活动在无意识的水平上整体出现；意念性失用者选择日常生活中的系列动作进行训练，选用动作简化或步骤少的代偿方法；结构性失用者进行各种复制作业；穿衣失用者教会根据衣服的商标或作标记区分衣服的不同部位等。

对躯体构图障碍、视觉辨别功能障碍者进行感觉刺激训练、辨别训练及反复进行相关功能的训练。

近年来，一些新的认知康复技术不断用于临床，如利用计算机网络进行远程认知康复、应用虚拟现实技术进行认知功能训练等。

二、感觉统合训练

（一）概念

感觉统合训练是指基于儿童的神经需要，引导对感觉刺激作适当反应的训练。此训练提供前庭（重力与运动）、本体感觉（肌肉与感觉）及触觉等刺激的全身运动，目的不在于增强运动技能，而是改善脑处理感觉资讯与组织，并构成感觉资讯的方法。

（二）感觉统合的评定

1. 常见异常表现　日常生活活动中的表现、游戏时的表现、学习困难。

2. 器具评定 采用小滑板、巴氏球、袋鼠跳、旋转浴盆等进行评定。

3. 标准化量表评定 采用儿童感觉统合能力发展评定量表。

（三）感觉统合治疗技术

感觉统合是人类最重要的感觉系统，包括触觉、平衡觉、运动觉等，训练可分为触觉训练、前庭平衡觉训练、弹跳训练、固有平衡训练、本体感训练等。

1. 触觉训练

（1）目的：强化皮肤、大小肌肉、关节神经感应，辨识感觉层次，调整大脑感觉神经的灵度。

（2）训练器具：按摩球、波波池、平衡触觉板。

（3）适应证：爱哭、胆小、情绪化、怕陌生、笨手笨脚、怕人触摸、发音不正确、偏食、挑食、注意力差、自闭、体弱多病等。

2. 前庭平衡觉训练

（1）目的：调整前庭信息及平衡神经系统自动反应功能，促进语言组织神经健全、前庭平衡及视听能力完整程度。

（2）训练器具：圆筒、平衡踩踏车、按摩大龙球、滑梯、平衡台、晃动独木桥、袋鼠袋、圆形滑车等。

（3）适应证：身体灵活度不足、姿势不正、双侧协调不佳、多动、爱惹人、语言发展迟缓、视觉空间不佳、阅读困难、自信心不足、注意力不集中、容易跌倒、方向感不明、学习能力及习惯培养不起来。

3. 弹跳训练

（1）目的：调整固有平衡、前庭平衡感觉神经系统，强化触觉神经、关节信息，促进左右脑健全发展。

（2）训练器具：羊角球、跳床等。

（3）适应证：站坐无相、姿势不正、情绪化、身体灵活度不够、多动、注意力不集中、语言发展迟缓、阅读困难、胆小、情绪化、笨手笨脚、视觉判断不良、触觉发展不假、关节信息不足。

4. 固有平衡训练

（1）目的：调整脊髓中枢神经核对地心吸力的协调，强化中耳平衡系统，协调全身神经功能，奠定大脑发展基础。

（2）训练器具：独脚椅、大陀螺、脚步器、竖抱筒等。

（3）适应证：多动不安、容易跌倒、脾气急躁、好惹人、语言发展不佳、缺乏组织能力及推理能力、双侧协调不良、手脚不灵活、自信心不足。

5. 本体感训练

（1）目的：强化固有平衡觉、触觉、大小肌肉双侧协调，灵活身体运动能力，健全左右脑使其均衡发展。

（2）训练器具：跳床、平衡木、晃动独木桥、滑板、S型垂直平衡木、S型平衡木、圆形平衡板等。

（3）适应证：语言发展缓慢、笨手笨脚、注意力不集中、多动不安、情绪化、组织力及创造力不足。

第四节 治疗性作业活动

治疗性作业活动是指经过精心选择、具有针对性的作业活动，目的是维持和提高患者功能、预防功能障碍或残疾加重，提高患者的生活质量。一般而言，治疗性作业活动具有如下特点。

1. 每一种活动都必须有目的，能达到一定的目标。

2. 选择的活动对患者来说很重要。其重要程度可随患者治疗的不同阶段而改变，但是它的作用不可忽视，即使只有在治疗的后期才能体现出其价值也不例外。

3. 每种作业活动都要符合患者需求，能被患者接受，使患者能积极主动参加具体的活动。

4. 作业活动不仅能维持和（或）提高功能，还能防止功能障碍或残疾的加重，提高患者的生活质量。

5. 多数作业活动与患者的日常生活和工作有关，有助于患者恢复维持基本生活和提高必要的工作技能。

6. 具有趣味性，患者主动参与有趣的作业活动，有助于患者本人和作业治疗师共同达到他们的目标。

7. 活动量可调节，可根据患者的功能情况和治疗需要进行必要的调整。

8. 作业活动是作业治疗师根据其专业知识和判断力并结合患者需要选择的，活动更能为患者接受，并达到良好的效果。

一、生产性活动

生产类作业活动包括木工、金工、陶艺、缝纫、建筑、机械配置等各个行业的作业活动，对患者的精神功能和身体功能具有积极的治疗意义。

（一）木工作业

木工作业是利用木工工具对木材进行锯、刨、打磨、加工、组装，制成各种用具或作品的一系列活动，具有方便、实用、易于操作、安全的特点。木工是康复治疗中常用的作业治疗之一，尤适合于男性患者。常用工具有木工台、桌、椅、凳、锯、刨、锤子、螺丝刀、钻、钳子、钉子、钢尺、软尺、记号笔、砂纸、刷子等。木工作业动作较多，包括选料、量尺寸、画线、拉锯、刨削、钉钉子、打磨、组装、着色等，其中最具代表性的是锯木、刨削和钉钉子。

1. 锯木

（1）治疗作用：增加上肢肌力和耐力；改善肩关节、肘关节和躯干的活动范围；

提高平衡能力。

（2）活动成分：①固定木材：小块材料可用一侧下肢踩于矮凳上固定或用台钳固定，大块木材需专门固定装置进行固定。②拉锯：可用单手或双手持锯利用肩肘关节屈伸的力量平稳完成推拉锯动作。

2. 刨削

（1）治疗作用：增加上肢、躯干肌力和耐力；改善肩、肘关节和躯干活动范围；提高平衡能力。

（2）活动成分：①固定木材：用台钳将木材牢固地固定于水平桌面上，以保证所刨出的平面水平。②刨削：双手或单手持刨利用躯干、肩肘关节屈伸的力量平稳完成推拉动作。

3. 钉钉子

（1）治疗作用：增加上肢肌力和耐力，尤其是肘、腕部肌群力量和握力；改善肩关节内外旋、肘关节屈伸、腕关节屈伸、腕关节尺偏和桡偏活动范围；改善手眼协调性；宣泄不平衡心理。

（2）活动成分：①固定：木材固定方法同上，钉子可用手持固定或钳夹固定。②锤打：根据治疗目的不同可分别应用肩关节内旋、肘关节伸直、腕关节屈曲、腕关节尺偏的力量用力向下敲打。

（二） 金工作业

金工是指用金属材料制作物品的过程或工艺，为工艺艺术的一个特殊门类，主要包括景泰蓝、烧瓷、花丝镶嵌、斑铜工艺、锡制工艺、铁画、金银饰品等；工种有车工、铣工、磨工、焊工等。金工制作过程中捶打、拧、敲击、旋转等活动强度较大，动作简单，可较好地宣泄过激情绪、产品易于长久保存及使用。常用的工具及材料有台钳、铁锤、扳手、钳子、螺丝刀、剪刀、镊子、直尺、记号笔、车床、切割机等；常用材料有各种金属材料、钉子、螺丝等。

1. 锤打

（1）治疗作用：增加上肢肌力和耐力，尤其是肘、腕部肌群的力量和握力；改善上肢关节活动范围；改善手眼协调性；宣泄过激情绪。

（2）活动成分：①固定：用手、钳或台钳固定。②锤打：方法同钉钉子，但活动强度更大，可利用肩关节内旋、肘关节屈伸、腕关节屈曲或腕关节尺偏的力量，强度大时需用全身的力量。

2. 拧螺丝

（1）治疗作用：改善手的灵活性，扩大前臂旋转及手指的活动范围，增强上肢肌力，促进感觉恢复等。

（2）活动成分：①握持：用拇指、中指、环指三指捏持，或通过抓握扳手或螺丝刀固定。②旋转：利用手指的活动旋转（用手指直接拧时）或通过前臂旋前旋后来旋转（利用螺丝刀），或利用腕关节的屈伸来旋转（应用扳手时）。

（三） 制陶作业

陶艺是中国的古老文化，又称陶瓷制作。陶艺的基本材料包括土、水、火等，主要通过水土糅合的可塑性、流变性、成形方法及烧结规律等工艺，制造出不同的陶艺品，日常生活中使用的锅、碗、瓢、盆等大多由陶器制成。制陶作业活动趣味性、操作性较强，对场地和材料要求不高，且可用橡皮泥等材料替代，易于在作业治疗中开展。

二、手工艺活动

我国的民间手工艺制作种类相当丰富，常用的有编织、织染、刺绣、剪纸、折纸、布艺、粘贴画、插花、雕刻等。

（一） 手工编织

手工编织是作业治疗常用的活动之一。根据用途不同，可分为器类、衣物类、家具类和装饰类四大类；根据按工艺技法，可分为交织、针织、编织、钩织等；根据所用原料不同，可分为草编、竹编、柳编、藤编、棕编、葵编、绳编等。

（二） 剪纸

剪纸是指利用剪刀、刻刀将纸镂空一部分后形成图案、图画或文字的过程。剪纸根据题材不同，可分为人物、动物、景物、植物组字等；根据颜色，可分为单色、彩色、套色、衬色、拼色等；根据形式，可分为剪纸、刻纸、撕纸、烫纸及以上几种的组合。

（三） 丝网花制作

丝网花是近年新出现的手工艺活动，可用于室内装饰、婚礼、迎宾、祝颂等礼仪，与鲜花相比，具有保存持久、保养方便等特点。丝网花制作过程相对简单，易于掌握，作品丰富多彩，保存持久，特别适合在作业治疗中开展。

三、艺术类作业活动

艺术类作业活动有着悠久的历史，古人早已有了通过艺术活动治疗疾病的思维和实践。近代艺术治疗起源于 20 世纪 30 年代的美国，在四五十年代广泛用于身心障碍患儿、慢性疾病、老人及癌症患者等。艺术类作业活动包括音乐、绘画、舞蹈、戏剧、书法、诗歌等。

（一） 音乐作业

音乐作业是采用音乐，通过生理和心理两方面的途径治疗疾病和进行功能训练。四千多年前，古埃及就运用音乐为患者减轻疼痛，称为"音乐是灵魂之药"。两千多年前，《黄帝内经》就提出了"五音疗疾"理论。20 世纪 80 年代，我国正式应用音乐疗法，并于 1988 年开设音乐治疗专业，1989 年成立中国音乐治疗学会。音乐类作业活动包括音乐欣赏、乐器演奏和声乐歌唱等。

（二） 绘画作业

绘画作业是一种在二维的平面上以手工方式临摹自然的艺术。绘画疗法是一种运用绘画治疗疾病和进行功能训练的方法，是心理艺术治疗的方法之一。绘画作业活动通过作品的创作过程，利用非言语工具，将患者内心压抑的矛盾与冲突呈现出来，在绘画过程中获得缓解与满足。绘画作业包括欣赏和自由创作两方面，根据使用材料不同，分为中国画、油画、壁画、版画、水彩画、水粉画、素描等；根据题材内容，分为人物画、风景画、静物画、花鸟画、动物画、建筑画、宗教画和风俗画等。绘画的六要素为线条、平面、体积、明暗、质感、色彩。

（三） 书法

书法是以汉字为表现对象、以毛笔及各类硬笔为表现工具的一种线条造型艺术，又称"中国书法"。运用书法治疗疾病和进行功能训练的方法称"书法疗法"。现代书法包括硬笔书法、软笔书法和篆刻艺术三大类；根据字体不同，分为楷书、隶书、行书、魏碑、篆书、草书等。

（四） 舞蹈

舞蹈是在音乐的伴奏下、以有节奏的动作为主要表现手段。舞蹈疗法主要是通过舞蹈的运动形式治疗疾病和进行功能训练，以矫正不良运动、姿势和呼吸，将潜伏在内心深处的焦虑、愤怒、悲哀和抑郁等情绪安全地释放出来，促进身心健康。舞蹈根据风格特点可分为古典舞、民族舞、交谊舞、现代舞、热舞、坝坝舞等；根据表现形式特点，可分为独舞、双人舞、三人舞、群舞、组舞、歌舞、歌舞剧、舞剧等。交谊舞中的恰恰、坝坝舞等很适合患者训练。

四、砂磨板和滚筒训练

（一） 砂磨板作业

砂磨板由砂磨台与磨具组成，在可调节倾斜角的桌面上放木盘样的磨具。砂磨台作业是通过让患者模仿木工砂磨的作业活动，对上肢功能进行训练一种方法。可根据患者功能障碍情况，采用坐位或立位等不同体位进行训练，主要是增大患肢关节活动度，提高肌力及手的抓握能力，改善患肢动作的协调性。训练时患者双手握住磨具，用健肢带动患肢做屈伸活动，使磨具在桌面上反复运动。砂磨台还可增加砂磨板的摩擦力，通过抗阻力活动，提高上肢肌力。

（二） 滚筒作业 （图4-2）

滚筒作业是用于偏瘫、脑瘫等运动失调患者进行平衡、协调训练的作业治疗用具，器械为一个可以滚动的长圆柱状体。滚筒作业能够缓解肌痉挛，扩大关节活动范围，改善平衡与协调能力，促进脑瘫患儿的保护性姿势反射及抬头。

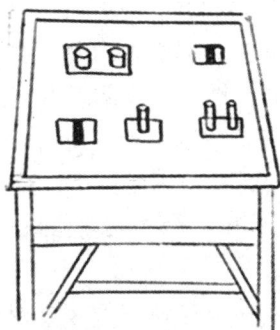（1）砂模板 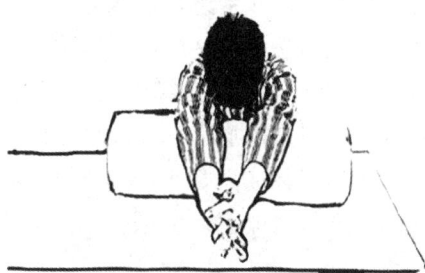（2）滚筒

图 4-2 砂模板、滚筒

第五节 压力治疗

一、概述

（一）压力治疗的概念

压力治疗又称加压疗法，是指通过对人体体表施加适当的压力，以预防或抑制皮肤瘢痕增生、防治肢体肿胀、促进截肢残端塑形、防治下肢静脉曲张、预防深静脉血栓等的治疗方法。国内最早于 20 世纪 80 年代开始应用压力治疗，抑制烧伤后瘢痕增生，并取得了显著疗效。

（二）压力治疗的作用

1. 抑制瘢痕增生 压力治疗可有效预防和治疗增生性瘢痕，促进瘢痕成熟。

2. 消肿 通过加压，促进血液和淋巴回流，从而减轻肢体水肿。

3. 预防关节挛缩和畸形 通过抑制瘢痕增生，预防和治疗因增生性瘢痕所导致的挛缩和畸形。

4. 促进肢体塑形 压力治疗可促进截肢后残肢尽早塑形，利于假肢的装配和使用。

5. 预防深静脉血栓 压力治疗可预防长期卧床者下肢深静脉血栓的形成。

6. 防治下肢静脉曲张 对于从事久坐或久站者的下肢静脉曲张，可有效地预防和治疗。

二、压力治疗的方法

压力治疗的常用方法包括绷带加压法和压力衣加压法。一般使用压力衣加压前，先使用绷带进行加压治疗，同时常需配合压力垫和支架等附件以保证加压效果。

（一）　绷带加压法

绷带加压法是采用绷带进行加压的方法。根据使用材料和方法的不同，绷带加压法可分为弹力绷带加压法、自粘绷带加压法、筒状绷带加压法和硅酮弹力绷带加压法等。

1. 弹力绷带加压法　弹力绷带为含有橡皮筋的纤维织物，可根据患者需要做成各种样式，主要用于早期瘢痕因存在部分创面而不宜使用压力衣的患者。使用时根据松紧情况和肢体运动情况往往需要 4~6 小时更换 1 次。开始时压力不要过大，待患者适应后再加大压力，至患者能耐受为限。治疗初愈的创面，内层要敷 1~2 层纱布，以减轻对皮肤的损伤。

使用方法：对肢体包扎时，由远端向近端缠绕，均匀地做螺旋形或 8 字形包扎，近端压力不应超过远端压力；每圈间相互重叠 1/3~1/2；末端避免环状缠绕。压力以绷带下刚好能放入两指较为合适。

特点：优点为价格低廉，清洗方便，易于使用。缺点为压力大小难以准确控制，有可能导致水肿，影响血液循环，引起疼痛和神经变性。

2. 自粘绷带加压法　用于不能耐受较大压力的脆弱组织，可在开放性伤口上加一层薄纱布后使用，主要用于手部或脚部早期伤口愈合过程中。对于 2 岁以下儿童的手部和脚部，自粘绷带能够提供安全、有效的压力。

使用方法：与弹力绷带加压法基本相同。以手为例，先从各指指尖分别向指根缠绕，然后再缠手掌部及腕部，中间不留裸区，以免造成局部肿胀，指尖部露出以便观察血运情况。

特点：优点为可尽早使用，尤其适合残存部分创面的瘢痕。此外，可提供安全、有效的压力于儿童的手部或足部。缺点是压力大小难以控制，压力不够持久。

3. 筒状绷带加压法　绷带为长筒状，有各种规格，可直接剪下使用，根据选择尺寸不同，提供不同的压力。用于可承受一定压力的伤口表面，主要用于使用弹力绷带和压力衣之间的过渡时期。

特点：优点为使用简便，尺寸易于选择，尤其适于 3 岁以下生长发育迅速的儿童；单层或双层绷带配合压力垫可对相对独立的小面积瘢痕组织起到较好疗效。缺点是压力不易控制、不够持久，不适合长期使用。

4. 硅酮弹力绷带加压法　硅酮和压力治疗是目前公认的治疗烧伤后增生性瘢痕的有效方法，因此，可将两者结合使用。现已有成品市售，使用更加方便。

（二）　压力衣加压法

压力衣加压法是通过制作压力服饰进行加压的方法，包括量身定做压力衣加压法、智能压力衣加压法、成品压力衣加压法等。

1. 量身定做压力衣加压法　利用有一定弹力和张力的尼龙类织物，根据患者需加压的位置和肢体形态，通过准确测量和计算，制成头套、压力上衣、压力手套、压力肢套、压力裤等使用。

特点：优点为压力控制良好、穿戴舒适、合身。缺点为制作程序较复杂、需时长、成本高，外形不如成品压力衣美观。

2. 智能压力衣加压法 智能压力衣也属于量身定做压力衣的一种，但制作工序已智能化，需用专门的制作软件和硬件制作。智能压力衣加压法是目前较新的压力治疗方法，在港台地区已用于临床。

特点：除具备量身定做压力衣的优点外，还有制作方便、节省制作时间以利于早期使用、合身性更佳、外形美观等优点。缺点为制作成本高，价格较贵。

3. 成品压力衣加压法 通过使用购买的成品压力衣进行压力治疗的方法，若选择合适，作用同量身定做的压力衣。

特点：优点为做工良好，外形美观，使用方便及时，无需量身定做，适合不具备制作压力衣条件者使用。缺点为选择少，合身性差，尤其是严重烧伤肢体变形者难以选择适合的压力衣。

（三）附件

在进行压力治疗时往往需要配合使用一些附件以保证加压效果，同时尽量减少压力治疗的不良反应。

1. 压力垫 压力垫是指加于压力衣或绷带与皮肤表面之间，用以保持凹面或平面瘢痕均匀受压或增加局部压力的物品。由于人体形状不规则，需在穿压力衣时配置压力垫以达更好的治疗效果。压力垫常用的材料有海绵、泡沫、塑性胶、合成树脂、合成橡胶、硅胶、热塑板等。

2. 支架 支架是置于压力衣或绷带下面，用于保护鼻部、前额、双颊、耳郭、鼻孔、掌弓等部位免于损害或变形的支托架。支架常用材料为低温热塑板材。

第五章　物理因子治疗 ▷▷▷

第一节　低频电疗法

一、概述

（一）定义与分类

1. 定义　医学上把频率范围 0~1000Hz 的脉冲电流治疗疾病的方法，称为低频电疗法。

2. 分类

（1）根据波形分：可分为三角波、方波、梯形波、正弦波、阶梯波、指数曲线波等。

（2）根据有无调制分：可分为调制型和非调制型两种。

（3）根据电流方向分：可分为单相脉冲波和双相脉冲波。双相脉冲波根据其两侧波形、大小又可分为对称双相波和不平衡、不对称双相波。

（二）参数与意义

1. 频率（f）　频率是指每秒钟脉冲出现的次数，单位为赫兹（Hz）。

2. 周期（T）　周期是指一个脉冲波的起点到下一个脉冲波的起点相距的时间，单位为毫秒（ms）或秒（s）。

3. 波宽（t）　波宽是指每个脉冲出现的时间，包括上升时间、下降时间等，单位为毫秒（ms）或秒（s）。

4. 波幅　波幅是指由一种状态变到另一种状态的变化量，最大波幅（峰值）是从基线起到波的最高点之间的变化量。

5. 脉冲间歇时间　即脉冲停止的时间，等于脉冲周期减去脉冲宽度的时间，单位为毫秒（ms）或秒（s）。

6. 通断比　通断比是指脉冲电流的持续时间与脉冲间歇时间的比例。

7. 占空因数　占空因数是指脉冲电流的持续时间与脉冲周期的比值，通常用百分比表示。

（三）低频电流的作用特点

1. 低频率，小电流，电解作用较直流电弱。
2. 电流强度或电压可有增减、升降的变化。
3. 对感觉神经和运动神经有较强的刺激作用。
4. 无明显热作用。

（四）治疗作用

1. 兴奋神经肌肉组织。细胞或组织具有对外界刺激发生反应的能力，即具有兴奋性。在细胞接受一次刺激而兴奋后的一个短时间内，其兴奋性产生明显的变化，即出现绝对不应期和相对不应期。在绝对不应期，无论刺激强度多大，细胞都不能再兴奋。神经纤维的绝对不应期为 0.5ms，所以理论上神经纤维每秒内能产生和传导的动作电位数可达 2000 次，也就是说频率 2000Hz 以下的每个脉冲刺激均能使神经纤维产生一次兴奋。

2. 镇痛作用。

（1）即时镇痛作用：在电疗中和电疗后数分钟至数小时内所产生的镇痛作用。

（2）累积性镇痛作用：多次治疗后的累计镇痛作用，与产生即时镇痛作用的各种因素和局部血液循环改善密切相关。

3. 消炎。

4. 软化瘢痕，松解粘连。

5. 神经肌肉刺激作用。

二、经皮电刺激神经疗法

经皮电神经刺激（TENS）是通过皮肤将特定的低频脉冲电流输入人体，刺激神经达到阵痛的方法，也称为外周神经粗纤维刺激疗法。TENS 是根据疼痛闸门控制学说，应用电刺激，以治疗疼痛为主要症状的无损伤性治疗方法。

（一）物理特性

TENS 疗法与传统的神经刺激疗法的差异在于：传统的电刺激主要刺激运动纤维，而 TENS 主要刺激感觉纤维。因此，TENS 的波宽和电流强度的选择是兴奋 A 类纤维，而不兴奋 C 类纤维，这样才有助于激活粗纤维，关闭疼痛闸门和释放内源性镇痛物质。TENS 治疗仪设定的物理参数需具备以下条件。

1. 波形　大部分 TENS 仪产生持续的、不对称的平衡双相波形，形状一般为变形方波。

2. 频率　TENS 的频率一般为 1~150Hz 可调。

3. 脉冲宽度　一般为 0.04~0.3ms 可调。

（二） 治疗原理和治疗作用

1. 治疗原理　TENS 是根据闸门控制学说发展起来的。产生镇痛作用的 TENS 强度往往只兴奋 A 类纤维。在肌电图上，其可使外周神经复合动作电位 A 类产生同步，对传导伤害性信息的 C 类波则没有影响。其能明显减弱 A 和 C 传入引起的背角神经元的反应，TENS 治疗过程中和治疗后背角神经元的自发性动作电位活动亦明显减少。

一定的低频脉冲电流刺激，可激活脑内的内源性吗啡样多肽神经元，从而引起内源性吗啡样多肽释放而产生镇痛效果。

2. 治疗作用

（1）镇痛：TENS 对于各种急、慢性疼痛均有良好的镇痛效果，如颌面部疼痛、手术后切口痛、神经痛等。

（2）改善周围血液循环：TENS 可作用于交感神经系统，使周围血管扩张。

（3）加速骨折及伤口愈合。

（4）治疗心绞痛：TENS 能减少心绞痛的发作次数，减少对硝酸甘油的依赖。

（5）降低偏瘫患者的肌张力，缓解痉挛。

（三） 治疗方法

1. 电极的放置　一般置于痛区、神经点或运动点、穴位、病灶同节段的脊柱旁，两个电极或两组电极的放置方向有并置、对置、近端-远端并置、交叉、"V" 形等。

2. 参数的选择　目前，TENS 可分为常规型、针刺样和短暂强刺激 3 种治疗方式。最常用的是常规型。

3. 治疗时间　一般情况，每次治疗 30~60 分钟，每天 1~2 次，每周 3~6 次。

4. 操作方法

（1）患者取舒适体位，治疗前向患者解释治疗中出现麻颤感、震颤感或肌肉抽动感等属正常现象。

（2）遵医嘱将电机固定于相应部位。

（3）打开电源，选择合适的频率、脉宽、治疗时间后，再调节输出的电流强度。

（4）治疗结束，将输出旋钮复位，关闭电源，取下电极。

（四） 临床应用

1. 适应证　各种急、慢性疼痛，也可用于治疗骨折后愈合不良等。

2. 禁忌证

（1）置入心脏起搏器者禁用。

（2）严禁刺激颈动脉窦等部位。

（3）孕妇和胎儿禁用。

（4）对于眼部、电机置入人体内的治疗需慎用。

（5）不要将电极对置于脑血管意外患者的头部。

（6）不要让有认知障碍的患者自己做治疗。

3. 注意事项

（1）电极与皮肤应充分接触，避免电流集中引起烧伤。

（2）对儿童进行治疗先施以弱电流消除恐惧，再将电流调到治疗量。

（3）综合治疗，先采用温热疗法，再行 TENS 进行镇痛，以提高效率。

（4）电极部位保持清洁，便于通电。

三、功能性电刺激

功能性电刺激（FES）属神经肌肉电刺激范畴，是利用一定强度的低频脉冲电流，通过预先设定的程序刺激一组或多组肌肉，诱发肌肉运动或模拟正常的自主运动，以达到改善或恢复被刺激肌肉或肌群功能的目的。

（一）　物理特性

1. 频率　理论上 FES 的频率为 1~100Hz，常用的频率多在 15~50Hz。

2. 脉冲波　常在 100~1000ms 之间，多使用 200~300ms。

3. 通电/断电比　一般来说，通电/断电比大多在 1∶1~1∶3 之间。

4. 波升/波降　波升是指达到最大电流所需的时间，波降是指从最大电流回落到断电时所需的时间，波升、波降通常取 1~2 秒。

5. 电流强度　一般 FES 使用表面电极时，其电流强度在 0~100mA 之间。使用肌肉内电极时，电流强度在 0~20mA 之间。

（二）　治疗原理和治疗作用

1. 治疗原理　FES 利用神经细胞的电兴奋性，通过刺激支配肌肉的神经使肌肉收缩，利用神经细胞对电刺激的这种反应传递外加的人工控制信号，使其支配的肌肉纤维产生收缩，从而取得效果。

2. 治疗作用

（1）代替或矫正肢体和器官已丧失的功能，如偏瘫患者的足下垂、脊柱侧弯。

（2）功能重建：FES 在刺激神经肌肉的同时也刺激传入神经，加上不断重复的运动模式信息，传入中枢神经系统，在皮层形成兴奋痕迹，逐渐恢复原有的运动功能。

（三）　治疗技术

1. 设备

（1）仪器：FES 治疗仪形式多样。医疗机构使用的一般是大型精密的多通道仪器，还有一种便携式机。

（2）电极：①表面电极。②肌肉内电极。③植入电极。

2. 操作方法

（1）偏瘫：将刺激器系在腰骶部，刺激电极置于腓肠肌处，触发开关设在鞋底足跟部。患者足跟离地时，开关接通，刺激器发出低频脉冲电流，通过兴奋腓神经，使足背屈。患者足跟再次着地，开关断开，刺激停止，如此反复上述动作。

（2）脊柱侧弯：使用表面电极置于脊柱旁肌肉表面，或应用表面电极置于一侧胸、腰侧弯的上、下方。

（3）呼吸功能障碍：将接收器植入皮下，植入电极经手术置于膈神经上，或将表面电极放在颈部膈神经的运动点上进行功能性电刺激。

（四）临床应用

1. 适应证

（1）运动神经元瘫痪：脑卒中、脊髓损伤、脑瘫后的足下垂、站立步行障碍、手抓握障碍等。

（2）呼吸功能障碍：主要用于血管意外、脑外伤、高位脊髓损伤所致的呼吸肌麻痹。

（3）排尿功能障碍：马尾、脊髓损伤后排尿障碍，如尿潴留、尿失禁。

（4）特发性脊柱侧弯：本病常见于青少年，病因不明。传统的治疗方法是佩戴脊柱矫形器。

（5）肩关节半脱位：常见于脑血管意外、四肢瘫痪、吉兰巴雷综合征等。

2. 禁忌证　置入有心脏起搏器者禁用其他部位的神经功能性电刺激，意识不清、肢体骨关节挛缩畸形、下运动神经元受损、局部对功能性电刺激无反应者禁用神经功能性电刺激。

3. 注意事项

（1）此疗法必须与其他疗法相结合，如运动训练、心理治疗相结合，才能取得更好的效果。

（2）操作者需准确掌握刺激点的解剖、生理等。

第二节　中频电疗法

一、概述

（一）定义与分类

1. 定义　应用频率 100~100000Hz 的脉冲电流治疗疾病的方法，称中频电疗法。

2. 分类

（1）干扰电疗法：①传统干扰电疗法。②动态干扰电疗法。③立体动态干扰电疗法。

（2）等幅中频电疗法：①音频电疗法。②音频电磁场疗法。③超音频电疗法。

（3）调制中频电疗法：①正弦调制中频电疗法。②脉冲调制中频电疗法。

（4）低中频电混合疗法：①音乐电疗法。②波动电疗法。

（二）电学基础

1. 载频 载波的频率称为载频。

2. 载波 调制波中，被低频调制的中频震荡波称为载波。

3. 调频 调频即频率调制的简称。

4. 调幅 振幅调制简称调幅，即使载波按照所需传送信号变化规律的调制方法。

5. 调频波 经过调频的电波称调频波。

6. 调幅波 经过调幅的电波称调幅波。

7. 微分波 方波脉冲经微分电路而获得的脉冲电流称微分波。

8. 积分波 方波经积分电路而获得称积分波。

（三）电流的作用特点

1. 人体组织对不同频率电流的电阻不同，对低频电流的电阻较高。随着电流频率增高，人体的电阻逐渐下降。因此，中频电流较低频电流的阻抗低。

2. 无电解作用。电极下没有酸碱产物产生。

3. 对神经肌肉的作用。中频电流能够产生兴奋作用是综合多个周期的连续刺激，达到足够强度并处于神经肌肉绝对不应期意外的时期才能引起兴奋。

4. 对感觉神经的作用。皮神经和感受器没有强烈的刺激，电流强度增大时只有针刺感，无明显的不适和疼痛。

5. 改善局部血液循环。

（四）治疗作用

1. 促进局部血液循环。

2. 镇痛。

3. 消炎。

4. 软化瘢痕，松解粘连。

5. 神经肌肉刺激作用。

二、干扰电疗法

干扰电疗法又称交叉电疗法，是将两组或三组不同频率的中频电流交叉地输入人体，在体内发生干扰后产生低频调制的中频电流，这种电流称为干扰电流。应用这种干扰电流治疗疾病的方法称为干扰电疗法，可分为传统干扰电疗法（静态干扰电疗法）、动态干扰电疗法、立体动态干扰电疗法三种。

（一）传统干扰电疗法

传统干扰电疗法，即静态干扰电疗法，是将两路频率分别为 4000Hz 和（4000±

100) Hz 的正弦交流电，通过两组（4个）电极交叉输入人体，在电场线的交叉部位形成干扰电场，产生差频为 0~100Hz 的低频调制中频电流。该电流即干扰电流。

1. 作用特点

（1）与一般电疗法的区别：治疗时不是用一种电流而是同时用两种电流，不是用两个电极而是用四个电极。通过四个电极将两路频率相差100Hz的中频交流电［一种为4000Hz，一种为（4000±100）Hz］交叉地输入人体。

（2）频率特点：在四个电极下起作用的是幅度恒定的中频交流电，机体易于适应，刺激性也少；在两路电流交叉的深处，因电学上的差频现象而产生显著的治疗作用，由0~100Hz 的低频调制中频电流。这种电流不是体外输入的，而是体内产生的。这种"内生"的电流是干扰电疗法最突出的特点，"内生"的低频调制中频电流可以同时发挥低频电与中频电的双重治疗作用。

（3）两组电流中的一组电流频率固定，另一组电流频率在一定范围内变化：每15秒由 3900~4000Hz 或由 4000~4100Hz 变化 1 次，与第一组交叉后得出每 15 秒由 0~100Hz 的差频变动；每 15 秒在某一频率上做小范围来回变动，如一组固定为 4000Hz 另一组由 4025~4050Hz 的变化，因此差频发生每 15 秒由 25~50Hz 的小范围波动，可以固定在（400±100）Hz 的任一频率上，使差频为一固定值，如固定于 4090Hz，与另一组交叉后，即得出 90Hz 的差频。频率在一定范围内变动可以避免机体产生适应性。频率固定则可根据不同的治疗目的选用不同的低频调制频率。

2. 治疗作用

（1）促进血液循环。干扰电流具有促进局部血液循环的作用，局部血液循环的改善有利于炎症的消退，渗出液和水肿的吸收。

（2）镇痛。干扰电流可以抑制感觉神经，刺激、激活内啡肽系统，使皮肤痛阈明显上升。

（3）消肿。干扰电流作用于自主神经系统以消肿。

（4）治疗和预防肌肉萎缩。

（5）调节自主神经与内脏功能。

（6）促进骨折愈合。

3. 治疗技术

（1）仪器设备：目前，国内外干扰电疗机的两组输出电流多为频率相差 100Hz 的正弦交流电，一组为 4000Hz，另一组为（4000±100）Hz。

采用四个电极或四联电极，治疗时务必使病灶部位处于两路电流交叉的中心，以固定法、移动法或吸附固定法（吸附电极有负压装置，以每分钟 16~18 次频率吸附。此法除干扰电流作用外，尚有负压按摩作用）进行治疗。治疗时可以用一对双四联电极或一个单四联电极，减少使用电极数，操作得以简化。电流强度一般以患者耐受量为宜，每次 20~30 分钟，每日 1 次，10 次为 1 个疗程。

（2）操作方法

①固定法：选用 4 块大小合适的电极，与电极相连接的 4 根导线分为两组，每组两

根导线。一组导线连接至治疗机的一路输出孔，另一组导线连接至另一路的输出孔。这两组不同频率的电极交错放置，使病灶处于 4 个电极的中心，即电流交叉处。根据治疗需要选用不同的差频，每次治疗选用 1~3 种差频，每种差频治疗 5~15 分钟，总治疗时间 15~30 分钟。

②抽吸法：采用负压装置与吸附电极。治疗时将吸附电极置于治疗部位的皮肤上，使病灶处于 4 个电极的中心。先开动负压装置，开始抽气，电极吸附于皮肤上，再接通干扰电流。负压装置以每分钟 16~18 次的频率，抽吸频率能根据吸盘内负压的大小自动调节。负压大时抽吸的频率自动下降，负压小时抽吸的频率自动回升，因此抽吸的频率按照负压的变化而呈规律性波动，在治疗区产生按摩作用。治疗的差频、剂量、时间、行程与质定法相同。

③运动法：采用两个手套电极，相当于两极法。一个手套电极的导线连接至治疗机的一路输出孔，另一个手套电极的导线连接至另一路的输出孔，治疗时操作者的双手分别插入两个手套电极的固定带下，双手下压，务必使整个电极与患者皮肤充分接触，并在治疗区内移动。操作者可通过改变双手压力的大小及电板，以及与患者皮肤的接触面积调节电流的刺激强度。一般采用 50~100Hz 或 0~100Hz 的差频使肌肉发生短时间的显著收缩，以松弛肌紧张，消除局部水肿，或引起肌肉节律性收缩，加强静脉和淋巴回流。痛点治疗时，操作者以手套电极的指尖部分分别放在痛点两侧，相距 2~3cm。选用 50Hz 差频，患者自调电流强度至引起典型的疼痛为止，持续 30~60 秒，然后停止刺激。此时疼痛将减弱或消失。如止痛效果不显著，可在几分钟后重复操作 1~2 次。

④干扰运动刺激疗法：治疗时电极的放置方法以使尽可能大的电流沿着肌纤维的走行方向通过肌肉为原则。刺激肢体较大肌肉时通常可以引起关节运动，进行增强肌力治疗时可用较大电流。为了避免损伤，应适当控制电流的强度。肌肉松弛时，为防止患肢突然无控制地落回原来的位置，要采用适当的支持物支持患肢；肌痉挛时电流强度应较小。

⑤干扰电超声联合疗法：操作方法与干扰电、超声疗法相同。声头下需使用能导电的耦合剂。干扰电流采用耐受量，超声强度采用 0.5W/cm^2，每次治疗 10~15 分钟。

（3）操作程序：根据治疗部位选择适当电极，衬垫用温水浸湿。检查两组输出是否处在"零"位，差频数值显示开关是否在显示位置上。接通电源，指示灯亮。先开电源开关，后放电极，此操作步骤与其他电疗仪不同。如差频治疗仪显示屏不亮，应重新开 1 次差频数值显示开关。

患者取舒适体位，暴露治疗部位，按处方要求选择固定电极，务使两路电流电场线交叉于病灶处。操作时，同路电极不要互相接触，4 个电极之间距离根据部位大小决定，输出钮将电流量调至医嘱要求规定略低处，数分钟后再调准。治疗完毕，将电流输出钮调至"零"位，取下电极，分开放置（使之不接触），关闭电源。

（4）临床应用

①适应证：周围神经损伤或炎症引起的神经麻痹、肌肉萎缩、神经痛、骨关节和软组织疾患（肩周炎、颈椎病、腰椎间盘突出症、软组织扭挫伤、肌筋膜炎、肌肉劳损、

关节炎、狭窄性腱鞘炎、坐骨神经痛）、术后肠粘连、注射后硬结、缺血性肌痉挛、雷诺病、闭塞性动脉内膜炎、肢端发绀症、骨折延迟愈合、术后粘连、术后肠麻痹、内脏平滑肌张力低下（胃下垂、弛缓性便秘）、胃肠功能紊乱、儿童遗尿症、尿潴留及妇科慢性炎症。

②禁忌证：急性炎症、出血倾向、孕妇下腰腹部、局部有金属异物、严重心脏病等。

③注意事项：电极放置原则是两组电流一定要在病变部位交叉，同组电极不得互相接触；在调节电流强度时必须两组电流同时调节，速度一致，强度相同；电流不可穿过心脏、脑、孕妇下腹部及体内有金属物的部位。

（二）动态干扰电疗法

动态干扰电疗法是在静态干扰电流的基础上使中频电流的幅度被波宽为6秒的三角波所调制，发生一个周期为6秒的缓慢的低幅度变化。两组电流的输出强度发生周期为6秒的节律性的交替变化，甲组电流增强时乙组电流减弱，6秒后反之，乙组电流增强时甲组电流减弱。如此反复循环，称之为动态干扰电。

动态干扰电对人体的作用与传统干扰电相同，但因电流强度不断发生节律性动态变化，机体组织不易产生适应性，并能使深部组织获得更加均匀的作用强度，故有助于获得较好的治疗效果。动态干扰电疗法的治疗技术、临床应用范围与传统干扰电疗法相同。

（三）立体动态干扰电疗法

立体动态干扰电疗法是在传统干扰电疗法和动态干扰电疗法的基础上进一步发展起来的。治疗时将三路在三维空间流动的500Hz交流电互相叠加交叉输入人体。

1. 电流特点
（1）立体的刺激效应。
（2）多部位的刺激效应。
（3）强度的动态变化效应。
（4）受刺激部位的动态变化。

2. 作用原理
（1）空间效应。
（2）影响细胞的功能。

3. 治疗作用　立体动态干扰电的治疗作用与传统干扰电流相仿，但因强度和刺激部位大于传统干扰电，且有较大的动态变化，刺激的形式不同于传统干扰电，故治疗作用强于传统干扰电疗法。

4. 治疗技术
（1）仪器设备：立体动态干扰电疗法使用的是星状电极，有两种大小不同的电极，适合于不同部位的治疗。每次治疗采用一对电极。每个星状电极上有排列呈三角形的3

个适合的小电极，每对星状电极的左右两对小电极的方向是相反的，每对电极相应方向的 3 对小电极分成 3 组，每组两个小电极，连接治疗仪的一路输出，3 对小电极可同时输出电流。

（2）操作方法：选用大小合适的电极。为了达到三路电流真正的立体交叉，必须注意电极放置方向。①对置法：两个星状电极及其导线在治疗部位的上下或两侧反方向放置，立体动态干扰电疗法通常采用对置法，电流作用较深。②并置法：两个星状电极及其导线在治疗部位表面同方向放置。并置法作用表浅，较少采用。治疗时应注意使星状电极各个小电极均与皮肤接触良好，以使三路电流都能充分进入人体。

根据需要，每次治疗选用 1~3 种差频，每种差频治疗 5~10 分钟不等，每次治疗 20 分钟，每日或隔日 1 次，10~15 次为 1 个疗程。

5. 临床应用

（1）适应证：立体动态干扰电疗法的临床应用范围与传统干扰电疗法相同。

（2）禁忌证：同传统干扰电疗法。

三、调制中频电疗法

调制中频电疗法又称脉冲中频电疗法，使用的是一种低频调制的中频电流，幅度随着低频电流的频率和幅度的变化而变化。调制中频电具有低、中频电流的特点和治疗作用。

以低频正弦波调制的中频电流称正弦调制中频电流。应用多种低频脉冲电流调制的中频电流称脉冲调制中频电流。低频调制波频率多为 1~150Hz 的低频电流，波形有正波、方波、三角波、梯形波等；中频载波频率多为 2~8kHz 的中频电流，电流的波形、幅度、频率、调制方式不断变化。调制中频电流因调剂方式不同，分为连调、断调、间调和变调四种波形。

（一）基础知识

1. 低频调制波　低频调制波调制中频电流的振幅，又称调制信号。调制中频电流的调制波的频率通常为 10~150Hz。这是低频脉冲电流治疗的最佳频率。

调制波的波形有两大类：一类是正弦波。正弦波调制中频电流产生正弦调制中频电流。另一类是脉冲波，如方波、指数曲线波（积分波、三角波）、梯形波、锯齿波、微分波（尖脉冲波）等，脉冲波调制中频电流产生脉冲调制中频电流。

2. 调制方式　不同的调制方式所产生的调幅波形式不同。频电疗法通常采用四种不同调制方式的调制波（调幅波）。

（1）连续调制波：又称连续调幅波（连调波）。在这种调制方式中，调幅波连续出现。

（2）断续调制波：又称断续调幅波（断调波）。在这种调制方式中，调制波与等幅波交替出现，即调制波断续出现。

（3）间歇调制波：又称间歇调幅波（间调波）。在这种调制方式中，等幅波与断电交替出现，断续出现调幅波。

（4）变频调制波：又称变频调幅波（变调波）。在这种调制方式中，两种不同频率的调制波交替出现，是一种频率交变的调幅波。

3. 调幅度　各种调制电流可以全波、正半波或负半波的形式出现。各种调幅电流有不同的调幅度，调幅度的深浅表示低频成分的大小，调幅度为 0 时，中频电流没有调制。为等幅中频电流，没有低频成分，刺激作用不明显。逐渐增加调幅度时，低频的成分逐渐增大，刺激作用逐渐增强。

（二）治疗原理

1. 兼有中频、低频的特点。

2. 电学参数多变，不易产生适应性　调制中频电有四种波形和不同的调制频率、调制幅度，其波形、幅度和频率不断变换，人体不易对其产生适应性。

（三）治疗作用

1. 镇痛。

2. 促进血液循环。

3. 促进淋巴回流。

4. 兴奋神经肌肉。

5. 提高平滑肌张力。

6. 调节自主神经功能。

7. 消炎。

（四）治疗技术

1. 使用仪器　采用电脑调制中频治疗仪。此仪器可以输出按不同病种需要编定的多步程序处方，处方综合了所需要的各种治疗参数，治疗时可根据疾病选用不同的电流处方。电脑调制中频电疗机具有操作简便、治疗电流多样化、患者不易产生不适、治疗时间准确等优点。有的治疗机还有自选电流种类和参效功能，可由使用者按需调配。

2. 操作方法　调制中频电疗法，治疗电极采用导电硅胶电极，操作方法与中频电疗法相同；调制中频电疗法中的药物离子导入，必须采用半波整流型调制中频电流，用于直肠内前列腺部位治疗时，直肠电极为主极，电极外涂凡士林后插入直肠，使作用面朝向前列腺，通过输液装置向直肠电极内灌入药液，药液总量 50~75mL，先灌入 1/3 药量，其余在治疗过程中点滴注入，副电极置于耻骨联合上方。

3. 操作程序　将仪器接通电源，选择大小适宜的电极板和衬垫，或涂抹导电胶后再接上输出导线与仪器连接。然后将电极放在患者裸露的治疗部位上，用沙袋或固定带固定电极。开启电源，根据疾病诊断和医嘱，按动程序处方键，选择治疗所需的程序处方。检查输出旋钮，使之处于"零"位，然后调节治疗时间，进入倒计时状态。最后调节电流输出，使之达到所需的适宜电流强度。

治疗时电板下有电刺激、麻、颤、肌肉收缩感，可根据患者感觉和耐受程度调节电流量。治疗完毕，将剂量旋钮转至"零"位，关闭电源，取下电极。

（五）临床应用

1. 适应证 颈、肩、背、腰、腿痛等，肌肉拉伤，肌纤维组织炎，腱鞘炎，滑囊炎，关节纤维性萎缩、瘢痕、粘连，注射后硬化，面神经炎，肌萎缩，胃肠张力低下，尿路结石，慢性盆腔炎，术后肠麻痹，中枢性瘫痪（脊柱相应节段及肢体采用断调波，痉挛明显者用100Hz，轻度痉挛者用100~30Hz，调幅50%~75%），小儿脑性瘫痪（脑瘫患儿肌无力者采用间调、断调波，30~100Hz，调幅50%~100%；肌强直者采用变调波，70Hz，调幅75%；肌痉挛者采用连调波，100~120Hz，调幅50%），周围神经炎或损伤引起的周围性瘫痪，血管神经性头痛（采用连调波、间调波），胃、十二指肠溃疡（采用调制中频电连调、变调、间调波，作用于上腹、背部、颈交感神经节部位治疗），慢性胆囊炎（采用调制中频电或半波调制中频电导入硫酸镁治疗），尿路结石（采用断调波和短波透热治疗），慢性前列腺炎（通过直肠电极以半波调制中频电导入抗菌药物、止痛剂治疗），脊髓损伤引起的神经源性膀胱功能障碍，张力性尿失禁，尿潴留等。

2. 禁忌证 局部有恶性肿瘤，活动性肺结核，急性化脓性感染，出血性疾患，局部有金属固定物，置入心脏起搏器，有严重心、肺、肾脏疾病者。

3. 注意事项

（1）根据患者病情选择合适的治疗处方。

（2）连续采用两个治疗处方治疗或使用一个治疗处方而需更改电流处方前，应先将电流输出调回"0"位，不要在治疗中途更换电流处方。

第三节 高频电疗法

一、概述

（一）定义与分类

1. 定义 采用频率为100~300000MHz、波长3000m~1mm的高频电流或其所形成的电场、磁场或电磁场治疗疾病的方法称高频电疗法。

2. 分类 医用高频电根据波长、频率分为长波、中波、短波、超短波和微波5个波段。

（二）电学基础

1. 电场 电荷的电力所能及的空间称为电场。电场是电荷周围存在的一种特殊物质。电荷与电场不可分割。引入电场中的任何带电体都会受到电场的作用。引入电场中的导体或电解质分别产生静电感应或极化现象。

2. 磁场 磁极的磁力所能及的空间称为磁场。任何运动的电荷或电流的周围空间除了电场以外也存在磁场。

3. 电磁场 高频电流产生的交替变化的电场和磁场称为电磁场。任何电场的强度、速度和方向的变化都会使其周围产生磁场。任何磁场的强度、速度和方向的变化都会使其周围产生电场。它们的变化都是相应的、交替发生的、不可分割的、相互联系的。

4. 电磁波 电磁场向空间的传播称为电磁波。变化的电场与变化的磁场不断交替地循环产生，并由近及远地向周围传播扩大。电磁波的传播过程伴随着能量的传播。电荷运动的速度越快、频率越高，所辐射的能量越强。

5. 振荡电流 凡电流的强度与电压随着时间做周期性变化的电流称为振荡电流。振荡电流周围存在电磁场，向空间传播电磁波，同时伴随着能量的传播和变化。不同种类振荡电流的电磁波在传播过程中能量变化的方式不同，导致电磁波的波形不同。

6. 波速、波长和频率 电磁波传播的速度等于光速，即 3×10m/s 系一常数，电磁波的一个波峰至相邻的波峰之间的长度为波长（L）。波长的计量单位为千米（km）、厘米（cm）、毫米（mm）、微米（μm）、纳米（nm）。

7. 电流、电阻、电压与功率 电荷在物体内流动即形成电流。每单位时间内流过的电量为电流强度。电流强度的计量单位为安培（A）、毫安（mA）、微安（μA）。电流流动过程中所遇到的阻力为电阻（R）。电阻的计量单位为欧姆（0）。驱使电流流过电阻的压力为电压（U）。电压的计量单位为千伏（kV）、伏（V）、毫伏（mV）、微伏（μV）。电流强度与电压的乘积为功率（P）。功率的计量单位为千瓦（kW）、瓦（W）、毫瓦（mW）。电流强度、电压与电阻的关系是电流强度与电压（U）呈正比，与电阻（R）呈反比，即欧姆定律。

（三）物理特性

1. 对神经肌肉无兴奋作用。人体组织电阻率低，引起神经、肌肉兴奋的脉冲电持续时间必须>0.01ms，而1kHz以上的高频电的脉冲持续时间<0.01ms，所以对神经肌肉无兴奋作用。

2. 治疗时电极可不接触皮肤。组织对电流的阻力小，电流可畅通无阻地进入人体深部，临床多以电容法、电感场法、辐射法进行治疗。

3. 无电解作用。因频率高，属于正弦交流电，周期性变换电流方向，不会出现电解、电泳、电渗现象，对皮肤无刺激。

4. 温热效应明显，因欧姆损耗或介质损耗而产热，对皮肤无刺激，但过热可引起皮肤烫伤。

5. 主要作用机制是通过离子高速振荡产生传导电流，偶极子高速旋转产生位移电流。

6. 对神经肌肉的作用是降低神经兴奋性，缓解肌肉痉挛。

（四）生物物理效应

1. 热效应 改善血液循环；镇痛；消炎；降低肌肉张力；加速组织生长修复；提

高免疫力；治疗肿瘤。

2. 非热效应 小剂量高频电作用于人体时，在组织温度不高、没有温热感觉的前提下，组织内仍有离子、偶极子的高速移动，偶极子和胶体粒子的旋转，高频电磁波的谐振，细胞膜上荷电离子浓度的改变，以及细胞膜通透性的改变，细胞结构的改变等，此时虽然无组织温度的明显增高但却会有较明显的生物学效应。

（五） 安全与防护

1. 安全技术 ①设备的安全措施。②操作的安全要求。

2. 辐射的防护 ①辐射对身体健康的影响。②辐射对人体健康的影响。③辐射源的情况。④环境的情况。⑤受辐射者的情况。

3. 辐射的防护措施 ①环境设施的防护。②高频电辐射源的防护。③操作人员的防护。

二、短波电疗法

采用波长 100~10m 的高频正弦交流电所产生的高频电磁场用于疾病治疗的方法，称为短波疗法。由于短波电疗以温热效应为主，故又称短波透热疗法。常用的频率与波长：①频率 13.56MHz，波长 22.12m。②频率 27.12MHz，波长 11.06m。

（一） 短波电流的生物物理学特征

1. 治疗时电极能离开皮肤 由于频率高，电容的容抗可下降到只有数百或数十欧姆，使得电流易于通过。因此，采用短波治疗时，电极可以离开皮肤。这使操作变得简便，优势明显，适用于凹凸不平部位的治疗、隔着衣物治疗等。

2. 作用较均匀 短波范围频率较高，体内组织电容对这种电流的容抗较小，因此易于通过组织内电容及电阻，使电流在组织中的分布均匀。

3. 短波线圈场作用的特点 ①避免脂肪过热：重点作用于肌肉等电阻小的组织。②作用不够深：由于涡流主要在电阻小的肌肉等组织中产生，电磁能量大多消耗在这些组织之内，因此深于肌层的组织中无更多的能量。这就使线圈场的作用很难达到肌层以外的深度。

4. 短波电容场的作用特点 ①易出现脂肪过热现象。短波电流通过时，脂肪中的产热为肌肉的 5.7 倍。由于脂肪中的血管较小，热量不易被血流带走，故温度的升高比供血丰富的肌肉还高。因此，电容场治疗中易出现脂肪比肌肉热得多的现象，此称为脂肪过热。②调节间隙大小，可以使短波作用于深部。

（二） 短波的治疗作用及原理

1. 改善组织血液淋巴循环 中小剂量的短波能促进深部组织的血液循环，有明显的血管扩张和血流加速现象，能促使病理产物的排除，有利于亚急性炎症和慢性炎症的吸收与消散。中小剂量的短波可加速淋巴回流，使网状内皮系统吞噬功能增强，使人体的免疫能力得到很大改善。

2. 镇静，止痛，缓解肌痉挛　短波的热作用能够降低神经兴奋性，缓解平滑肌及骨骼肌痉挛。

3. 改善器官功能　①促进肺内慢性炎症吸收，改善换气功能。②短波可使肝脏的解毒功能增强，胆汁分泌增加。③作用于肾区，可使肾血管扩张，血流量增加，促进排尿，使肾功能得到改善。④促进肾上腺皮质分泌，改善机体的适应能力。⑤作用于胃肠区，能够缓解胃肠平滑肌的痉挛，改善营养、分泌、吸收功能，并有止痛作用。⑥促进骨折愈合和神经再生。⑦增强单核吞噬细胞功能，有利于炎症的控制。

4. 大剂量的短波电流　能够杀灭肿瘤细胞或抑制肿瘤细胞的增殖，阻滞其修复。

5. 脉冲短波的非热效应　用于治疗急性炎症。

（三）　治疗技术与方法

1. 主要技术指标　常用短波电疗机，输出波长 22m 和 11.06m，频率 13.56MHz 和 27.12MHz，最大输出功率 200～300W，采用电磁感应和电容场法，以连续波或脉冲波输出。

2. 常用治疗方法

（1）电容场法：圆形或长方形电极。放置方法：并置法、对置法、单极法。电极与皮肤保持一定距离，可用毛毡或毛巾做衬垫，也可用空气。

（2）电缆电极法：盘缆法、缠缆法（<4 圈）、圆盘电极（鼓状电极）。

3. 治疗量　无热、微热、温热量、热量。急性病变用脉冲，无热量；慢性病变用微-温热量；肿瘤用热量。每次 15～20 分钟，1 日 1 次，10～15 次为 1 个疗程。

4. 注意事项

（1）治疗室需绝缘，木地板，木床，治疗仪接地线。

（2）治疗部位不能有金属物品。

（3）治疗部位应干燥，禁止穿潮湿的衣物进行治疗。

（4）患者取舒适体位，治疗部位不平整时需加衬垫，使间隙加大；骨凸部位加厚衬垫，以免电力线集中穿过引起烫伤。

（5）电极宜大于病灶，电极板及电缆线均不能直接接触皮肤。

（6）输出导线不能交叉或打卷，不能相碰，否则会发生短路、电缆烧毁等影响治疗。电缆线不能直接接触患者皮肤，须用毛巾隔开。

（7）每次治疗必须调节调谐旋钮，使机器处于谐振状态。如果治疗量不合适，可通过加大电极间隙或降低电压进行调整。

（8）治疗中患者不能接触机器或其他金属物，要经常询问治疗反应，及时调整剂量，特别是感觉障碍者。

（9）头部治疗时剂量不宜过高。高频电作用于半规管可引起头昏。

（10）当日进行 X 线诊断或治疗的部位不宜进行治疗。

（四） 临床应用

1. 适应证 各种亚急性和慢性炎症，骨关节退行性病变，血肿，关节积液，血栓性静脉炎恢复期，肌纤维组织炎，肌肉、韧带劳损，肌肉痉挛，平滑肌痉挛。

2. 禁忌证 恶性肿瘤（大功率热疗除外），有出血倾向，活动性肺结核，妊娠，身体局部有金属物，安有起搏器者。

3. 注意事项

（1）治疗室需用木地板、木制床椅，暖气片等金属制品要加隔离罩，治疗机必须接地线。各种设施应符合电疗技术安全要求。

（2）除去患者身上所有金属物（包括金属织物），禁止在身体有金属异物的局部治疗。

（3）治疗部位应干燥，除去潮湿的衣物、伤口的湿敷料，擦干汗液、尿液和伤口的分泌物。

（4）治疗时患者采取舒适体位，治疗部位不平整时应适当加大治疗间隙。

（5）在骨性突出部位，如肩关节、膝关节、踝关节治疗时，宜置衬垫，以免电场线集中于凸起处，导致烫伤。

（6）点击面积应大于病灶，且与体表平行。

（7）两电极电缆不能接触、交叉或打卷，以防短路；电缆与电极的接头处及电缆与皮肤间需以衬垫隔离，以免烫伤。

（8）治疗中患者不能触摸仪器及其他物品，治疗师应经常询问患者的感觉并检查感觉障碍者治疗局部，以防烫伤。

三、超短波电疗法

采用波长 10~1m 的高频等幅振荡电流在人体所产生的电场作用以治疗疾病的方法，称超短波电疗法。常用频率为 40.68MHz，波长 7.37m，功率 200~400W。

（一） 治疗作用与原理

作用于机体产生热效应和非热效应。因频率较短波高，非热效应显著，故热效应比短波更深、更均匀。

1. 产生机制

（1）热效应：由于频率高，组织容抗小，电流很容易通过，不良导体甚至像骨等介质也能通过。电力线分布较均匀，而且深。它主要以位移电流方式通过机体组织，以介质损耗方式产热。超短波疗法采用电容场法进行治疗，人体作为介质置于两个电极之间，产热方式同短波电容场法。因超短波频率高于短波，人体对超短波的阻抗更低，所以脂肪不厚时可以作用到较深部位，作用也较均匀。双极对置时可达到骨部。脂肪过厚，作用深度会受到影响，可通过增加电极间隙和增加机器输出电压予以解决。

（2）非热效应：超短波较短波明显。非热效应的原因：①乳脂、红细胞沿电力线呈串珠状排列。②电子、离子、电介质旋转、振动。③对频率组织有选择作用，不同的组织结构、不同的细胞能产生最大吸收，产生热量，虽不感觉热，但仍有生物学效应。④超短波振荡，离子、偶极子旋转振荡，与周围组织接触多，物质交换多，产生生理学作用。

2. 治疗作用

（1）对心血管的作用：中小剂量可使血管扩张，血流加速，血管壁的通透性升高，有利于水肿消散，炎症代谢产物和致痛物质的排除，组织营养代谢得到改善。中等剂量可通过兴奋迷走神经使血管舒张，血流加快。剂量过大时，可使血管麻痹、淤血等。

（2）对神经系统的作用：可抑制感觉神经，起镇痛效果。中小剂量可以加速神经纤维再生，使传导速度提高；剂量过大则抑制其再生。中小剂量作用于头部，会出现嗜睡等中枢神经抑制现象，大剂量可使脑脊髓膜血管通透性增强而增高颅内压。可兴奋迷走神经，调节相应脏器、血管的功能。由于大脑组织和脊髓对超短波具有较显著的敏感性，所以对脑组织和脊髓的种种炎症具有直接消炎作用。

（3）对网状内皮系统及免疫功能的作用：中小剂量时吞噬能力加强，有利于炎症的控制和消散；大剂量时则抑制。

（4）对内分泌系统的作用：对内分泌腺尤其是性腺非常敏感，大剂量时可引起性腺功能或形态学方面的改变。作用于肾上腺区时，髓质会明显充血，肾上腺素分泌增多。作用于脑垂体，可增加促肾上腺皮质激素等的增加，血糖有短时上升，其后迅速下降。

（5）对脏器的作用：可缓解胃肠痉挛，增强黏膜的血供和营养，改善吸收和分泌功能；能促进胆汁分泌，增强肝脏解毒功能；能使肺部血管扩张，改善呼吸功能；能使肾小球血管扩张，血流增加，泌尿增多。

（6）对血液和造血器官的作用：中小剂量可使血沉加快，使周围血液中白细胞总数、嗜伊红细胞和单核细胞数增多，凝血时间缩短；小剂量能刺激骨髓造血功能；大剂量则抑制骨髓造血功能。

（7）对生殖系统的作用：小剂量可调节性腺功能，大剂量则抑制。

（8）对新陈代谢的作用：小剂量可刺激组织新陈代谢，使酶活性增加，氧化过程增加，从而促进肉芽和结缔组织的再生，加速伤口愈合。

（9）对炎症的作用：抗炎作用显著。①改善局部血液和淋巴循环，使血管渗透性增强；局部白细胞和抗体升高，使炎症病灶迅速局限，病理产物和细菌毒素加速排出，消炎药物比较容易进入病灶。②使病灶部位的 pH 值向碱性转化，缓解酸中毒，使治疗部位的 Ca^{++} 增加，K^+ 下降，组织兴奋性降低，局部渗出减少，有利于炎症的吸收和消散。③有明显的脱水作用，能促使病灶组织干燥，避免水肿。④使网状内皮系统和白细胞吞噬功能增强，补体、凝集素增加，提高非特异性的免疫功能。⑤肌纤维母细胞及纤维分裂增加，使结缔组织的再生增强，血管内皮细胞、结缔组织细胞增加，肉芽组织增生，加速伤口愈合。⑥超短波作用下，可给细菌造成不良的生长环境，间接抑制细菌生长繁殖。超短波电场的振荡和内生热作用也有直接抑制细菌的作用。⑦超短波能使感觉神经兴奋性降低，抑制传导，止痛。

（二）治疗技术与方法

1. 电极　采用电容场法，板状电极，应比病灶面积稍大，1.2∶1。

2. 电极间隙　间隙大小决定电场作用的深度和均匀性，间隙小时电力线密，集中在表浅处；间隙大时电力线分布均匀，作用较深。对凹凸不平的表面应加大间隙，避免形成灼伤。浅组织病变1~2cm，深部组织3~6cm。

3. 放置　①对置法：作用较深。②并置法：作用较浅，面积较大。③单极法：适用于小面积、小功率。

4. 治疗量、时间、疗程同短波。

5. 注意事项同短波。

6. 适应证和禁忌证同短波。

第四节　光疗法

一、概述

（一）紫外线的特性

应用紫外线治疗疾病的光疗方法称为紫外线疗法。紫外线是不可见光，在光谱中紫外线波长最短，因而紫外线光子能量大，光化学、生物学作用更强。

国际上通常把紫外线光谱分为三个波段：①长波紫外线（UVA），波长400~320nm。②中波紫外线（UVB），波长320~275nm。③短波紫外线（UVC），波长275~180nm。

（二）生物学作用

紫外线透入人体皮肤的深度不超过0.01~1mm，大部分在皮肤角质层中吸收，使细胞分子受激呈激发态，形成化学性质极活泼的自由基，因而产生光化学反应，如光分解效应、光化合效应、光聚合作用和光敏作用。当达到一定照射剂量时，可引起蛋白质发生光解或核酸变性，细胞损伤后影响溶酶体，产生组织胺、血管活性肽、前列腺素等体液因子，通过神经反射与神经-体液机制，经过一定时间，照射区皮肤出现红斑。

（三）治疗作用

1. 红斑量紫外线照射是强有力的抗炎因子，尤其对皮肤浅层组织的急性感染性炎症效果显著。作用机理：①杀菌。②改善病灶的血循环。③刺激并增强机体免疫功能。

2. 小剂量紫外线照射可促进组织再生，骨创伤、周围神经损伤等均可应用小剂量紫外线促其再生。作用机理：①加强血液供给，有利于营养物质进入。②加速核酸合成和细胞分裂。

3. 红斑量紫外线照射具有显著的镇痛作用，无论感染性炎症疼痛还是非感染性炎症疼痛、无论风湿性疼痛还是神经痛均有很好的镇痛效果。作用机理：①直接作用于表皮深层的感觉神经末梢，使其进入间生态或使其发生可逆的变化。②对于较深层组织止痛，可用掩盖效应来解释紫外线红斑所产生的冲动与痛觉冲动在传入经络上的互相干扰。

4. 紫外线照射后，在体内产生与蛋白质结合的组织胺具有一定的抗原性能。剂量渐增的紫外线重复照射所产生的组织胺，可促进机体分泌组织胺酶以破坏体内过量的组织胺，从而起到非特异性的脱敏作用。此外，紫外线照射后可使维生素D增多，致使机体对钙吸收增多。钙离子可降低神经系统兴奋性和血管通透性，亦有利于减轻过敏反应。

5. 预防和治疗佝偻病和软骨病。机体组织缺钙，则小儿易患佝偻病，成人尤其是孕妇易患软骨病，还易发生骨折、骨髓炎、龋齿等，采用全身无红斑量紫外线照射，可促进维生素D的生成，调节钙磷代谢，预防和治疗由紫外线缺乏带来的疾病。

6. 增强免疫功能。机体长期缺乏紫外线照射，可导致免疫功能低下，对各种病原微生物的抵抗力减弱，易患各种传染病，如皮肤化脓性炎症、感冒、流感、肺结核、气管炎及肺炎等。无红斑量紫外线照射可使皮肤的杀菌力增强，并增强巨噬细胞系统功能，提高巨噬细胞活性，使体液免疫成分含量增多、活性增强，从而提高机体的特异性和非特异性免疫功能。

二、临床应用

（一）适应证

1. 体表照射（局部）　疖肿、痈、急性蜂窝织炎、急性乳腺炎、毛囊炎、血肿、丹毒、急性淋巴管炎、急性静脉炎；肌炎、腱鞘炎；褥疮、冻疮、伤口慢性溃疡；风湿及类风湿性关节炎；神经（根）炎；玫瑰糠疹、带状疱疹、脓疱状皮炎等。

2. 体腔照射　急慢性咽炎、急性扁桃体炎、口腔溃疡、新生儿鹅口疮、口角炎、唇炎、地图舌、疱疹性口咽、根尖周炎、智齿冠周炎；急慢性鼻炎、过敏性鼻炎、鼻前庭炎、鼻前庭疖、鼻黏膜萎缩；外耳道炎、外耳道疖肿、外耳道霉菌感染、耳软骨膜炎、急性中耳炎、急性鼓膜炎；阴道炎、宫颈炎、会阴侧切术后预防感染；肛管炎、肛裂、直肠炎、隐窝炎、窦道。

3. 全身照射　全身无红斑量紫外线常用于预防和治疗佝偻病、软骨病、骨质疏松、流感、伤风感冒等。

（二）禁忌证

大面积红斑量紫外线照射对于活动性肺结核、血小板减少性紫癜、血友病、恶性肿瘤、急性肾炎或其他肾病伴有重度肾功能不全、重度肝功能障碍、急性心肌炎、对紫外线过敏的一些皮肤病（急性泛发性湿疹、光过敏症、红斑性狼疮的活动期等）。全身无红斑量照射禁止用于小儿严重渗出性疾病。

（三）　注意事项

1. 紫外线辐射可使空气产生臭氧，治疗室应通风良好。
2. 患者和操作者需戴防护眼镜或患者用盐水纱布遮盖眼部，以免发生电光性眼炎。
3. 注意保持灯管清洁，防止灰尘积存。
4. 照射部位涂有药物时，应先清除，以免发生光敏反应；照射创面有坏死组织及脓性分泌物时，应先清洁创面；照射头部时，宜把头发剃光。

第五节　超声波疗法

一、概述

超声波是指频率在 20kHz（千赫兹）以上，不能引起正常人听觉反应的机械波。超声波疗法是应用超声波作用于人体以达到治疗疾病目的的一种物理治疗方法，常用频率为 800~1000kHz。超声波治疗有常规剂量治疗法、综合治疗法和大剂量治疗法三种。

（一）　超声波的性质

1. 超声波的传播　①超声波的传播必须依靠介质，可在固体、气体、液体中传播，但不能在真空中传播。②超声波的传播速度与介质的特性有关，与超声波的频率无关。③在同一介质中超声波的传播距离与频率有关，频率越高传播距离越近，频率越低则传播距离越远。④超声波可以进行散射和束射。⑤超声波具有反射、折射和聚焦的性质。⑥超声波在气体中被吸收最大，液体中被吸收较小，固体中吸收最小。

2. 超声波的声场　超声波在介质中传播的空间范围，即介质受到超声振动能作用的区域称为超声声场。

（1）声压：指介质中有声波传播时的压强与没有声波传播时的静压强之差。

（2）声强：每秒钟内垂直通过介质中每平方厘米面积的能量。

（二）　生物物理学效应

1. 机械作用　机械作用可以使组织产生"细胞按摩"或"微细按摩"作用。此作用产生的生物效应：①改善组织营养。②镇痛。③软化瘢痕。④杀菌等。

2. 温热作用　超声波作用于机体可产生热，这种"内生热"的形成，主要是组织吸收声能的结果。超声波的热作用能引起血管功能及代谢过程的变化，增强局部血液循环和营养代谢，降低肌肉和结缔组织的张力及感觉神经的兴奋性，缓解痉挛及疼痛。

3. 理化作用　①空化作用。②改变氢离子浓度。③对酶活性、蛋白质合成产生影响，影响蛋白合成，刺激细胞生长，促进物质代谢。④对自由基产生影响，用于治疗癌症。⑤增加弥散作用。⑥触变作用。

（三） 作用机制

1. 直接作用　使局部组织的血管扩张，使血中 pH 值碱性化，增强酶的活性等。

2. 神经-体液作用　通过神经传到中枢，反射性影响体液系统，起到治疗作用。

3. 细胞分子水平的作用　①高强度的超声波可以使组织液电离产生自由基。②中等强度的超声波能产生较强的细胞原浆微流。③低强度的超声波能刺激细胞内蛋白质复合物的合成过程，加速组织修复。

（四） 治疗作用

1. 对神经系统的影响　神经系统对超声波非常敏感，且中枢神经敏感性高于周围神经，神经元的敏感性高于神经纤维和胶质细胞。

2. 对心脏的作用　中等剂量的超声波可以扩张冠状动脉，大剂量超声波可引起心脏活动能力及节律的改变。

3. 对骨骼的作用　小剂量超声波（连续式 $0.1 \sim 0.4 W/cm^2$，脉冲式 $0.4 \sim 1 W/cm^2$）可促进骨痂生长；中等剂量超声波（$1 \sim 2 W/cm^2$）可引起骨发育不全；大剂量超声波可使骨愈合迟缓，并损害骨髓。

4. 对肌肉及结缔组织的作用　小剂量超声波有刺激结缔组织增生的作用，中等剂量超声波有软化、消散作用。

5. 对皮肤的作用　人体不同部位的皮肤对超声波的敏感性不同，面部>腹部>四肢。

6. 对眼的作用　小剂量超声波（脉冲式 $0.4 \sim 0.6 W/cm^2$，3~6 分钟）可减轻炎症反应，改善血液循环。

7. 对生殖系统的作用　小剂量超声波可刺激卵巢功能，大剂量超声波可引起卵巢及睾丸破坏性损害。

（五） 常规剂量

超声波常用治疗强度一般小于 $3 W/cm^2$，可分为 3 种剂量：$0.1 \sim 1 W/cm^2$ 为小剂量，$1 \sim 2 W/cm^2$ 为中等剂量，$2 \sim 3 W/cm^2$ 为大剂量。

（六） 治疗方法

1. 直接治疗法　是指将声头直接压在治疗部位进行治疗，又分为移动法和固定法两种。

（1）移动法：①先在治疗部位涂上耦合剂，声头轻压接触身体。②接通电源，调节治疗时间及输出剂量后，在治疗部位做缓慢往返或回旋移动。③常用强度为 $0.5 \sim 2.5 W/cm^2$。④每次治疗时间 5~10 分钟，大面积移动时可适当延长至 10~20 分钟。⑤一般 6~10 次为 1 个疗程。

（2）固定法：①在治疗部位涂上耦合剂，声头定于治疗部位。②治疗量宜小，常用超声强度为 $0.1 \sim 0.5 W/cm^2$。③每次治疗时间 3~5 分钟。④开通、关闭电源顺序及治疗疗程与移动法相同。

2. 间接治疗法　是指声头通过水、水袋等或辅助器，间接作用于治疗部位的一种治疗方法，又分为水下法和辅助器治疗法两种。

（1）水下法：①将声头与患者手足等治疗部位浸入 36~38℃温水中，声头距治疗部位 1~5cm。②接通电源，调节治疗时间及输出剂量，声头做缓慢往返移动。③治疗量、时间、疗程、关闭电源顺序与直接治疗法的移动法相同。

（2）辅助器治疗法：①在水枕或水袋与皮肤及声头之间均涂以耦合剂。②将声头以适当压力置于水枕或水袋上，接通电源，调节治疗时间及输出剂量。③治疗量、时间、疗程、关闭电源顺序与直接治疗法的固定法相同。

3. 超声综合治疗法　将超声治疗与其他物理因子或化学治疗技术相结合，共同作用于机体以治疗疾病，从而达到比单一治疗更好的疗效。这种联合方法称超声综合治疗法，包括超声雾化吸入疗法、超声–间动电疗法、超声药物透入疗法。

4. 大剂量治疗法　是应用损伤性的大剂量超声波作用于机体以治疗疾病的方法，包括超声治癌、超声碎石、超声手术。

二、临床应用

（一）适应证

1. 软组织损伤　肱骨外上髁炎（网球肘）、肩部撞击综合征等。

2. 骨关节病　颈椎病、肩周炎等。

3. 神经系统疾病　脑卒中、脑外伤后遗症、脑瘫等。

4. 眼科疾病　睑板腺囊肿、外伤性白内障等。

5. 内科疾病　冠心病、慢性支气管炎等。

6. 泌尿生殖系统疾病　尿路结石、前列腺炎等。

（二）禁忌证

1. 活动性肺结核、严重支气管扩张、出血倾向、消化道大面积溃疡。

2. 心绞痛、心力衰竭、安装心脏起搏器等。

3. 多发性血管硬化、血栓性静脉炎。

4. 化脓性炎症、急性败血症、持续性高热。

5. 恶性肿瘤（超声治癌技术除外）。

6. 孕妇的下腹部、小儿骨骺部。

7. 高度近视患者的眼部及邻近部位。

8. 放射线或同位素治疗期间及治疗后半年内。

（三）注意事项

1. 熟悉仪器性能。

2. 切忌声头空载与碰撞，以防晶体过热损坏或破裂。

3. 治疗中声头应紧贴皮肤。

4. 治疗过程中密切观察患者反应和仪器的工作状态，避免发生灼伤。

5. 采用水袋法和水下法治疗时，水中和皮肤上不得有气泡。

6. 进行胃肠治疗时，治疗前患者应饮温开水 300mL 左右，取坐位治疗。

7. 治疗过程中不得卷曲或扭转仪器导线。

8. 治疗结束时，将超声输出调回 "0" 位，关闭电源后方可将声头移开。

9. 注意不能用增大强度来缩短治疗时间，也不能用延长时间来降低治疗强度。

第六节　传导热疗法

一、概述

（一）相关概念

1. 热　热是物质微粒的一种无规则的运动状态。

2. 内能　内能是物体的动能与势能之和。物体变热表示内能在增加，变冷表示内能在减少。

（二）生物学效应与治疗作用

1. 对神经系统的影响　①降低肌张力。②镇痛。

2. 对血液循环的影响　①改善组织营养。②促进水肿吸收。③增强心功能。

3. 对皮肤及软组织的影响　①软化瘢痕。②促进创面修复。③松解挛缩关节。

4. 对组织代谢和炎症的影响　①促进组织代谢。②影响炎症反应。

二、石蜡疗法

（一）物理与化学特性

1. 石蜡是一种白色或淡黄色半透明的无水、无臭、无味固体。

2. 呈中性，不易与酸、碱发生反应，一般情况下不与氧化物发生反应。

3. 热容量大，是良好的导热体。导热性小，易被人体接受。

（二）治疗作用

1. 作用因素　①温热作用。②机械作用。③化学作用。

2. 生物学效应与治疗作用　①改善局部血液循环，促进炎症、水肿消退。②促进上皮组织生长、创面愈合，软化、松解瘢痕组织及挛缩肌腱。

（三） 治疗技术

1. 设备 ①医用石蜡。②电热熔蜡槽。③辅助物品。

2. 加热与清洁 ①选蜡。②加热。③石蜡的重复使用。④清洁。⑤消毒。

3. 治疗方法 ①蜡饼法。②刷蜡法。③浸蜡法。

（四） 临床应用

1. 适应证 ①软组织扭挫伤、腱鞘炎、滑囊炎、腰背肌筋膜炎、肩周炎。②术后、烧伤和冻伤后软组织粘连，瘢痕及关节挛缩，关节纤维性强直。③颈椎病、腰椎间盘突出症、慢性关节炎、外伤性关节疾病。④周围神经外伤、神经炎、神经痛、神经性皮炎。⑤慢性肝炎、慢性胆囊炎、慢性胃肠炎、胃或十二指肠溃疡、慢性盆腔炎。

2. 禁忌证 ①皮肤对蜡疗过敏者。②高热、急性化脓性炎症、厌氧菌感染。③妊娠、肿瘤、结核病、出血倾向、心功能衰竭、肾衰竭。④温热感觉障碍者、1岁以下婴儿。

3. 注意事项 ①石蜡加热时的注意事项。②石蜡治疗时的注意事项。

二、湿热袋敷疗法

（一） 治疗作用

1. 温热作用，扩张血管，加强血液循环，促进组织代谢，改善组织营养。
2. 提高毛细血管通透性，促进渗出液吸收，消除局部组织水肿。
3. 降低神经末梢兴奋性，降低肌张力，缓解疼痛。
4. 软化、松解瘢痕组织和挛缩肌腱。

（二） 治疗技术

1. 仪器设备 ①湿热袋（内装二氧化硅凝胶颗粒）。②专用恒温水箱。

2. 治疗方法 ①向恒温水箱中注水并加热至80℃恒温。②将湿热袋浸入水中加热20~30分钟。③暴露治疗部位并覆以数层毛巾，湿热袋拧干后置于毛巾上，盖上毛毯保温。④随着湿热袋温度下降逐步抽出毛巾至治疗完毕。⑤每次治疗20~30分钟，每日或隔日1次，15~20次为1个疗程。

（三） 临床应用

1. 适应证 软组织扭挫伤恢复期、肌纤维组织炎、肩关节周围炎、慢性关节炎、关节挛缩僵硬、坐骨神经痛等。

2. 禁忌证 同"石蜡疗法"禁忌证。

3. 注意事项 ①加热前检查恒温水箱内的水量，避免干烧；检查恒温器是否正常工作，以保证准确的恒温；检查湿热袋是否有裂口，以免加热后硅胶颗粒漏出引起烫伤。②治疗中注意观察、询问患者反应；过热时在湿热袋与患者体表间加垫毛巾，勿将湿热袋压在患者身体的下面进行治疗，以免挤压出袋内的水而引起烫伤。③对老年人、局部感觉障碍、血液循环障碍的患者不宜使用温度过高的湿热袋；意识不清的患者慎用湿热袋敷治疗。

三、蒸汽疗法

（一）治疗作用

1. 热传导。
2. 气流颗粒运动。
3. 独特的药物治疗作用，根据不同病情选择不同药物配方，以达到消炎、消肿、镇痛等功效。

（二）治疗技术

1. 局部熏蒸法：包括：①蒸熏法。②喷熏法。③药物配方与适应证。
2. 全身药蒸汽浴疗法。

（三）临床应用

1. 适应证　风湿性关节炎，急性支气管炎，感冒，高血压病Ⅰ、Ⅱ期，神经衰弱，营养性水肿病，皮肤瘙痒症，结节性红斑，荨麻疹，慢性盆腔炎，功能性闭经，腰肌劳损，扭挫伤，瘢痕挛缩等。

2. 禁忌证　严重心血管疾病、孕妇、恶性贫血、月经期、活动性肺结核、高热患者禁用，年老、体弱者慎用。

3. 注意事项
（1）治疗前：仔细阅读熏蒸仪使用说明书，严格按要求进行操作，调整蒸汽的温度，以适宜为度，以免过热引起烫伤。严格掌握蒸汽治疗的适应证，治疗室需备有急救药品，以防治休克、虚脱等意外。
（2）治疗中：随时观察和询问患者反应，如有心慌头晕、恶心等不适立即停止蒸疗，给予静卧等对症处理。
（3）治疗后：洗浴室和休息室温度必须适宜，治疗后注意保暖，以防感冒。
（4）慎用：急性扭伤最好24小时后再做治疗；急性炎症已化脓者不宜治疗，以免炎症扩散。

第七节　磁疗法

一、概述

磁疗法是一种利用磁场作用于人体穴位或患处以达到治疗目的的方法。磁场包括恒定磁场、交变磁场、脉动磁场、脉冲磁场等。

（一）基本概念

1. 磁性 能将周围的铁屑吸附其上的性质叫磁性。

2. 磁化 静止的金属铁屑经过磁场作用产生了磁性，称为磁化。

3. 磁体 能吸引铁、镍、钴和其他某些合金的物体称磁体。

4. 非磁体 不能吸引铁、镍、钴和其他某些合金的物体称非磁体。

5. 永磁体 磁性材料在去掉磁场后仍长期保持磁性者为永磁体。

6. 磁场 磁铁对与它接触或间隔一定距离的磁性物质表现出相吸或相斥的作用，这种磁体作用所及的范围称为磁场。

7. 磁极 磁体中磁性最强的部分称为磁极，其中一极为南极（S 极），另一极为北极（N 极）。磁极之间具有同性相斥、异性相吸的特性。

8. 磁感应强度 穿过单位面积的磁通量为磁感应强度，计量单位为特斯拉（T，旧用高斯 Gs，1T＝10000Gs）、毫特斯拉（mT，1T＝1000mT）。

9. 磁力线 描述磁场分布情况的曲线称为磁力线。

10. 磁阻与磁导 磁力线从 N 极到 S 极的途径称磁路，在磁路中阻止磁力线通过的力量称磁阻，导磁的力量称磁导。

11. 充磁 磁体使用一段时间后强度会减弱，需要重新使它磁化。磁化的过程叫充磁。

12. 退磁 使已具有磁性的物体失去磁性的过程，叫退磁。

（二）磁场分类

1. 恒定磁场 磁场的大小和方向不随时间变化而变化的磁场叫恒定磁场，即静磁场。如磁片和电磁铁通以直流电产生的磁场。

2. 交变磁场 磁场的大小和方向随时间变化而变化的磁场叫交变磁场，如工频磁疗机和异极旋转磁疗器产生的磁场。

3. 脉冲磁场 磁场强度不但随时间变化，而且会突然发生或突然消失，两个脉冲之间有间隙，如各种脉冲磁疗机产生的磁场。

4. 脉动磁场 磁场强度随时间变化而变化，但方向不变的磁场叫脉动磁场。如同极旋转磁疗机、电磁铁通以脉动直流电和磁按摩器产生的磁场。

（三）治疗作用

1. 磁场对人体的生理作用

（1）磁场对心脏的影响：动物实验表明，磁场对正常心脏无明显影响，有改善心脏功能的作用，不同极性的旋转磁场均有调整心律的作用，尤以 NS 极的效果好。

（2）磁场对血管的影响：磁场对血管功能有双向调节作用，能够调节血管舒缩功能，进而改善血液循环。

（3）磁场对血液的影响：磁场有降低全血黏稠度的作用，对血液成分影响不大。

（4）磁场对胃肠的影响：在一定的磁场作用下，可以增强胃肠生物电活动，加快胃肠蠕动，促进胃吸收。

（5）磁场对代谢的影响：磁场可使尿中 K^+、Na^+ 含量增多；可促进血中脂类物质代谢，使血脂降低。

（6）磁场对免疫功能的影响：磁场能提高正常机体细胞免疫与非特异性免疫功能的生物学效应，显著提高 E 花环形成率、白细胞吞噬率和部分补体（CH_{50}）水平。

（7）磁场对内分泌的影响：磁场可激活下丘脑-垂体-肾上腺系统，使其分泌物的合成与释放增加，使皮质醇含量增高。

（8）磁场对酶的影响：磁场可激活多种酶的活性，如激活胆碱酯酶、乳酸脱氢酶的总活性及其同工酶、羧基歧化酶、谷氨酸脱氢酶、过氧化酶和胰蛋白酶的活性，还可加速天冬氨酰酶催化反应，抑制组胺酶催化反应。

2. 磁场的治疗作用

（1）消炎、消肿。

（2）止痛。

（3）镇静。

（4）降血压。

（5）对良性肿瘤产生作用。

（6）促进创面愈合。

（7）软化瘢痕。

（8）促进骨折愈合。

（9）止泻。

二、治疗技术

1. 直接贴敷法　直接贴敷法是将磁片或磁珠直接贴敷于腧穴或阿是穴（痛点、病灶区等）进行穴位刺激的一种方法。①并置贴敷：在患区相邻的两个穴位或痛点上并行贴敷两块磁片，极性配列有同名极与异名极。②对置贴敷：在患区两侧相对应的穴位或部位上贴敷磁片时，用异名极使两磁片的磁力线相互联系，形成一个贯通磁场，使治疗部位处在磁场作用之中。

2. 间接贴敷法　间接贴敷法是将磁片缝在固定的布料里，根据磁片的多少、各穴位之间的距离缝制固定器，以使磁场能准确地作用于治疗部位。磁片四周用缝线固定，以免磁片滑动。

3. 耳穴贴磁法　耳磁法是在耳郭穴位上贴敷磁珠的磁疗法。磁场强度一般为0.02~0.05T 或 0.1T 以上，磁珠直径一般为 3~8mm。每次贴敷穴位 2~4 个，不宜过多，以免磁场相干扰。

4. 磁电法　将两个 1500Gs 以上的磁片固定于所选穴位上作为电极片，再将电针仪输出导线与磁片相连，通以脉冲电流。电流强度由小逐渐增大，有轻度刺痛感，以患者耐受为度。波形可用连续波或疏密波。

5. 动磁法 将高磁场强度的磁体放在一个动力机械上，使磁片随之转动而产生脉动磁场或交变磁场。

（1）旋转法：将旋转磁疗机的机头直接对准患区或穴位，穴位选取与贴敷法相同。

（2）电磁法：①低频交变磁疗法。②脉动磁疗法。③脉冲磁疗法。

三、临床应用

（一）适应证

适用于软组织挫伤、外伤性血肿、臀部注射后硬结、颈椎病、腱鞘囊肿、风湿性关节炎、类风湿关节炎、骨关节炎、肌纤维组织炎、耳郭浆液性软骨膜炎、颞颌关节综合征、前列腺炎、尿路结石、支气管炎、三叉神经痛、神经性头痛、高血压病、胆石症、婴幼儿腹泻、血管瘤、术后痛等。

（二）禁忌证

目前，磁疗法尚无绝对禁忌证，但以下情况可不用或慎用，如严重的心、肺、肝及血液疾病，体质极度衰弱，副作用明显者或孕妇的下腹部。

（三）注意事项

1. 直接贴敷法应注意检查皮肤。

2. 掌握好剂量：年老、体弱或幼儿患者宜从小剂量开始。

3. 正确使用磁片：磁片不要相互碰击，不要加热，因为会使磁性分子排列紊乱，磁性互相抵消而使磁性消失。使用磁片前后要用75%乙醇消毒。不同磁场强度的磁片要分类保管，否则磁场强度小的磁片易碎裂。皮肤溃破、出血部位不宜直接贴敷，需隔以纱布。

4. 注意不良反应：治疗后如出现血压波动、头晕、恶心、嗜睡或严重失眠应停止治疗。

5. 白细胞较低者需定期进行白细胞检查。

6. 磁疗时不要戴机械手表，以免损坏手表。

7. 装有心脏起搏器者慎用。

第六章　传统康复治疗技术 ▷▷▷▷

传统康复技术是指在中医理论指导下，于伤病早期介入，以保存、改善和恢复患者受伤病影响的身心功能，提高其生活质量为主要目的的一系列传统治疗方法和措施，包括中医针灸、推拿、中药内外治，以及太极、八段锦等功法。

第一节　针灸治疗技术

一、概述

（一）经络组成

经络一词首见于《黄帝内经》，乃人体内气血运行通路的主干和分支。经络是经脉和络脉的总称。"经"有路径之意。"络"有网络之意。络脉是经脉的分支。经络内属于脏腑，外络于肢节，沟通于脏腑与体表之间，将人体脏腑、组织、器官联结成为一个有机的整体，并借此行气血，营阴阳，使人体各部的功能活动得以保持协调和相对平衡。

经络系统（图6-1）是一个十分奥妙、复杂的系统，包括经脉和络脉两大部分。其中经脉贯通上下，沟通内外，是经络系统的主体部分，大而直行，深而在里，又可分为十二经脉和奇经八脉两大类，以及附属于十二经脉的十二经别、十二经筋、十二皮部。络脉是经脉别出的分支，较经脉细小，纵横交错，遍布全身，浅而在表，又可分为较大的十五络脉，以及遍布全身的孙络、浮络。

1. 十二经脉　十二经脉系指十二脏腑所属的经脉，是经络系统的主体，故又称"正经"。十二经脉的名称由手足、阴阳、脏腑三部分组成。首先按照手、足将十二经脉分成手六经和足六经。凡属六脏及循行于肢体内侧的经脉为阴经，凡属六腑及循行于肢体外侧的经脉为阳经。根据阴阳的消长变化规律，阴阳又分为三阴三阳，三阴为太阴、少阴、厥阴，三阳为阳明、太阳、少阳。所以十二经脉的名称分别为手太阴肺经、手阳明大肠经、足阳明胃经、足太阴脾经、手少阴心经、手太阳小肠经、足太阳膀胱经、足少阴肾经、手厥阴心包经、手少阳三焦经、足少阳胆经、足厥阴肝经。

十二经脉左右对称地分布于头面、躯干和四肢，纵贯全身。六阴经分布于四肢内侧和胸腹，上肢内侧为手三阴经，下肢内侧为足三阴经；六阳经分布于四肢外侧和头面、躯干，上肢外侧为手三阳经，下肢外侧为足三阳经。

```
                                                    ┌ 手太阴肺经
                                        ┌ 手三阴 ┤ 手厥阴心包经
                                        │          └ 手少阴心经
                                        │          ┌ 手阳明大肠经
                                        │ 手三阳 ┤ 手少阳三焦经
                                        │          └ 手太阳小肠经
                               十二经脉 ┤          ┌ 足阳明胃经
                                        │ 足三阳 ┤ 足少阳胆经
                                        │          └ 足太阳膀胱经
                                        │          ┌ 足太阴脾经
                                        └ 足三阴 ┤
                                                    └ 足厥阴肝经
                                                    ┌ 督脉
                                                    │ 任脉
                      ┌ 经脉 ┤                       │ 冲脉
                      │        │                     │ 带脉
                      │        │ 奇经八脉 ┤ 阳维脉
经络系统 ┤        │                       │ 阴维脉
                      │        │                     │ 阳跷脉
                      │        │                     └ 阴跷脉
                      │        │                          ┌ 十二经别
                      │        └ 十二经脉附属部分 ┤ 十二经筋
                      │                                    └ 十二皮部
                      │          ┌ 十五络脉
                      └ 络脉 ┤ 孙络
                                 └ 浮络
```

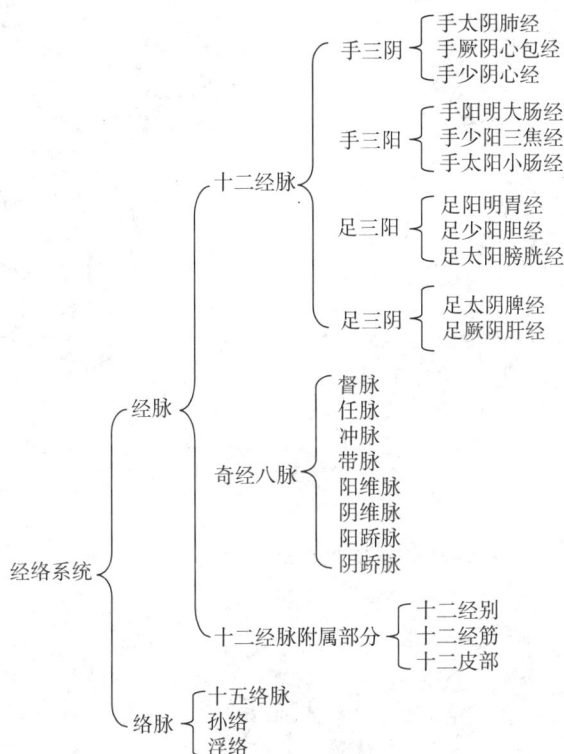

图 6-1　经络系统的组成

　　十二经脉在四肢的分布呈现一定规律，如按正立姿势，两臂自然下垂、拇指向前的体位，将上下肢的内外侧分别分成前、中、后三条区线。手足阳经为阳明在前、少阳在中、太阳在后；手足阴经为太阴在前、厥阴在中、少阴在后。其中足三阴经在足内踝上 8 寸以下为厥阴在前、太阴在中、少阴在后，至内踝上 8 寸以上，太阴交出于厥阴之前。

　　十二经脉在体内与脏腑相连属，由于脏腑有表里相合的关系，因此，十二经脉之阴经与阳经亦有明确的脏腑属络和表里关系。阴经属脏络腑，阳经属腑络脏，阴阳配对，这样就在脏腑阴阳经脉之间形成了六组表里属络关系。互为表里的经脉在生理上相互联系，病理上相互影响，治疗上相互为用。如手太阴肺经属肺络大肠，与手阳明大肠经相表里；手阳明大肠经属大肠络肺，与手太阴肺经相表里。余皆仿此（表 6-1）。

表 6-1　十二经脉表里关系

表	里	表	里
手阳明经	手太阴经	足阳明经	足太阴经
手少阳经	手厥阴经	足少阳经	足厥阴经
手太阳经	手少阴经	足太阳经	足少阴经

　　在体内，十二经脉除与六脏六腑有特定配属关系外，还与相关脏腑发生联系；在头身，十二经脉还与其循行分布部位的组织器官有着密切的联络。临床上辨证分经、循经取穴均以此为依据。十二经脉的循行部位见图 6-2~图 6-7。

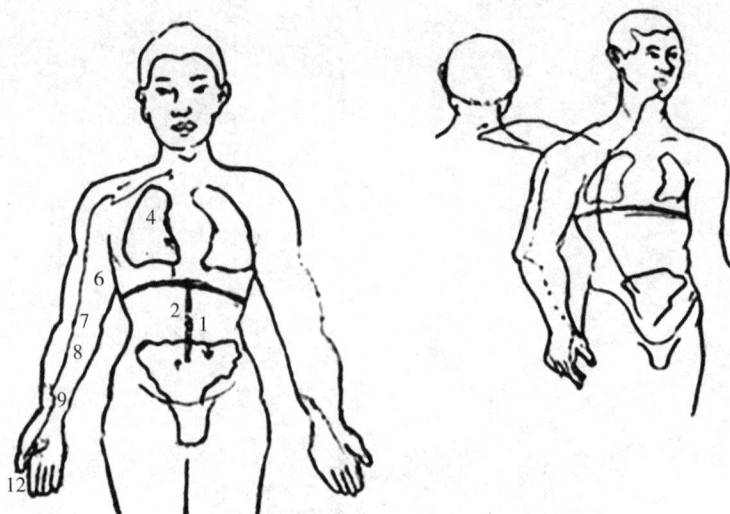

图 6-2　手太阴肺经和手阳明大肠经的循行

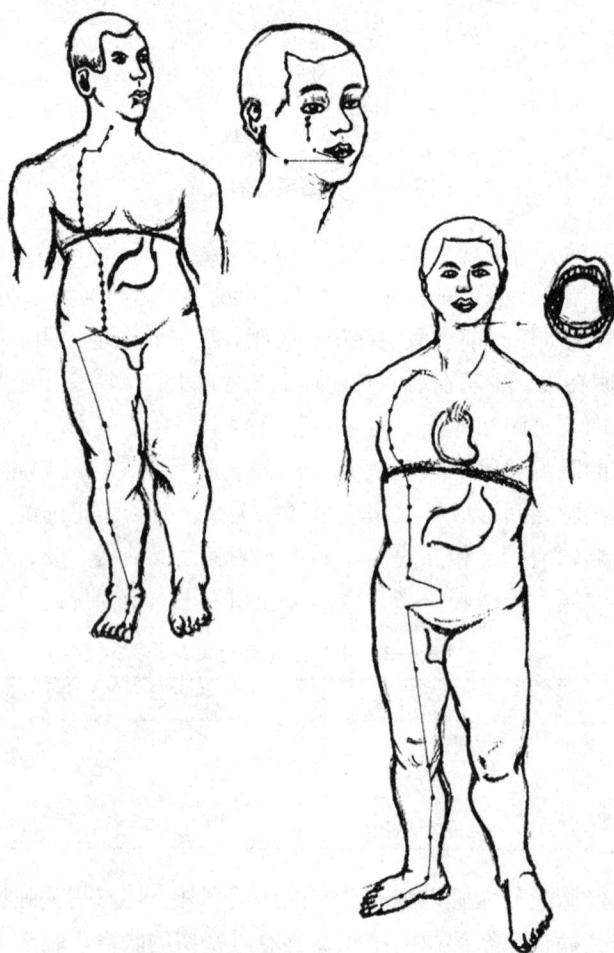

图 6-3　足阳明胃经和足太阴脾经的循行

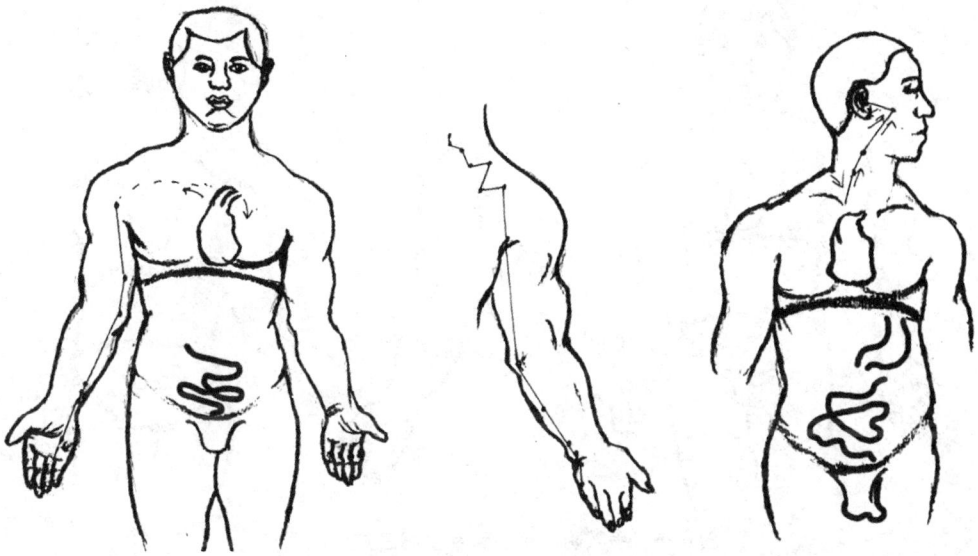

图 6-4　手少阴心经和手太阳小肠经的循行

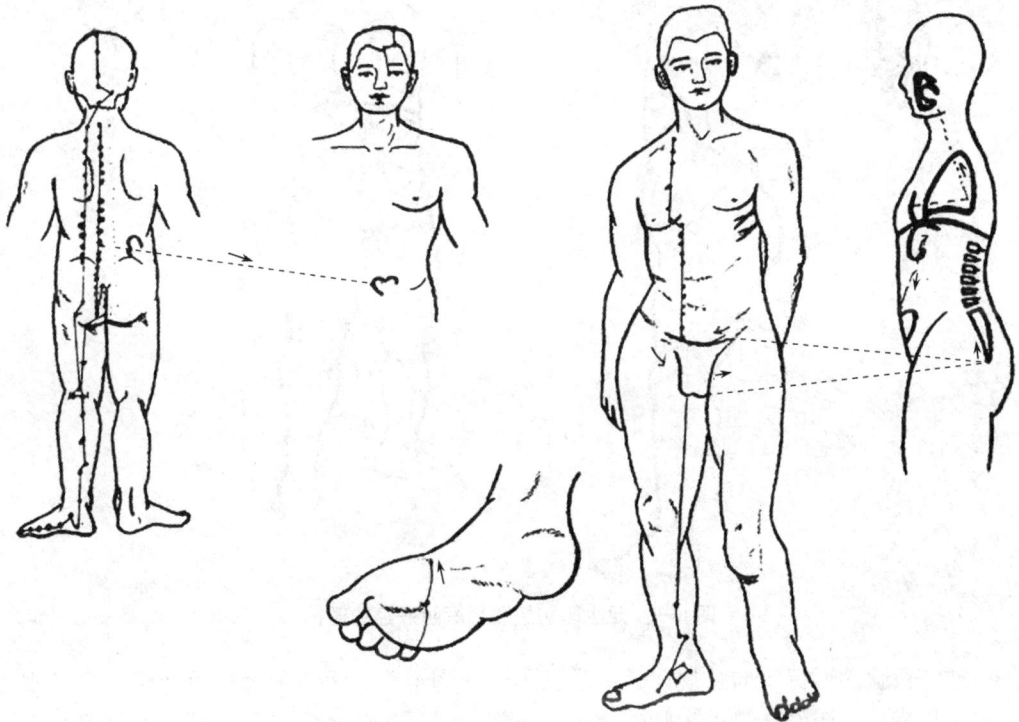

图 6-5　足太阳膀胱经和足少阴肾经的循行

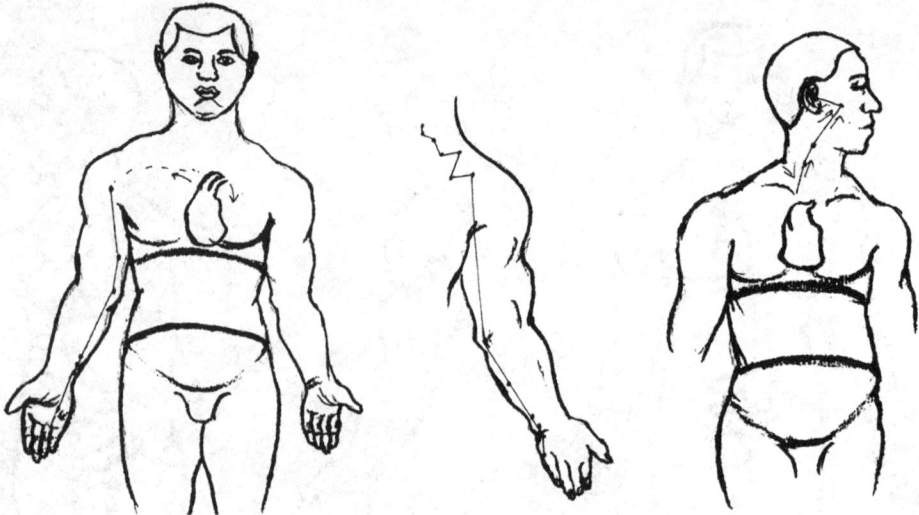

图 6-6　手厥阴心包经和手少阳三焦经的循行

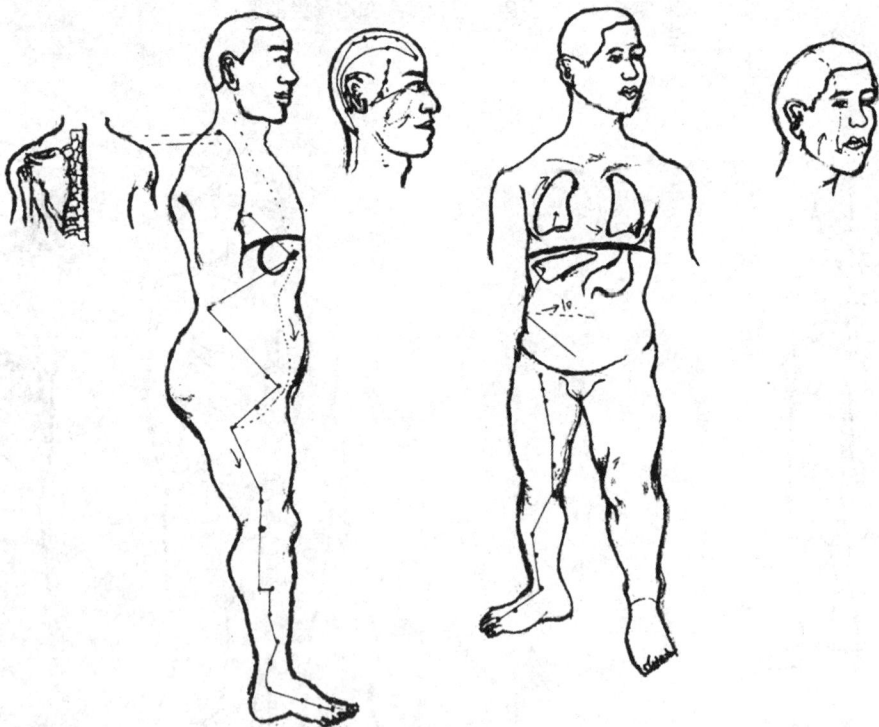

图 6-7　足少阳胆经和足厥阴肝经的循行

　　十二经脉的循行走向总规律是：手三阴经从胸走手，手三阳经从手走头，足三阳经从头走足，足三阴经从足走腹胸。

　　十二经脉的循行交接规律（图 6-8）是：①相表里的阴经与阳经在手足末端交接，如手太阴肺经与手阳明大肠经交接于食指端。②同名的阳经与阳经在头面部交接，如手阳明大肠经与足阳明胃经交接于鼻旁。③相互衔接的阴经与阴经在胸中交接，如足太阴脾经与手少阴心经交接于心中。

　　十二经脉的气血流注从肺经开始逐经相传，至肝经而终，再由肝经复传于肺经，流注不已，从而构成了周而复始、如环无端的循环传注系统。十二经脉将气血周流全身，使人体不断地得到精微物质而维持各脏腑组织器官的功能活动（图6-9）。

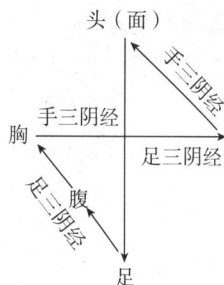

图6-8　十二经脉的循行走向

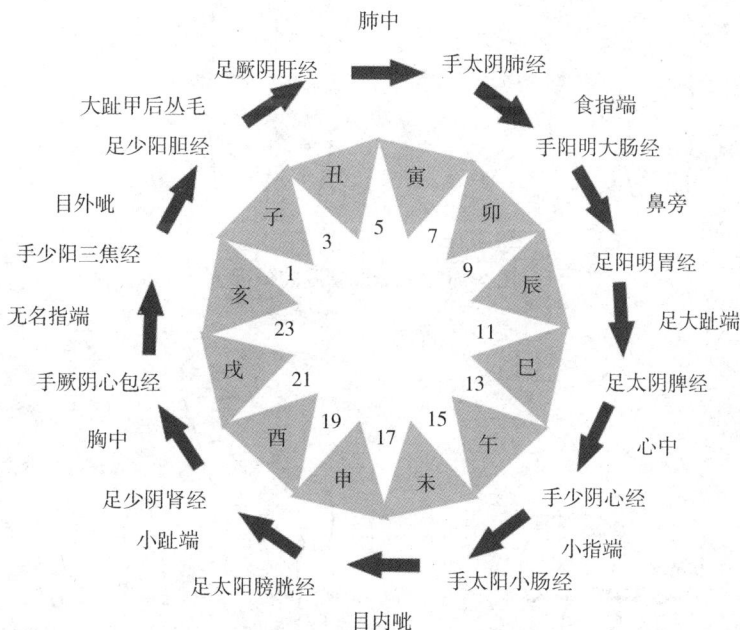

图6-9　十二经脉气血循环流注顺序表

　　2. 奇经八脉　奇经八脉是指别道奇行的经脉，包括督脉、任脉、冲脉、带脉、阴维脉、阳维脉、阴跷脉、阳跷脉，共8条，故称奇经八脉。"奇"有"异"的意思，即奇特、奇异。奇经八脉与十二正经不同，不直接隶属于十二脏腑，也无表里配合关系，故称"奇经"。

　　奇经八脉中的督脉、任脉、冲脉皆起于胞中，同出于会阴，分别循行于人体的前后正中线和腹部两侧，故称为"一源三歧"。

　　督脉可调节全身阳经经气，故称"阳脉之海"；任脉可调节全身阴经经气，故称"阴脉之海"；冲脉可调节十二经气血，故称"十二经之海"，又称"血海"。奇经八脉除带脉横向循行外，均为纵向循行，纵横交错地循行分布于十二经脉之间（图6-10～图6-13）。

　　奇经八脉的主要作用体现在两方面：其一，沟通了十二经脉之间的联系，将部位相近、功能相似的经脉联系起来，起到统摄经脉气血、协调阴阳的作用。其二，对十二经脉气血有蓄积和渗灌的调节作用，若喻十二经脉如江河，则奇经八脉犹如湖泊。奇经八脉中的督脉和任脉各有其所属的腧穴，故与十二经相提并论，合称十四经。十四经均有一定的循行路线、病候和所属腧穴，是经络系统中的主要部分。

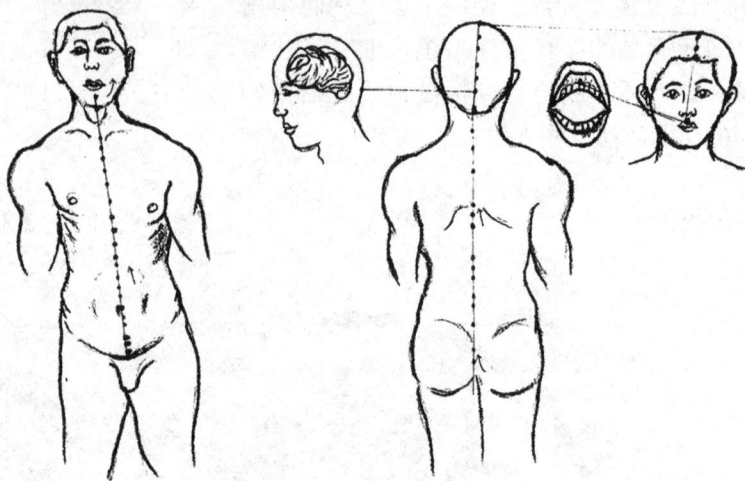

图 6-10 任脉和督脉的循行

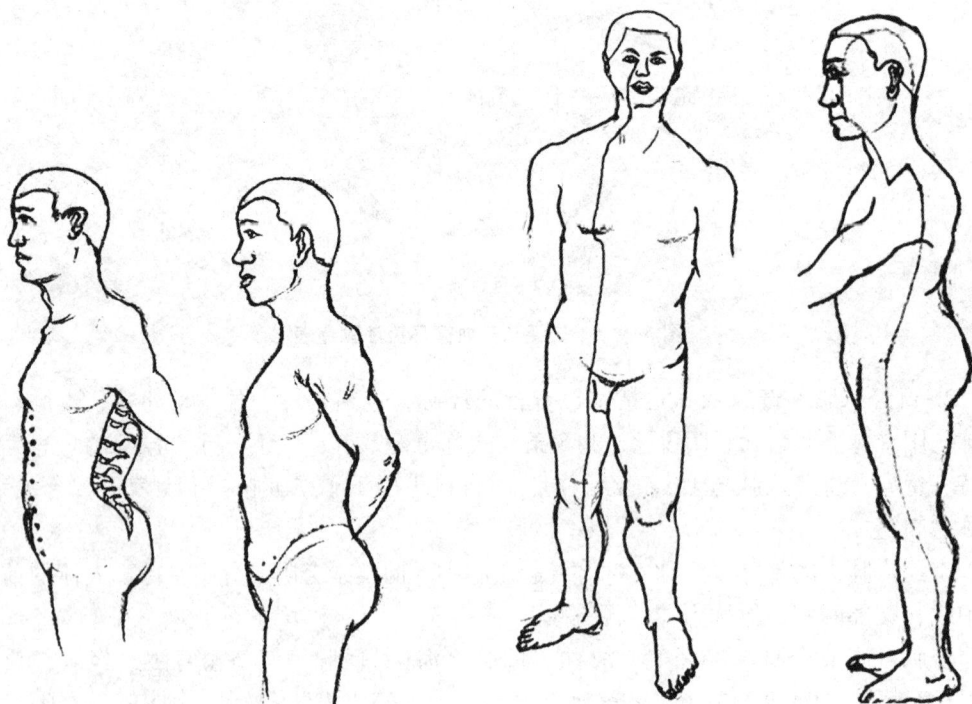

图 6-11 冲脉和带脉的循行

图 6-12 阴维脉和阳维脉的循行

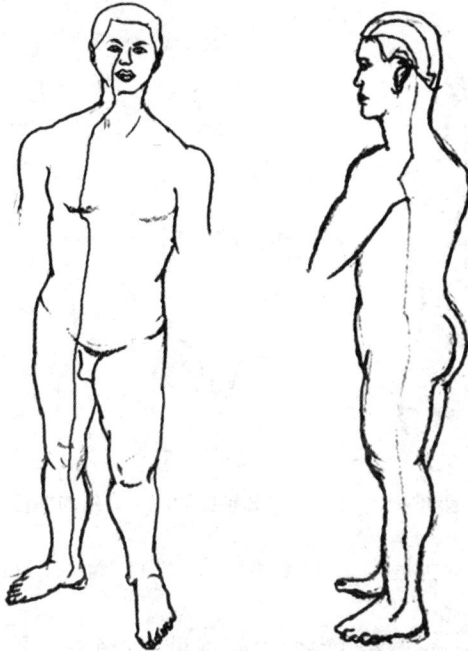

图 6-13 阴跷脉和阳跷脉的循行

3. 十五络脉 十二经脉和任、督二脉各自别出一络，加上脾之大络，总计 15 条，称为十五络脉。

十二经脉的别络均从本经四肢肘膝关节以下的络穴分出，走向其相表里的经脉，即阴经别络走向阳经，阳经别络走向阴经。任脉、督脉的别络，以及脾之大络主要分布在头身部。任脉的别络从鸠尾分出后散布于腹部；督脉的别络从长强分出后散布于头，左右别走足太阳经；脾之大络从大包分出后散布于胸胁。此外，还有从络脉分出的浮行于浅表部位的浮络和细小的孙络，分布极广，遍布全身。四肢部的十二经别络，加强了十二经中表里两经的联系，沟通了表里两经的经气，补充了十二经脉循行的不足。躯干部的任脉别络、督脉别络和脾之大络分别沟通了腹、背和全身经气（图 6-14、图 6-15）。

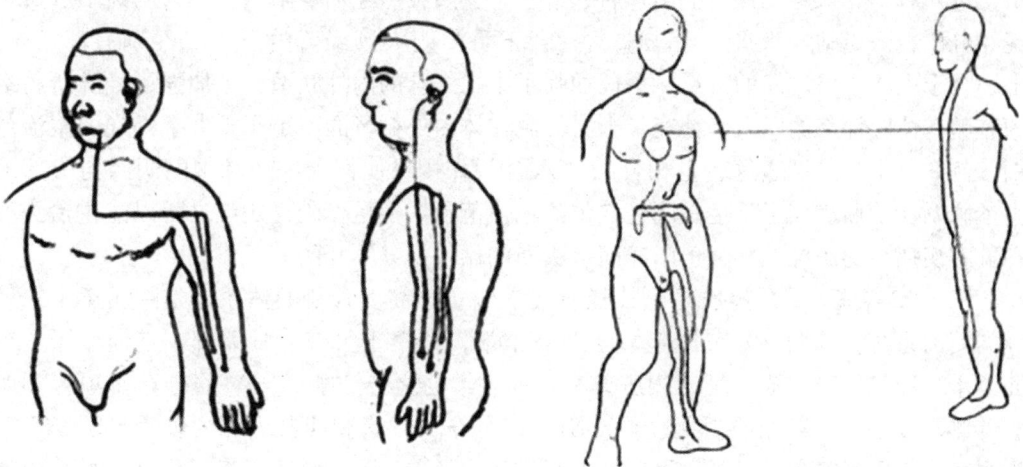

图 6-14 手三阴络脉和足三阴络脉的循行

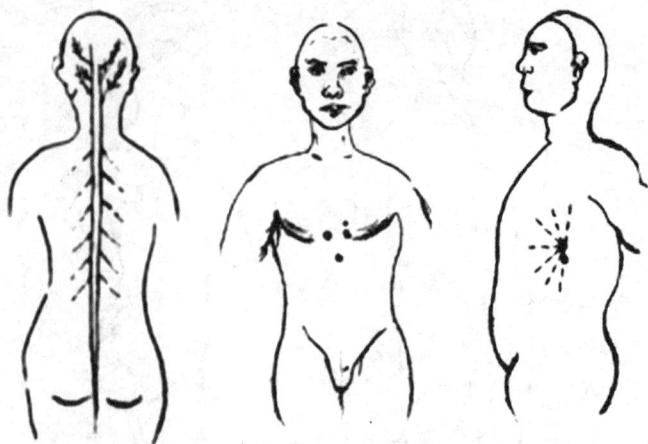

图 6-15   任脉、督脉别络和脾之大络的循行

4. 十二经别   十二经别是十二正经离、入、出、合的别行部分，是正经别行深入体腔的支脉（图 6-16）。

十二经别多从四肢肘膝关节附近的正经别出（离），经过躯干深入体腔与相关的脏腑联系（入），再浅出于体表上行头项部（出），在头项部，阳经经别合于本经的经脉，阴经经别合于其相表里的阳经经脉（合）。十二经别按阴阳表里关系汇合成六组，故有"六合"之称。足太阳、足少阴经别从腘部分出，入走肾与膀胱，上出于项，合于足太阳膀胱经；足少阳、足厥阴经别从下肢分出，行至毛际，入走肝胆，上系于目，合于足少阳胆经；足阳明、足太阴经别从髀部分出，入走脾胃，上出鼻，合于足阳明胃经；手太阳、手少阴经别从腋部分出，入走

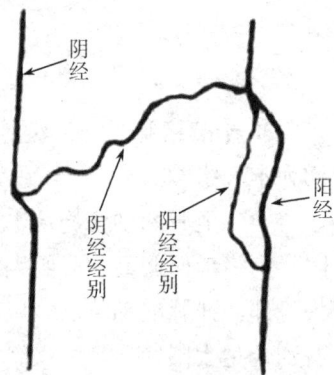

图 6-16   十二经别示意图

心与小肠，上出目内眦，合于手太阳小肠经；手少阳、手厥阴经别分别从所属正经分出，进入胸中，入走三焦，上出耳后，合于手少阳三焦经；手阳明、手太阴经别从所属正经分出，入走肺与大肠，上出缺盆，合于手阳明大肠经。由于十二经别有离、入、出、合于人体表里之间的特点，不仅加强了十二经脉的内外联系，更加强了经脉所属络的脏腑在体腔深部的联系，补充了十二经脉在体内外循行的不足，扩大了经穴的主治范围。例如，十二经别通过表里相合的"六合"作用，使得十二经脉中的阴经与头部发生了联系，从而扩大了手足三阴经穴位的主治范围。手足三阴经穴位之所以能主治头面和五官疾病，与阴经经别合于阳经而上头面的循行是分不开的。

5. 十二经筋   十二经筋是十二经脉之气输布于筋肉骨节的体系，是附属于十二经脉的筋肉系统。其循行分布均起始于四肢末端，结聚于关节、骨骼部，走向躯干、头面。十二经筋行于体表，不入内脏，有刚筋、柔筋之分。刚（阳）筋分布于项背和四肢外侧，以手足阳经经筋为主；柔（阴）筋分布于胸腹和四肢内侧，以手足阴经经筋为主。足三阳经筋起于足趾，循股外上行结于（面）；足三阴经筋起于足趾，循股内上

行结于阴器（腹）；手三阳经筋起于手指，循臑外上行结于角（头）；手三阴经筋起于手指，循臑内上行结于贲（胸）。经筋具有约束骨骼、屈伸关节、维持人体正常运动功能的作用，正如《素问·痿论》所说："宗筋主束骨而利机关也。"经筋为病，多为转筋、筋痛、痹证、口眼㖞斜等，针灸治疗多局部取穴而泻之，如《灵枢·经筋》载："治在燔针劫刺，以知为数，以痛为输。"

　　6. 十二皮部　十二皮部是十二经脉功能活动反映于体表的部位，也是络脉之气散布之所在（图6-17）。十二皮部的分布区域是以十二经脉在体表的分布范围，即十二经脉在皮肤上的分属部分为依据而划分的，故《素问·皮部论》指出："欲知皮部，以经脉为纪者，诸经皆然。"

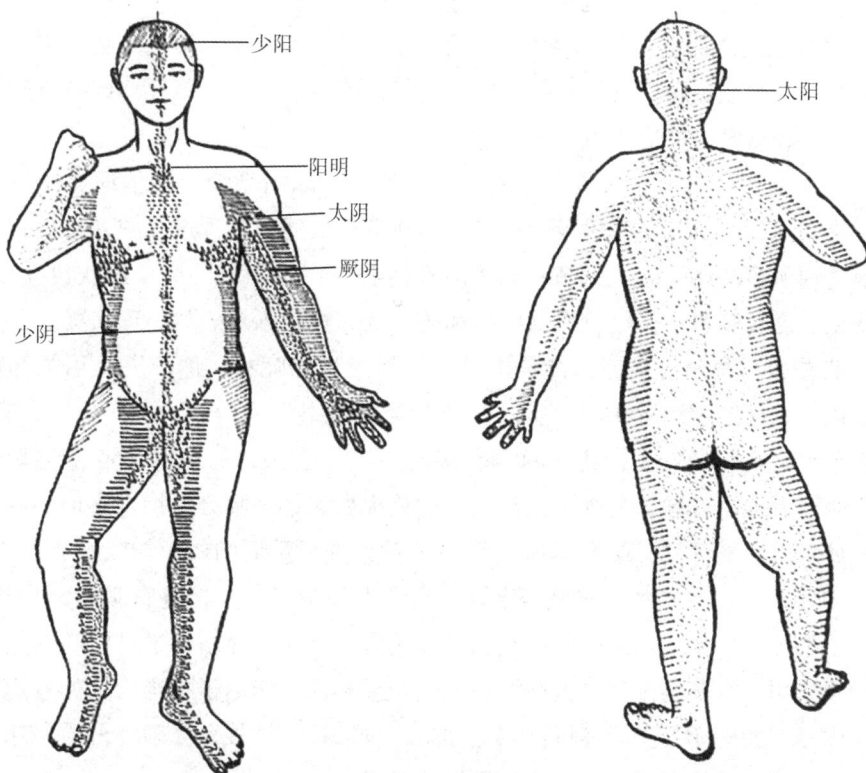

图 6-17　十二皮部的分布

　　由于十二皮部居于人体最外层，又与经络气血相通，故是机体的卫外屏障，起着保卫机体、抗御外邪和反映病证的作用。

　　7. 经络的作用

　　（1）联系脏腑、沟通内外：人体的五脏六腑、四肢百骸、五官九窍、皮肉筋骨等组织器官，之所以能保持相对的协调与统一，完成正常的生理活动，是依靠经络系统的联络沟通而实现的。经络中的经脉、经别与奇经八脉、十五络脉，纵横交错，入里出表，通上达下，联系人体各脏腑组织；经筋、皮部联系肢体筋肉皮肤；浮络和孙络联系人体各细微部分。这样，经络将人体联系成了一个有机的整体。经络的联络沟通作用，还反映在经络具有传导功能。体表感受病邪和各种刺激，可传导于脏腑；脏腑的生理功能失常，亦可反映于体表。这些都是经络联络沟通作用的具体表现。

（2）运行气血、营养全身：气血是人体生命活动的物质基础，全身各组织器官只有得到气血的温养和濡润才能完成正常的生理功能。经络是人体气血运行的通道，能将营养物质输布到全身各组织脏器，使脏腑组织得以营养，筋骨得以濡润，关节得以通利。

（3）抗御病邪、保卫机体：营气行于脉中，卫气行于脉外。经络"行血气"而使营卫之气密布周身，在内和调于五脏，洒陈于六腑；在外抗御病邪，防止内侵。外邪侵犯人体由表及里，先从皮毛开始。卫气充实于络脉，络脉散布于全身而密布于皮部，当外邪侵犯机体时，卫气首当其冲发挥其抗御外邪、保卫机体的屏障作用。如《素问·缪刺论》所说："夫邪客于形也，必先舍于皮毛，留而不去。入舍于孙脉，留而不去。入舍于络脉，留而不去。入舍于经脉，内连五脏，散于肠胃。"

8. 经络学说的应用　中医把经络的生理功能称为"经气"。其生理功能主要表现在沟通表里上下，联系脏腑器官；通行气血，濡养脏腑组织；感应传导；调节脏腑器官的机能活动等。经络学说的应用主要有：

（1）说明病理变化：经络是人体通内达外的一个联络系统，在生理功能失调时又是病邪传注的途径，具有反映病候的特点。如在有些疾病的病理过程中，常可在经络循行通路上出现明显的压痛，或结节、条索等反应物，以及相应的部位皮肤色泽、形态、温度等变化。通过望色、循经触摸反应物和按压等，可推断疾病的病理状况。

（2）指导辨证归经：辨证归经是指通过辨析患者的症状、体征以及相关部位发生的病理变化，以确定疾病所在的经脉。辨证归经在经络学说指导下进行。如头痛一症，痛在前额者多与阳明经有关，痛在两侧者多与少阳经有关，痛在后项者多与太阳经有关，痛在颠顶者多与督脉、足厥阴经有关。这是根据头部经脉分布特点辨证归经。临床上还可根据所出现的证候，结合其所联系的脏腑，进行辨证归经。如咳嗽、鼻流清涕、胸闷，或胸外上方、上肢内侧前缘疼痛等，与手太阴肺经有关；脘腹胀满、胁肋疼痛、食欲不振、嗳气吞酸等，与足阳明胃经和足厥阴肝经有关。经络学说对中药的临床应用起重要指导作用，将药物按其主治性能归入某经或某几经，用于指导药物的应用，称为药物归经理论。如柴胡入少阳经可治寒热往来之少阳证，桂枝入太阳经可治恶寒发热之太阳证，这些都是经络学说在临床上指导辨证归经的具体应用。

（3）指导针灸治疗：针灸治病是通过针刺和艾灸等刺激体表经络腧穴，以疏通经气，调节人体脏腑气血功能，从而达到治疗疾病目的的。腧穴的选取、针灸方法的选用是针灸治疗的两大关键，均依靠经络学说的指导。针灸临床通常根据经脉循行和主治特点进行循经取穴，如《四总穴歌》所载"肚腹三里留，腰背委中求，头项寻列缺，面口合谷收"就是循经取穴的具体体现。十二经别理论在临床上也具有重要的指导意义，如十二经脉循行没有心、胃之间的直接联系，因足阳明经别"上通于心"，这就为"胃不和则卧不安"提供了理论依据，从而指导临床上采取和胃而安神的针灸方法。承山穴之所以能够治疗肛肠部位疾患，是因为足太阳经别"别入于肛"的缘故。由于经络、脏腑与皮部有密切联系，故经络、脏腑的疾患可以用皮肤针叩刺皮部或艾灸、拔罐进行治疗，如胃脘痛可用皮肤针叩刺中脘、胃俞穴，也可在该穴进行艾灸；经络闭阻、气血瘀滞，可以刺其络脉出血进行治疗，如目赤肿痛刺太阳穴出血、软组织挫伤在其损伤局部刺络拔罐等。经筋理论在针灸临床上也具有重要的指导意义，如面瘫属手阳明、足阳明、手太阳、足太阳经筋病，这为选取相应经脉的穴位提供了理论依据。《难经·二十九难》提出的"阳缓则阴急""阴缓则阳急"是对经筋理论的运用和发展，针灸临床上针对一侧肌肉弛缓而对侧拘急的病证，可采用补弛缓侧、泻拘急侧的方法来平衡经筋的功能。

当人体发生疾病时，阴阳失调，脏腑失和，气血偏盛偏衰，都与经络、穴位有密切关系，只有熟悉经络的循行分布、生理功能，才能用经络学说说明病理变化，指导辨证归经，进行针灸治疗。

（二）腧穴知要

腧穴也称穴位，是人体脏腑经络之气输注于体表的特殊部位。腧，本写作"输"，或从简作"俞"，有转输、输注的含义，言经气转输之义；穴，即孔隙的意思，言经气所居之处。腧穴在《黄帝内经》中又称为"节""会""气穴""气府""骨空"等；后世医家还将其称为"孔穴""穴道""穴位"；宋代的《铜人腧穴针灸图经》则通称"腧穴"。人体的腧穴既是疾病的反应点，又是针灸的施术部位。腧穴与经络、脏腑、气血密切相关。经穴均分别归属于各经脉，经脉又隶属于一定的脏腑，故腧穴、经脉、脏腑间形成了不可分割的联系。《灵枢·九针十二原》指出："五脏有疾也，应出十二原。"说明腧穴可以在一定程度上反映脏腑的病理状况。临床上，通过观察腧穴部位的形色变化、按压痛点、扪查阳性反应物等，可辅助诊断。《灵枢·九针十二原》载："欲以微针通其经脉，调其血气，营其逆顺出入之会。"说明针刺腧穴后，通过疏通经脉、调理气血，达到治疗疾病的目的。

1. 腧穴的分类 人体的腧穴总体上可归纳为十四经穴、奇穴、阿是穴三类。

（1）十四经穴：十四经穴是指具有固定的名称和位置，且归属于十四经脉系统的腧穴。这类腧穴具有治疗本经和相应脏腑病证的共同作用。十四经穴简称"经穴"，是腧穴体系中的主体。

（2）奇穴：奇穴是指既有一定的名称又有明确的位置，但尚未归入十四经脉系统的腧穴。这类腧穴的主治范围比较单纯，多数对某些病证有特殊疗效，因而未归入十四经脉系统，故又称"经外奇穴"。历代对奇穴记载不一，也有一些奇穴在发展过程中被归入经穴。

（3）阿是穴：阿是穴是指既无固定名称亦无固定位置，而是以压痛点或病变局部或其他反应点等作为针灸施术部位的一类腧穴，又称"天应穴""不定穴""压痛点"等。唐代孙思邈的《备急千金要方》载："有阿是之法，言人有病痛，即令捏其上，若里当其处，不问孔穴，即得便快成痛处，即云阿是，灸刺皆验，故曰阿是穴也。"阿是穴无一定数目。

2. 腧穴主治病证的特点 每一腧穴均有其主治特点，但从总体上分析，腧穴的治疗作用具有一些共同特点和一定规律性。腧穴的主治特点主要表现在三个方面，即近治作用、远治作用和特殊作用。

（1）近治作用：近治作用是指腧穴具有治疗其所在部位局部及邻近组织、器官病证的作用。这是一切腧穴主治作用所具有的共同的和最基本的特点，是"腧穴所在，主治所在"规律的体现。如眼区周围的睛明、承泣、攒竹、瞳子髎等经穴均能治疗眼疾；胃脘部周围的中脘、建里、梁门等经穴均能治疗胃痛；膝关节周围的鹤顶、膝眼等奇穴均能治疗膝关节疼痛；阿是穴均可治疗所在部位局部的病痛等。

（2）远治作用：远治作用是指腧穴具有治疗其远隔部位的脏腑、组织器官病证的作用。腧穴不仅能治疗局部病证，而且还有远治作用。十四经穴，尤其是十二经脉中位于四肢肘膝关节以下的经穴，远治作用尤为突出，如合谷穴不仅能治疗手部的局部病证，还能治疗本经所过处的颈部和头面部病证，这是"经脉所过，主治所及"规律的反映。

（3）特殊作用：特殊作用是指有些腧穴具有双向良性调整作用和相对特异的治疗作用。所谓双向良性调整作用，是指同一腧穴对机体不同的病理状态，可以起到两种相反而有效的治疗作用。如腹泻时针天枢穴可止泻，便秘时针天枢穴可以通便；内关可治心动过缓，又可治心动过速。又如实验证明，针刺足三里穴既可使原来处于弛缓状态或处于较低兴奋状态的胃运动加强，又可使原来处于紧张或收缩亢进状态的胃运动减弱。此外，腧穴的治疗作用还具有相对的特异性，如大椎穴退热、至阴穴矫正胎位等。

3. 腧穴主治病证的规律　腧穴（主要指十四经穴）的主治呈现出一定的规律性，主要有分经主治和分部主治两大规律。大体上，四肢部经穴以分经主治为主，头身部经穴以分部主治为主。

（1）分经主治规律：分经主治是指某一经脉所属的经穴均可治疗该经循行部位及其相应脏腑的病证。古代医家在论述针灸治疗时，往往只选取有关经脉而不列举具体穴名，即所谓"定经不定穴"。如《灵枢·杂病》记载："齿痛，不恶清饮，取足阳明；恶清饮，取手阳明。"实践表明，同一经脉的不同经穴可以治疗本经相同病证。如手太阴肺经的尺泽、孔最、列缺、鱼际均可治疗咳嗽、气喘等肺系疾患，也说明腧穴有分经主治规律。根据腧穴的分经主治规律，后世医家在针灸治疗上有"宁失其穴，勿失其经"之说。另外，手三阳、手三阴、足三阳、足三阴、任脉和督脉经穴既具有各自的分经主治规律，又在某些主治上有共同点。如任脉穴有回阳、固脱及强壮作用，督脉穴可治中风、昏迷、热病、头面病，且任脉和督脉的腧穴均可治疗神志病、脏腑病、妇科病。总之，十四经腧穴的分经主治既各具特点，又具有某些共性。

（2）分部主治规律：分部主治是指处于身体某一部位的腧穴均可治疗该部位及某类病证。腧穴的分部主治与腧穴的位置特点关系密切，如位于头面、颈项部的腧穴，以治疗头面五官及颈项部病证为主，后头区及项区穴又可治疗神志病，躯干部腧穴均可治疗相应、邻近脏腑疾病等。

4. 特定穴　十四经穴中有一部分腧穴被称为"特定穴"。它们除具有经穴的共同主治特点外，还有特殊的性能和治疗作用。根据不同的分布特点、含义和治疗作用，特定穴可分为五输穴、原穴、络穴、郄穴、下合穴、背俞穴、募穴、八会穴、八脉交会穴和交会穴等10类。

5. 腧穴的定位　取穴是否准确，直接影响针灸的疗效。因此，针灸治疗强调准确取穴。为了准确取穴，必须掌握好腧穴的定位方法。目前，腧穴体表定位的方法采用2006年12月实施的国家标准《腧穴名称与定位》。腧穴定位的描述采用标准解剖学体位，即身体直立，两眼平视前方，两足并拢，足尖向前，上肢下垂于躯干两侧，掌心向前。常用的腧穴定位方法有4种。

（1）体表解剖标志定位法：体表解剖标志定位法是以人体解剖学的各种体表标志为依据来确定腧穴定位的方法。体表解剖标志可分为固定标志和活动标志两种。

1）固定标志：是指在人体自然姿势下出现的标志，包括由骨节和肌肉所形成的凸起或凹陷、五官轮廓、发际、指（趾）甲、乳头、肚脐等。借助固定标志来定位取穴是常用的方法，如鼻尖取素髎、两眉中间取印堂、两乳中间取膻中、脐中旁2寸取天枢、腓骨小头前下方凹陷处取阳陵泉等。

2）活动标志：是指在人体活动姿势下出现的标志，包括各部的关节、肌肉、肌腱、皮肤随着活动而出现的空隙、凹陷、皱纹、尖端等。例如，微张口，耳屏正中前缘凹陷中取听宫，闭口取下关；屈肘取曲池，展臂取肩髃；拇指上翘取阳溪，掌心向胸取养老等。

（2）骨度折量定位法：骨度折量定位法是指以体表骨节为主要标志折量全身各部的长度和宽度，定出分寸，用于腧穴定位的方法。即以《灵枢·骨度》规定的人体各部的分寸为基础，结合后世医家创用的折量分寸（将设定的两骨节点之间的长度折量为一定的等分，每1等分为1寸，10等分为1尺），作为定穴的依据。

全身主要骨度折量寸见图6-18和表6-2。

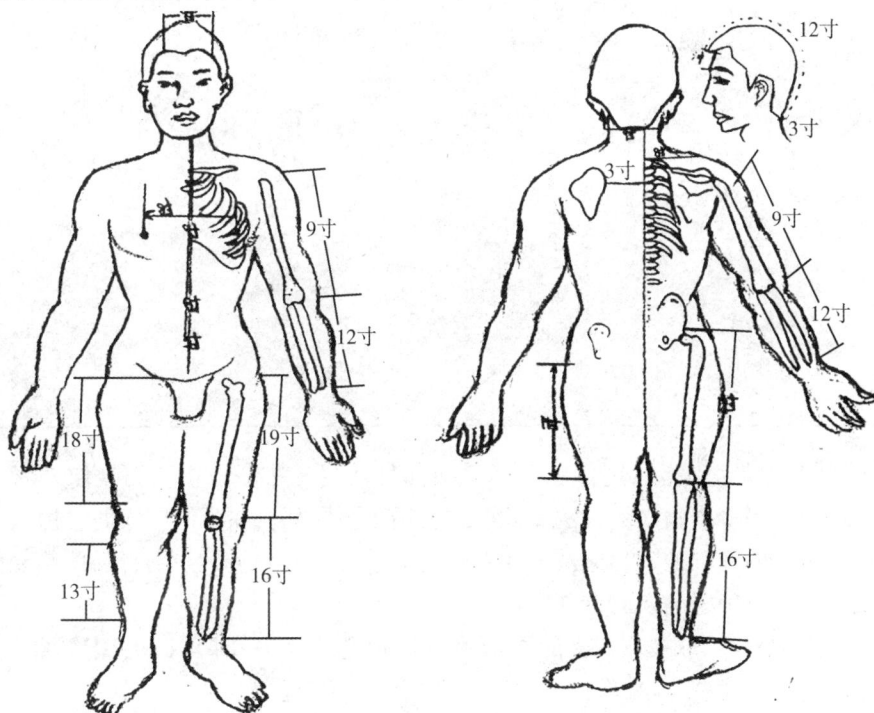

图6-18　全身骨度折量寸示意图

表6-2 全身骨度折量寸表

分部	起止点	折量寸（寸）	度量法	说明
头面部	前发际正中至后发际正中	12	直寸	确定头部腧穴的纵向距离
	眉间（印堂）至前发际正中	3	直寸	当前发际不明时，用于确定前发际（眉心至后发际为15寸）
	第7颈椎棘突下（大椎）至后发际正中	3	直寸	确定项部腧穴的纵向距离，如颈百劳
	两额角发际之间	9	横寸	头前部腧穴的横向距离
	耳后两乳突之间	9	横寸	头后部腧穴的横向距离
胸腹部	胸骨上窝至剑胸结合中点	9	直寸	胸部任脉穴的纵向距离，如璇玑穴
	剑胸结合中点至脐中	8	直寸	确定上腹部腧穴的纵向距离
	脐中至耻骨联合上缘	5	直寸	确定下腹部腧穴的纵向距离
	两乳头之间	8	横寸	确定胸腹部腧穴的横向距离
	两肩胛骨喙突内侧缘之间	12	横寸	确定胸部锁骨下腧穴的横向定位
背腰部	肩胛骨内侧缘至后正中线	3	横寸	确定背腰部腧穴的横向距离
上肢部	腋前、后纹头至肘横纹（平尺骨鹰嘴）	9	直寸	确定上臂部腧穴的纵向距离
	肘横纹（平尺骨鹰嘴）至腕掌（背）侧远端横纹	12	直寸	确定前臂部腧穴的纵向距离
下肢部	耻骨联合上缘至髌底	18	直寸	确定大腿内侧部（足三阴）及前部（足阳明）腧穴的纵向距离
	髌底至髌尖	2	直寸	对比髌底与腘横纹的关系
	髌尖（膝中）至内踝尖	15	直寸	确定小腿内侧部（足三阴）腧穴纵向距离
	胫骨内侧髁下方至内踝尖	13	直寸	确定小腿内侧部（足三阴）腧穴纵向距离
	股骨大转子至腘横纹（平髌尖）	19	直寸	确定大腿外侧部（足少阳）腧穴纵向距离
	臀沟至腘横纹	14	直寸	确定大腿后部（足太阳）腧穴的纵向距离
	腘横纹（平髌尖）至外踝尖	16	直寸	确定小腿前、外、后侧部（足三阳）腧穴的纵向距离
	内踝尖至足底	3	直寸	确定足内侧部腧穴的纵向距离

（3）指寸定位法：指寸定位法又称手指同身寸定位法，是指依据被取穴者本人手指所规定的分寸以量取腧穴的方法。此法主要用于下肢部。在具体取穴时，医者应当在骨度折量定位法的基础上，参照被取穴者自身的手指进行比量，并结合一些简便的活动标志取穴方法，以确定腧穴的标准定位（图6-19）。

1）中指同身寸：以被取穴者的中指中节桡侧两端纹头（拇指、中指屈曲呈环形）之间的距离作为1寸。

2）拇指同身寸：以被取穴者拇指的指间关节的宽度作为1寸。

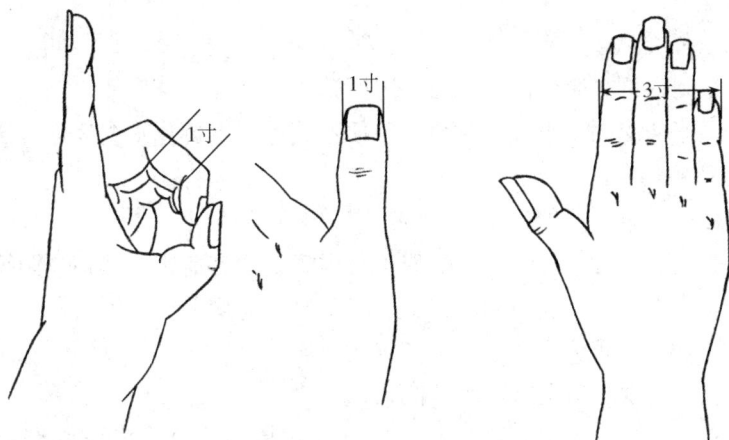

图 6-19 手指同身寸示意图

3）横指同身寸：被取穴者手四指并拢，以其中指中节横纹为准，其四指的宽度作为 3 寸。四指相并名曰"一夫"，用横指同身寸法量取腧穴，又名"一夫法"。

（4）简便定位法：简便定位法是临床中一种简便易行的腧穴定位方法。如立正姿势，手臂自然下垂，其中指端在下肢所触及处为风市；两手虎口自然平直交叉，一手食指压在另一手腕后高骨的上方，其食指端到点处取列缺等。此法是一种辅助取穴方法。

6. 常用腧穴的定位和主治

（1）合谷：原穴。

定位：在手背，第 2 掌骨桡侧的中点处。

主治：①头痛、目赤肿痛、齿痛、鼻衄、口眼㖞斜、耳聋等头面五官诸疾。②发热恶寒等外感病证，热病无汗或多汗；经闭、滞产等妇产科病证。

（2）曲池：合穴。

定位：在肘区，屈肘，尺泽与肱骨外上髁连线的中点处。

主治：①手臂痹痛、上肢不遂等上肢病证。②热病。③高血压。④癫狂、腹痛、吐泻等肠胃病证。⑤咽喉肿痛、齿痛、目赤肿痛等五官科热性病证。⑥瘾疹、湿疹、瘰疬等皮肤、外科疾患。

（3）足三里：合穴、胃的下合穴。

定位：小腿外侧，犊鼻下 3 寸，胫骨外一横指（中指）。

主治：①胃痛、呕吐、噎膈、腹胀、腹泻、痢疾、便秘等胃肠病证。②下肢痿痹。③癫狂等神志病。④乳痈、肠痈等外科疾患。⑤虚劳诸症，为强壮保健要穴。

（4）三阴交：肝、脾、肾三经的交会穴。

定位：小腿内侧，内踝尖上 3 寸，胫骨内侧缘后方。

主治：①肠鸣腹胀、腹泻等脾胃虚弱诸证。②月经不调、带下、阴挺、不孕、滞产等妇科病证。③遗精、阳痿、遗尿等生殖泌尿系统疾患。④心悸、失眠、高血压。⑤下肢痿痹。⑥阴虚诸证。

（5）阴陵泉：合穴。

定位：在小腿内侧，胫骨内侧髁后下方凹陷中。

主治：①腹胀、腹泻、水肿、黄疸、小便不利等脾不运化水湿病证。②膝痛。

（6）肾俞：肾的背俞穴

定位：脊柱区，第2腰椎棘突下，后正中线旁开1.5寸。

主治：①头晕、耳聋、耳鸣、腰酸痛等肾虚病证。②遗尿、遗精、阳痿、早泄、不育等生殖泌尿系疾患。③月经不调、带下、不孕等妇科病证。

（7）太溪：腧穴，原穴。

定位：踝区，内踝尖与跟腱之间的凹陷。

主治：①头痛、目眩、失眠、健忘、遗精、阳痿等虚证。②咽喉肿痛、齿痛、耳鸣、耳聋等阴虚性五官病证。③咳嗽、气喘、咯血、胸痛等肺部疾患。④消渴、小便频数、便秘。⑤月经不调。⑥腰脊痛、下肢厥冷。

（8）内关：络穴，八脉交会穴、通于阴维脉。

定位：前臂区，腕掌侧远端横纹上2寸，掌长肌腱与桡侧腕屈肌腱之间。

主治：①心痛、胸闷、心动过速或过缓等。②胃痛、呕吐、呃逆等胃腑病证。③中风。④失眠、郁证、癫狂痫等神志病证。⑤眩晕症，如晕车、晕船、耳源性眩晕。⑥肘臂挛痛。

（9）风池

定位：颈后区，枕骨之下，胸锁乳突肌上端与斜方肌上端之间的凹陷中。

主治：①中风、癫痫、头痛、眩晕、耳聋、耳鸣等内风所致病证。②感冒、鼻塞、鼻衄、目赤肿痛、口眼㖞斜等外风所致病证。③颈项强痛。

（10）气海

定位：下腹部，脐中下1.5寸，前正中线上。

主治：①虚脱、形体羸瘦、脏气衰惫、乏力等气虚病证。②水谷不化、绕脐疼痛、腹泻、痢疾、便秘等肠腑病证。③小便不利、遗尿。④遗精、阳痿、疝气。⑤月经不调、痛经、经闭、崩漏、带下、阴挺、产后恶露不止、胞衣不下等妇科病证。

（11）中脘：胃的募穴，八会穴之腑会。

定位：上腹部，脐中上4寸，前正中线上。

主治：①胃痛、腹胀、纳呆、呕吐、吞酸、呃逆、小儿疳积等脾胃病证。②黄疸。③癫狂、脏躁。

（12）大椎

定位：脊柱区，第7颈椎棘突下凹陷中，后正中线上。

主治：①热病、疟疾、恶寒发热、咳嗽、气喘等外感病证。②骨蒸潮热。③癫狂痫证、小儿惊风等神志病证。④项强、脊痛。⑤风疹、痤疮。

（13）百会

定位：头部，前发际正中直上5寸。

主治：①痴呆、中风、失语、瘛疭、失眠、健忘、癫狂痫证、癔病等神志病证。②头风、头痛、眩晕、耳鸣等头面病证。③脱肛、阴挺、胃下垂、肾下垂等气失固摄而致的下陷性病证。

二、针灸技术

针灸技术主要包括针刺技术与灸治技术，概指针灸工具、手段及其操作运用的方法和技能。针灸技术是针灸学的重要组成部分，在扩大针灸应用范围、提高针灸临床疗效、推进针灸学术发展方面发挥着关键作用。

古代针灸技术随着科学技术的进步得到了不断发展，尤其是金属针具和艾灸的普遍应用，创立了丰富的针灸手法，显著提高了针灸的技术含量。运用针灸技术激发经气活动，从而引发出人体新的可感知的生命现象，如"得气""气行"等，通过观察这些现象以探求针灸技术与提高疗效的关系，逐步建立起针法灸法学体系，极大地丰富了针灸学内容。

现代针灸技术发展较快，其特点是传统针灸技术与现代科学技术结合，研制出多种多样的针灸仪器设备，并规定了使用方法和操作规范。现代针灸技术越来越广泛地应用于针灸临床，如电针仪、灸疗仪、抽气罐的普遍使用，为针灸临床增添了新的治疗方法和手段。

（一）针灸器具

目前，针灸临床使用的针灸器具品种较多、类型不一，大体上可分为传统针灸器具和现代针灸仪器两大类。传统针灸器具是针灸临床最基本的治疗工具，历史悠久，运用广泛，作用独特，疗效明显。现代针灸仪器是传统针灸与现代科技相结合的产物，设计合理，操作规范，定性定量，安全有效。传统针灸器具和现代针灸仪器在针灸临床上可以配合使用，充分发挥各自的优势。

1. 针刺用具　简称针具。《灵枢·九针十二原》记载了九种不同形状和用途的金属针具，包括镵针、圆针、针、锋针、铍针、圆利针、毫针、长针、大针等，统称"九针"（图6-20）。

现代针灸临床常用针具由古代九针发展而来，品种多样，规格齐全，以满足现代针灸临床需要。现代常用针具多采用不锈钢制作而成，光滑亮洁，坚韧耐用，不仅可减轻针刺时患者的疼痛感，而且安全可靠，便于手法操作，有利于提高疗效。毫针是针灸临床最常用的针具。现代制作的毫针细长尖锐，规格多样，适用于全身各部腧穴，其针刺手法丰富精巧，作用广泛，可用于治疗内外妇儿等各科病证。在九针基础上，后人又发明了皮肤针、皮内针、针刀等针具，丰富了针刺技术。在临床实践中，可根据不同病证和刺法的需要，选择使用不同针具。

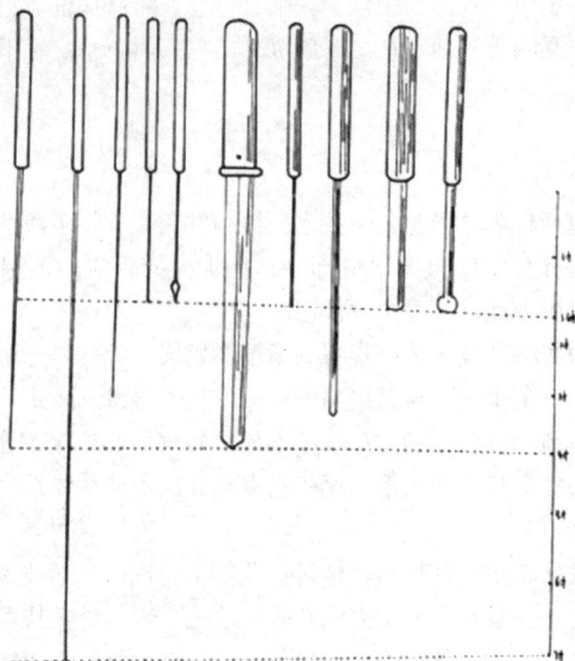

图 6-20　古代九针图

2. 施灸用具　施灸材料较多，以艾叶制成的艾绒最为常用。艾为多年生草本植物，以叶入药，全国均有生长，以湖北蕲州产者为佳，故有"蕲艾"之称。《名医别录》载："艾味苦，微温，无毒，主灸百病。"将干燥的艾叶捣制后除去杂质，制成纯净细软的艾绒，晒干贮藏备用，以陈久者为好。艾绒具有易于燃烧、热力温和持久、穿透力强等特点，温通散寒作用明显。临床使用最广泛的施灸用具是艾炷和艾条（又称艾卷）。艾炷和艾条均由艾绒制作而成（图 6-21）。

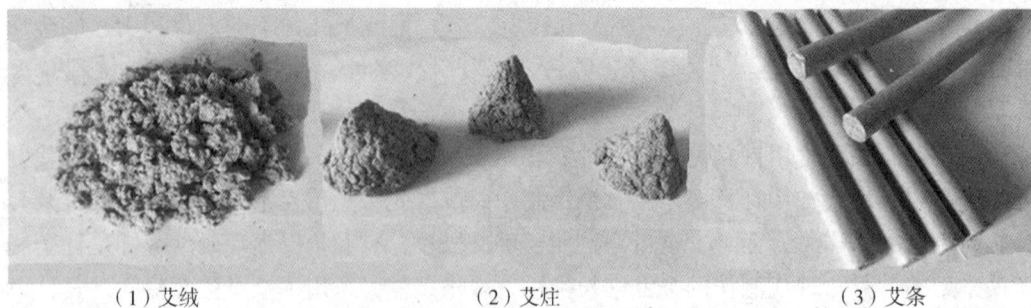

（1）艾绒　　　　　　　　　（2）艾炷　　　　　　　　　（3）艾条

图 6-21　艾绒、艾炷、艾条

在传统灸法中，还有一些材料常用于施灸，如用于灯火灸的灯心草，用于天灸的白芥子、细辛、大蒜、斑蝥等具有刺激性的药物。古代还制作了灸罩、灸盏等施灸工具，后世改进为温灸筒、温灸盒、熏灸器等。这些灸具制作不太复杂，却具有灸火集中、温热持久、较少烟尘、舒适安全的优点，故为针灸临床所常用。

3. 拔罐用具　拔罐是针灸临床常用治疗方法之一。传统罐具选材不一，有陶罐、竹罐、金属罐、玻璃罐等。目前临床上使用最广泛的罐具是竹罐和玻璃罐（图6-22）。

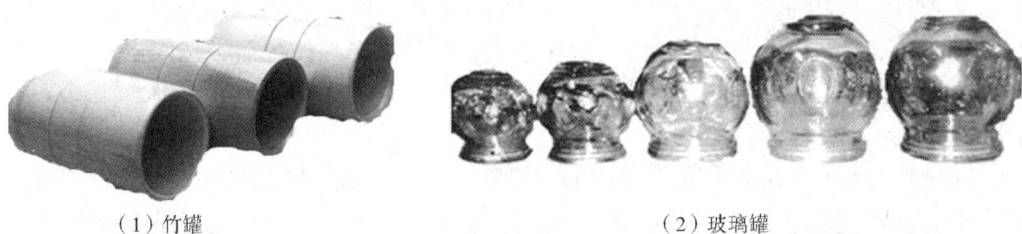

（1）竹罐　　　　　　　　　　　　　　（2）玻璃罐

图6-22　竹罐和玻璃罐

4. 现代针灸仪器　电针仪一般将可输出脉冲电流并能满足针刺治疗要求的电子仪器，称为电针仪。电针仪由主机、电极线、电源适配器等部分组成。电针仪的种类很多，主要有交流、直流可调电针仪，脉动感应电针仪，音频振荡电针仪，晶体管电针仪等。目前临床上使用的电针仪大多为集成电路仪器，并引入单片机等微计算机技术，交、直流电两用，具有安全、省电、耐震、体积小、便携带、无噪声、易调节、性能稳定、刺激量大等特点。电针仪是在针刺基础上使用的，可发挥针刺和电刺激双重作用，有较好的治疗效果，为现代针灸临床常用。

（二）　针灸的操作

1. 体位　针灸施术时，需要患者采取一定的受术体位。适宜体位的选用，对于正确定位取穴、方便针灸施术、持久留针，以及防止晕针、滞针、弯针、折针等意外情况的发生都具有重要的意义。诚如《备急千金要方·灸例》所言："凡点灸法，皆须平直，四肢又无使倾倒，灸时孔穴不正，无益于事，徒破好肉耳。若坐点则坐灸之，卧点则卧灸之，立点则立灸之，反之亦不得其穴矣。"

2. 针灸体位的选择

（1）仰卧位：平躺在治疗床上，头面胸腹朝上，四肢自然伸直平放。适宜取头、面、胸、腹部腧穴和四肢部分腧穴时选用。

（2）侧卧位：侧卧于治疗床上，四肢可自然屈曲。适宜取身体侧面少阳经腧穴和上、下肢部分腧穴时选用。

（3）俯卧位：俯卧在治疗床上，头面胸腹朝下，上肢可作环抱状置于下颌或额头下，下肢自然平伸。适宜取头、项、脊背、腰骶部腧穴和下肢后侧及上肢部分腧穴时选用。

（4）仰靠坐位：背靠坐在治疗椅上，头仰起靠于椅背。适宜取前头、颜面和颈前等部位腧穴时选用。

（5）俯伏坐位：胸伏在治疗椅上，头自然低俯，平靠于椅背。适宜取后头、项、背部的腧穴时选用。

（6）侧伏坐位：坐在治疗椅上，头侧伏于治疗床或椅背上，同侧上肢放在头部下。适宜取对侧头部、面颊及耳前后部位腧穴时选用。

除上述常用体位外，临床上也可根据某些腧穴的取穴及特殊针刺要求而选取不同的体位。同一患者、同次治疗应尽可能选用一种体位。如因治疗要求和某些腧穴定位的特点而必须采用不同体位时，可根据患者的体质、病情等具体情况灵活掌握。对初诊、精神紧张或年老、体弱、病重的患者，宜采取卧位，以防患者感到疲劳甚至发生晕针现象。

3. 操作要素 用针刺方法治病的操作程序主要是在选择体位后，选穴定穴、消毒、持针进针、运针补泻或留针、然后出针。其中要素有取穴多少、针具粗细、针刺深浅、手法轻重、留针时间的掌握等。

（1）取穴多少：在取方配穴正确的前提下，取穴越多，针刺刺激就越多，针刺作用量相应越大；反之，取穴越少，针刺刺激就越少，针刺作用量相应越小。一般而言，对慢性疾病、复杂性疾病、全身性疾病等取穴较多；对急性病证、单纯性病证、局部病证等取穴较少。临床上，取穴多少依病情和患者耐受程度而定，一般要求取穴少而精。如《针灸大成》强调取穴须得要领，"故不得其要，虽取穴之多，亦无以济人"。

（2）针具粗细：针具直径的大小与针刺刺激量相关，不同粗细的针具对不同的病证有不同的治疗效果。古代医家创制"九针"，就已考虑到这一因素。《灵枢·九针十二原》指出："针各有所宜，各不同形，各任其所为。""圆利针者，大如氂，且圆且锐，中身微大，以取暴气。毫针者，尖如蚊虻喙，静以徐往，微以久留之而养，以取痛痹。"一般而言，粗针刺激量大，泻邪作用较强；细针刺激量小，补虚较为适宜。

（3）针刺深浅：针刺深度是针灸临床关注的重要因素，除从安全角度考虑外，这一因素亦与疗效相关。临床实践表明，治疗不同病证需针刺不同深度。《素问·刺要论》指出："病有浮沉，刺有浅深，各至其理，无过其道。"一般而言，深刺刺激强度大，适用于筋骨深部病证；浅刺刺激强度小，适用于皮脉浅表病证。

（4）手法轻重：针刺手法是提高针刺疗效的重要因素。在实际运用时，针刺手法有补泻之分，也有轻重之分。针刺手法的轻重，主要是针对刺激强度而言。临床实践中，可通过针感的强弱来判断轻、中、重三种强度不同的刺激量。轻者，针下感应柔和；中者，针下感应明显；重者，针下感应强烈。医者往往以捻转、提插针体的频率、幅度和角度来调节刺激量的大小，以决定手法的轻重。捻转角度及提插幅度小、频率慢、运针时间较短者则刺激量小，为轻手法；反之则刺激量大，为重手法。临床上，轻手法多用于体质较弱或慢性病患者，重手法多用于体质较强或急性病患者。补泻手法与强弱刺激之间既有联系，又有区别。一般应在掌握强弱刺激的基础上施以补泻手法。

（5）留针时间长短：在针刺治疗中，为了获得更好的疗效，常根据病情需要而留针。留针的过程是保持和增加刺激量的过程。留针时间长短与疗效有密切关系。留针时间越长，刺激量相对越大；留针时间越短，刺激量相对越小。《灵枢·邪气脏腑病形》曰："是故刺急者，深内而久留之。刺缓者，浅内而疾发针，以去其热。"一般而言，体质较强的患者可多留针，治疗寒性病证、慢性病证，留针时间较长；体质较弱的患者可少留针，治疗热性病证、急性病证，留针时间较短。此外，针刺治疗量的形成还与疗程、针刺用具等因素有关。

（三）灸法

用艾灸方法治病的操作程序主要是在选择体位后，选穴定穴、消毒、选择合适的灸法。其中要素有选择灸法种类、灸量的把握、施灸时间的掌握等。

1. 灸法 常用灸法的分类（图6-23）。

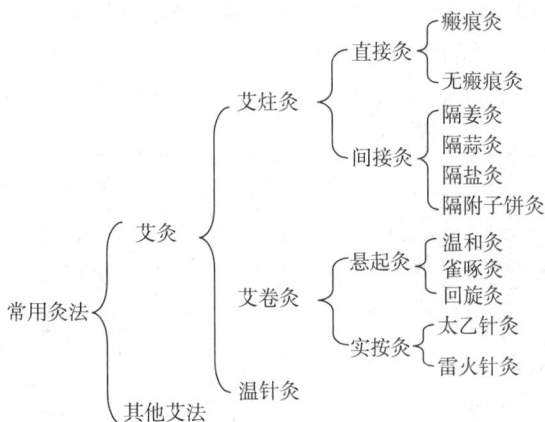

图6-23 常用灸法分类

2. 灸量的把握

（1）艾炷大小：艾炷大小不同，其作用量亦不一样。艾炷的大小常分为3种规格，小炷如麦粒大，中炷如苍耳子大，大炷如莲子大。一般而言，艾炷越大，艾火就越强，作用量也就越大；艾炷越小，艾火就越弱，作用量也就越小。《扁鹊心书·窦材灸法》载："凡灸大人，艾炷须如莲子，底阔三分；若灸四肢及小儿，艾粒如苍耳子大；灸头面，艾炷如麦粒大。"

（2）壮数多少：古代医家将用于灸法的艾炷数量的计数单位定为"壮"，即灸时每燃尽一个艾炷称为"一壮"。壮数越多，作用量就越大；壮数越少，作用量就越小。壮数多少的确定，与艾炷大小、患者状况、施灸部位等因素有关。《备急千金要方·灸例》云："凡言壮数者，若丁壮遇病，病根深笃者，可倍于方数，其人老少羸弱者，可复减半。"

（3）灸火强弱：灸火强弱主要与艾炷大小、艾条施灸距离远近、艾绒燃烧程度等因素有关。艾炷越大、艾条燃端离施灸部位越近、艾绒燃烧越充分，灸火就越强；艾炷越小、艾条燃端离施灸部位越远、艾绒燃烧越不充分，灸火就越弱。临床上，艾条燃端离施灸部位一般为2~3cm。施灸时，医者用口对着艾炷或艾条燃端适度吹气，可使艾绒充分燃烧。灸火强弱以施灸部位有温热感又不引起灼痛为度。强灸火多用于实证、急性病、体质壮的患者；弱灸火多用于虚证、慢性病、体质弱的患者。

3. 施灸时间长短 施灸时间一般为每穴5~15分钟，时间越长，作用量越大；时间越短，作用量越小。一般初灸时，每日1次；3次后可改为2~3天1次。急性病可每日灸2~3次。艾灸保健每隔5~7天穴即可，每穴位3~5分钟。《医宗金鉴·刺灸心法要诀》云："凡灸诸病，必火足气到，始能求愈，然头与四肢皮肉浅薄，若并灸之，恐肌骨难堪，必分日灸之，或隔日灸之，其炷宜小，壮数宜少。"艾灸治疗量的形成还与疗程、艾绒的质量等因素有关。

4. 注意事项 艾灸具有驱赶寒邪、温阳补气、温经通络、消瘀散结、补中益气的作用，所以艾灸前要注意不能吹到风；艾灸中可以多喝温开水；艾灸后不可马上洗澡，可稍事休息。一般上午是艾灸的最佳时间，上午>下午>晚上，晚上10点后最好不要艾灸。晚上适宜养阴。例外：如果是治疗失眠病，临睡前艾灸效果较好。四季中，夏季是除寒湿、补阳气、冬病夏治的最好时节。

5. 施灸顺序 古人对于施灸的先后顺序有明确的论述。如《备急千金要方》说："凡灸当先阳后阴……先上后下。"《明堂灸经》也指出："先灸上，后灸下；先灸少，后灸多。"这是说应先灸阳经，后灸阴经；先灸上部，后灸下部。就壮数而言，先灸少而后灸多。就大小而言，先艾灸炷小者，后灸炷大者。但上述施灸的顺序是指一般的规律，临床上需结合病情灵活应用，不能拘执不变。如脱肛的灸治，应先灸长强以收肛，后灸百会以举陷，便是先灸下而后灸上。此外，施灸应注意在通风环境中进行。一般空腹、过饱、极度疲劳和对灸法恐惧者，应慎施灸。对于体弱患者，灸治时艾炷不宜过大，刺激量不可过强，以防"晕灸"。一旦发生晕灸，应及时处理。保健灸法是中国独特的养生方法之一，不仅可用于强身保健，也可用于久病体虚之人的康复。所谓保健灸法，就是在身体某些特定穴位上施灸，以达到和气血、调经络、养脏腑、延年益寿的目的。《医学入门》说"药之不及，针之不到，必须灸之"，说明灸法可以起到针、药有时不能起到的作用。至于灸法的保健作用，早在《扁鹊心书》中就有明确的记载："人于无病时，常灸关元、气海、命门……虽未得长生，亦可得百余岁矣。"施灸时，全身自然放松，呼吸平稳，心无杂念，轻巧操作，从容缓和，将所施灸的部位暴露出来。悬灸上肢穴位：内关，下肢穴位：涌泉、足三里、三阴交、气海穴、关元穴、中脘穴、神阙穴、华佗、夹脊、肾俞、命门等。

（四）拔罐

拔罐是借助热力或其他方法，排除罐中的空气，造成负压，使罐具吸着在皮肤上的常用治疗方法之一，以玻璃罐和抽吸罐使用最广。以玻璃火罐为例，其操作方法、适应范围和注意事项如下。

1. 操作方法 选定拔罐的部位后，将蘸有酒精的棉花用止血钳或夹子夹住点燃，伸入罐内，几秒钟后迅速抽出，随即将罐扣在患处。由于罐内空气被热驱逐呈真空负压状态，可把皮肤牢牢吸住。10分钟后，将罐取下，取时一手将罐向一面倾斜，另一手按压皮肤，使空气经缝隙进入。可以用闪罐，即将罐子拔上后立即取下，如此反复多次，直至局部潮红或出现瘀斑为止。也可以用走罐。走罐多用于病灶面积较大、肌肉丰厚部位。先在选定部位的皮肤上涂适量的润滑油作为介质，点燃酒精棉预热罐口和罐体，再以闪火法将罐吸拔于所选部位的皮肤上，询问患者松紧度是否合适，然后吹灭火种，一只手握住罐子，一只手扶住，并拉紧皮肤，在向上、下、左、右需要走罐的部位往返推动，至所拔部位的皮肤红润、充血甚至瘀血时将罐取下。走罐多用于背部的膀胱经和督脉。

2. 适用范围 拔罐具有通经活络、行气活血、消肿止痛、祛风散寒等作用，适用范围较为广泛，多用于风寒湿痹、腰背肩疼痛、腿痛、关节痛、软组织闪挫扭伤、伤风感冒、头痛、咳嗽、哮喘、胃脘痛、腹痛、痛经、中风偏枯、瘀血痹阻等。

3. 注意事项　火罐应注意勿灼伤或烫伤皮肤。若烫伤或留罐时间太长致皮肤起水泡时，小的无需处理，仅敷以消毒纱布，防止擦破即可。水泡较大，可用消毒针将水放出，然后涂以药水或用消毒纱布包敷，以防感染。皮肤有过敏、溃疡、水肿及心脏、大血管分布部位不宜拔罐。高热抽搐者，以及孕妇的腹部、腰骶部位亦不宜拔罐。

（五）　刮痧

刮痧疗法是用边缘光滑的刮痧板、嫩竹板、瓷器片、小汤匙、铜钱、硬币、玻璃、苎麻等工具，蘸食油或清水在体表部位进行由上而下、由内向外反复刮动的一种治疗方法，具有预防保健和治疗疾病的作用。以刮痧板为例，介绍其常用部位、适应范围、操作方法、注意事项。

1. 常用部位

（1）背部：取侧卧或俯卧位，或伏坐于椅背上。先从第七颈椎起，沿着督脉由上而下刮至第五腰椎，然后从第一胸椎旁开沿肋间向外侧斜刮。此为最主要和常用的刮痧部位。

（2）头部：取眉心、太阳穴。

（3）颈部：颈部两侧，双肩板筋部（胸锁乳突肌），或喉头两侧。

（4）胸部：取第二、三、四肋间，从胸骨向外侧刮；乳房禁刮。

（5）四肢：臂弯（肘窝）、膝弯（腘窝）等处。

2. 适用范围及操作方法　刮痧疗法有宣通气血、发汗解表、疏经活络、调理脾胃等功能，对于许多疾病具有较好疗效。

（1）痧证：多发于夏秋两季，微热形寒，头昏，恶心，呕吐，胸腹或胀或痛，甚则上吐下泻，多起病突然；取背部脊柱两侧自上而下刮治，如见神昏可加眉心、太阳穴。

（2）中暑：取脊柱两旁自上而下轻轻顺刮，逐渐加重。伤暑表证：取患者颈部痧筋（颈项双侧）刮治。伤暑里证：取背部刮治，并配胸部、颈部等处刮治。

（3）湿温初起：症见感冒、厌食、倦怠、低热等，取背部自上而下顺刮，并配苎麻蘸油在腘窝、后颈、肘窝部擦刮。

（4）感冒：取生姜、葱白各 10 克，切碎和匀布包，蘸热酒先刮擦前额、太阳穴，然后刮背部脊柱两侧，也可配刮肘窝、腘窝。如呕恶，加刮胸部。

（5）发热、咳嗽：取颈部向下至第四腰椎处顺刮，同时刮肘部、曲池穴。如咳嗽明显，再刮胸部。

（6）风热喉痛：取第七颈椎至第七胸椎两旁（蘸盐水）刮治，并配合捏提颈部前两侧肌肉（胸锁乳突肌）约 50 次。

（7）呕吐：取脊柱两旁自上而下至腰部顺刮。

（8）腹痛：取背部脊柱旁两侧刮治，也可同时刮治胸腹部。

（9）痞积：取长强穴至大椎穴处刮治。

（10）伤食所致呕吐、腹泻：取脊椎两侧顺刮。如胸闷、腹胀痛剧，可在胸腹部刮治。

（11）小腿痉挛疼痛：取脊椎两旁（第五胸椎至第七腰椎）刮治，同时配合刮治腘窝。

（12）湿痹痛：取蜂房 100 克，用酒浸 3 日后，蘸酒顺刮颈、脊柱两旁，同时取腘窝、肘部或痛处刮治，每日 2 次。

3. 注意事项　治疗时，室内要保持空气流通，如天气转凉或天冷要避免感受风寒。不能干刮，工具必须边缘光滑，没有破损。要掌握手法轻重，由上而下顺刮，并时时蘸植物油或水保持润滑，以免刮伤皮肤。体位可根据需要而定，一般有仰卧、俯卧、仰靠、俯靠等，以患者舒适为度。刮痧的条数多少，应视具体情况而定，一般每处刮 2~4 条，每条长 2~3 寸即可。刮完后应擦干油或水渍，让患者休息片刻。如患者自觉胸中郁闷、发热等，再在患者胸前两侧第三、四肋间隙处各刮一道即可平静。刮痧后应保持情绪平静。同时，忌食生冷瓜果和油腻食品。如刮痧后患者感到不适或疼痛加重，须进一步认真诊治。

三、临床应用

针灸疗法属中医外治法之一，是通过激发机体自身的调节机能和自我康复的潜能，使机体从病态向正常生理状态转归。无毒副作用，治疗用具简单，使用方便。

（一）针灸治疗的原则

针灸治疗疾病必须遵循一定的治疗原则，它是确立治疗方法的基础。针灸治疗疾病的方法多种多样，针灸治疗的原则可概括为补虚泻实、清热温寒、治病求本和三因制宜。

1. 补虚泻实　补虚泻实就是扶助正气，祛除邪气。《素问·通评虚实论》说："邪气盛则实，精气夺则虚。"这里的"虚"指正气不足，"实"指邪气盛。虚则补，实则泻，属于正治法。《灵枢·经脉》说："盛则泻之，虚则补之……陷下则灸之，不盛不虚以经取之。"在针灸临床上补虚泻实原则有其特殊的含义，即虚证采用补法治疗，实证采用泻法治疗。如果病证本身无虚实可言，脏腑、经络的虚实表现不甚明显，多采用平补平泻法。

2. 清热温寒　"清热"就是热性病证治疗用"清"法；"温寒"就是寒性病证治疗用"温"法。《灵枢·经脉》云："热则疾之，寒则留之。"即针对热性病证和寒性病证采用清热、温寒之法。

3. 治病求本　治病求本是指治疗疾病时要抓住疾病的根本原因，采取针对性的治疗方法。"本"和"标"在中医学中具有丰富的内涵，可用以说明病变过程中各种矛盾的主次关系。从正邪双方而言，正气为本，邪气为标；从病因与症状而论，病因为本，症状为标；从疾病的先后来看，旧病、原发病为本，新病、继发病为标。治病求本是一个基本原则，临床上常常会遇到疾病的标本缓急等特殊情况，这时就要灵活掌握，处理好治标与治本的关系。当标病处于紧急情况时，先要治疗标病。通常情况下，应针对导致疾病发生的根本原因予以治疗。治疗疾病坚持"治病求本"，对于慢性病和急性病的恢复期有重要的指导意义，正如《素问·阴阳应象大论》所说："治病必求于本。"正虚者固其本，邪盛者祛其邪；治其病因，症状可除；治其先病，后病可解。这就是"伏其所主，先其所因"的深刻含义。如肾阳虚引起的五更泄，泄泻是症状，为标，肾阳不足为本，治宜灸气海、关元、命门、肾俞。在标病和本病并重的情况下，应当采取标本同治的方法。如体虚感冒，应当益气解表，益气为治本，解表为治标，宜补足三里、关元，泻合谷、风池、列缺等。

4. 三因制宜 "三因制宜"是指因时、因地、因人制宜，即根据患者所处的季节（包括时辰）、地理环境和个人的具体情况，而制订适宜的治疗方法。

（1）因时制宜：四时气候的变化对人体的生理功能和病理变化有一定的影响。采用针灸治疗疾病时，要考虑季节气候和时辰因素。春夏之季，阳气升发，人体气血趋向体表，病邪伤人多表浅；秋冬之季，人体气血潜藏于内，病邪伤人多深在，故治疗上春夏宜浅刺，秋冬宜深刺。古代医家还根据人体气血流注盛衰与一日不同时辰的相应变化规律，创立了子午流注针法等。因时制宜还包括针对某些疾病的发作或加重规律而选择有效的治疗时机。如精神疾患多在春季发作，故应在春季之前进行治疗；乳腺增生症患者常在经前乳房胀痛较重，治疗应在经前1周开始。

（2）因地制宜：由于地理环境、气候条件不同，人体的生理功能、病理变化也有所区别，治疗应有所差异。如在寒冷地区，治疗多用温灸，而且应用壮数较多；在温暖地区，多用针刺少用灸法。正如《素问·异法方宜论》所说的："北方者……其地高陵居，风寒冰冽。其民乐野处而乳食，脏寒生满病，其治宜灸焫。南方者……其地下，水土弱，雾露之所聚也。其民嗜酸而食腐，故其民皆致理而赤色，其病挛痹，其治宜微针。"

（3）因人制宜：根据患者性别、年龄、体质等的不同特点而制定适宜的治疗方法。由于男女在生理上有不同的特点，如女子以血为用，治疗妇科病时要多考虑调理冲脉、任脉等。年龄、体质不同，针刺方法也有差别。《灵枢·逆顺肥瘦》说："年质壮大，血气充盈，肤革坚固，因加以邪，刺此者，深而留之……婴儿者，其肉脆血少气弱，刺此者，以毫针，浅刺而疾发针，日再可也。"

（二）针灸治疗的作用

针灸治疗的作用是多方面且复杂的，总体上可概括为疏通经络、调和阴阳和扶正祛邪。其中，疏通经络是调和阴阳和扶正祛邪的基础，即经络畅通有利于调和阴阳和扶正祛邪作用的发挥；扶正祛邪是治疗疾病的作用过程，其目的是要达到阴阳平衡，而调和阴阳又常常依赖于扶正祛邪作用。因此，尽管针灸的治疗作用表现为这三个方面，但并不是完全割裂的，而是相互关联、密不可分的，只是在具体的疾病治疗过程中，以某一作用表现为主和更为明显而已。

（三）针灸治疗方法的选择

针灸治疗方法的选择包括治疗方法、操作方法和治疗时机的选择，是影响针灸疗效的关键环节之一。相同的选穴可因治疗方法、操作方法和治疗时机的不同而表现出不同的治疗效果。

治疗方法的选择是针对患者病情和具体情况而确立的针灸治疗方法，在处方中必须说明治疗采用针灸疗法中的何种具体方法，是用毫针刺法、灸法、火针法，还是用拔罐法、皮肤针法等，均应注明。治疗方法确立后，要对具体操作进行说明，如毫针刺法用补法还是泻法、艾灸用温和灸还是瘢痕灸等。对于处方中的部分穴位，当针刺操作的深度、方向等不同于常规的方法时，尤其是某些穴位要求特殊的针感或经气传导方向、目标等均要特别强调。

治疗时机是提高针灸疗效的重要方面。一般来说，针灸治疗疾病没有特殊严格的时间要求。但是当某些疾病发作或加重呈现明显的时间规律性时，临床上治疗时间的选择就有极其重要的意义，在发作或加重前采用针灸治疗往往能提高疗效。如痛经在月经来潮前几天开始针灸、女性不孕在排卵期前后几天连续针灸等均应在处方中说明。

（四）常见病的针灸治疗特点

1. 肩痛　肩痛是指肩关节及肩胛周围筋骨肌肉作痛，多因外感风湿、肺受风热、强力负重、跌打损伤等伤及手三阳经所致。肩为手三阳经之交会处，又属肺脏分域。手阳明经证以肩前区疼痛为主，后伸疼痛加剧。手少阳经证以肩外侧疼痛为主，外展疼痛加剧。手太阳经证以肩后侧疼痛为主，肩内收时疼痛加剧。手太阴经证以肩前近腋部疼痛为主，压痛明显。肩痛多见于风湿性关节炎、肩关节周围炎、肩胛肌劳损等。

（1）肩周围痛甚，功能活动尚可。

取穴：肩髃、曲池、外关、外劳宫、阳陵泉。

操作：用火针刺肩髃后再拔罐，复用毫针刺后穴。阳陵泉穴多针对侧并加直接灸疗，痛点可辅以药针注射。牵涉背痛者可在背部痛点直接灸。

（2）肩臂疼痛功能障碍，患肢不能侧平举。

取穴：阳陵泉、外关、液门透中渚、悬钟、曲池、足三里。

操作：针对侧的前四穴，得气后嘱患者活动患肢，再针同侧后面的穴位，起针后用艾条灸患处。

（3）肩臂疼痛，软组织粘连，患肢不能后伸。

取穴：昆仑透太溪、肩髃、曲池、外关、后溪。

操作：先针昆仑透太溪穴（对侧），得气后嘱患者向后活动肩臂，然后再针后溪穴留针，20分钟取针后再针对侧后溪穴，得气后嘱患者向后活动患肢若干分钟。可用灸法。

（4）肩臂疼痛不能前上举。

取穴：条口透承山、肩髃、曲池、外关、外劳宫。

操作：针肩臂部及肘、腕、手部穴，得气后留针20~30分钟（期间间歇运针催气）。取针后针对侧条口透承山穴，在运针柔和催气的同时嘱患者活动患肩，要特别注意做原来不能做的动作，留针15分钟，期间再间歇活动。取针时再运针催气，可用灸法。

2. 腰痛　腰痛是临床常见症状，表现为腰部一侧或两侧疼痛。腰为肾之府，足少阴肾经循行"贯脊属肾"，腰痛与肾及腰脊部经脉、经筋、络脉病损相关。腰痛是由多种疾病引起的证候，如腰部肌肉、韧带和关节损伤或病变，某些疾病如风湿病、肾脏疾患、骨骼劳损、腰椎增生、盆腔疾患等均可致腰痛。腰痛可分为寒湿腰痛、劳损腰痛、外伤腰痛、肾虚腰痛等。

取穴：肾俞、大肠俞、委中、夹脊穴、阿是穴等穴为主。寒湿腰痛加关元俞、大肠俞；劳损腰痛加次髎、膈俞；外伤腰痛加人中、腰痛（经外奇穴，位于手背，腕背横纹前1寸，第二、四伸指肌腱尺侧缘各1穴，左右计4穴）穴，委中可以放血；肾虚腰痛加志室、命门、太溪。

操作：毫针刺，根据病情虚实酌情补泻或平补平泻，或加艾灸，或刺络拔罐。

第二节　推拿治疗技术

一、概述

推拿学是研究手法及运用手法防治疾病的一门学科，是中医学的重要组成部分。推拿疗法是以中医理论为指导，结合现代医学理论，运用手法作用于人体的特定部位，以达到调整身体状态的防病、治病方法，属于中医外治法范畴。

推拿疗法的主要适应证：①筋伤、肌肉、骨骼系统软组织及其相关神经、血管结构的急性损伤、慢性劳损及退行性病变。②内、妇、儿等科功能性疾病。

（一）推拿发展简史

《黄帝内经》对按摩的起源、适应证、作用机制、按摩工具、按摩人员的选择等都有论述。《金匮要略·脏腑经络先后病脉证第一》有如"适中经络未流传脏腑，治之膏摩"等论述。晋《肘后备急方》提到："拈取其脊骨皮，深取痛引之，从龟尾至顶乃止。"《备急千金要方》记载了自我按摩法。《圣济总录》有对手法及机理的认识："按止以手，摩或兼以药，曰按曰摩，适所用也……大抵按摩法，每以开达抑遏为义，开达则壅蔽者以之发散，抑遏则剽悍者有所归宿。"

明代形成小儿推拿体系。《针灸大成》载《小儿按摩经》是现存最早的按摩推拿专著。《厘正按摩要术》为小儿推拿集大成者，提出小儿推拿八法：按、摩、掐、揉、推、运、搓、摇。此外还有《小儿推拿活婴秘旨全书》等。《医宗金鉴·正骨心法要旨》提出了伤科八法摸、接、端、提、按、摩、推、拿的分类。推拿代表流派主要有正骨推拿、一指禅推拿、擦法推拿、内功推拿、脏腑点穴推拿、小儿推拿等。

目前，推拿呈现百花齐放的局面，有医疗推拿、保健按摩、经穴按摩、软组织损伤按摩、整脊按摩、美式整脊、日式指压骨盆矫正、关节松动术等。

（二）禁忌证与慎用证

1. 皮肤破损、出血、感染。
2. 软组织损伤肿胀严重。

3. 骨折、脱位、结核、骨髓炎、化脓性关节炎、肿瘤、严重骨质疏松等。

4. 有出血倾向者。

5. 身体重度虚弱，过度疲劳，饥饿。

6. 传染病患者。

7. 有严重心、肺、脑、肝、肾等内脏疾患者。

8. 醉酒及精神失常与医生不合作者。

9. 孕妇或经期妇女的腰骶部和小腹部。

10. 有严重脊髓、神经干、血管压迫或损伤者。

（三） 可能出现的意外

1. 皮肤损伤 皮肤破损及瘀斑。

2. 软组织损伤 肌肉、筋膜、肌腱、关节囊等损伤致局部肿胀、疼痛加重。

3. 骨与关节损伤 陈旧性骨折、严重骨质疏松、骨肿瘤、骨结核；腰椎压缩性骨折、肋骨骨折。

4. 神经、血管损伤 脊髓、神经根压迫加重或神经干损伤、椎-基底动脉损伤。

5. 内脏损伤 诱发旧疾或并发症加重，如早搏、房颤、流产、肾脏损伤。

6. 晕厥、休克 手法过重，疼痛诱发局部及全身植物神经痉挛或供血中断。

（四） 注意事项

1. 诊断要明确，排除推拿禁忌证。

2. 操作要卫生，要修剪指甲，勤洗手，去戒指，按摩巾要干净。

3. 体位要适当，医生、患者要放松。

4. 治疗要有序，全身可先背后腹，自上而下。

5. 手法要选择，结合患者的体质、病情及治疗部位而采用不同的手法。

6. 力量要适宜，根据患者的体质、病情及治疗部位，一般先轻后重。

7. 精力要集中，随时观察和询问患者的反应。

二、常用推拿手法

1. 概念 推拿手法是推拿医生在患者的特定部位，以手或身体的某些部位所施用的规范化特定技巧动作。推拿有三个注意点：一是规范化的特定技巧动作（人体运动关节及其发力肌肉）；二是通过医者的施力部位（手、前臂或其他部位）；三是作用于患者的特定部位。

2. 分类 推拿手法根据治疗过程可分为准备手法、治疗手法、结束手法。根据手法的作用和功效可分为放松类、温通类、助动类、关节整复类等。

（一） 基本要求

1. 推拿手法的基本要求 持久、有力、均匀、柔和、深透、刚柔相济。

（1）持久：手法能按要求持续运用一定时间。

（2）有力：手法必须具有一定的力量，力量应根据患者体质、病证、部位而增减。

（3）均匀：手法动作要有节律性，速度、压力要均匀。

（4）柔和：手法要轻而不浮，重而不滞。用力不可生硬粗暴或用暴力，动作变换要自然连贯。

（5）深透：力量要达到一定的层次。

（6）刚柔相济：手法的至臻境界。

2. 手法操作时施术者的形体、呼吸要求 体松、体正、自然呼吸。

（1）体松：除发力肌肉群外，尽量放松身体；用力应考虑到上肢带肌、自身重力。

（2）体正：注意手法对医者体位、步态的要求，体正既有利于发力，又可减少自身损害。

（3）自然呼吸：进行手法操作时，不必屏气。

（二）手法用力的基本原则

整体用力，以近带远：充分利用体重，用本力而不用蛮力。以腰发力，全身动作协调。近端关节运动带动远端关节及着力部位。

（三）手法练习的不同层次

1. 练单一手法的动作及变化 要看手法是否符合动作结构要求（形似），手法是否达到手法的基本要求（神似）。

2. 练手法在不同部位操作时的变化及人体不同部位的常规手法组合 多种手法的衔接与组合，突出重点。

3. 练手的触摸能力 要重视手感，练对人体不同状态的感知，手法随症而变，练临床诊治能力。

（四）常用手法

1. 揉法

（1）着力部位：手掌、鱼际、掌根、前臂或拇指、其余四指罗文面。

（2）运动结构：肘关节屈伸，带动前臂、腕关节摆动。掌、指带动皮肤及皮下组织做环形运动，力量可作用于肌肉。

（3）手法特点：紧揉慢移，轻缓柔和，刺激量中等。

（4）常用部位：全身各部。掌揉、前臂揉的接触面较大，用于较大部位；指揉的接触面较小，用于穴位、压痛点等较小部位。基本要求：沉肩、垂肘、松腕。

（5）功效及适应证：功效放松肌肉，缓解疼痛。适用于头面部（镇静安神）、胸胁部（宽胸理气）、脘腹部（消积导滞）、四肢红肿疼痛（活血祛瘀，消肿止痛）、全身穴位（疏通经络，行气活血，调节脏腑）。

2. 拿法

（1）着力部位：拇指与其余四指对合呈钳形，指腹、中间指节及指间关节掌面着力。

（2）运动结构："捏而提起谓之拿"。"捏"来自于掌指关节，指间关节不动；"提"来自于肘关节。注意捏提的方向要与肌腹垂直，提力由轻到重，不可突然用力，动作要连贯。

（3）手法特点：可轻可重，适用部位及人群广。

（4）常用部位：颈项、肩背、四肢等较大部位。

（5）功效及适应证：保健常用手法。功效缓解肌肉痉挛，提高肌肉的兴奋性，消除疲劳。

3. 点法

（1）着力部位：拇指、中指端或屈曲之指间关节及肘尖（尺骨鹰嘴）。

（2）运动结构：垂直于体表，持续按压。

（3）手法特点：作用面积小，刺激量大，操作省力。找准穴位或压痛点，力量适宜，因人因病而异。

（4）常用部位：穴位、压痛点等较小部位及肌肉较薄的骨缝处。

（5）功效及适应证：适用于四肢及内脏等各种疾病。功效舒筋通络止痛，行气活血，调节脏腑。

4. 拨法

（1）着力部位：拇指罗文面或指端、尺骨鹰嘴。

（2）运动结构：按而滑动，应先按后拨；先按于肌腱、肌腹、腱鞘、神经干的侧，做垂直、横向的越过肌腱、肌腹、腱鞘、条索、神经干的滑动。指下有弹动感。拨动时以上肢带动着力部位。

（3）手法特点：刺激量较大。

（4）常用部位：颈、背、腰、臀部、上肢、下肢的肌腱、肌腹、腱鞘、神经干、痛点穴位。肘拨法多用于臀部环跳穴或脊柱两侧骶棘肌。

（5）功效及适应证：功效疏经通络，分筋理筋，解痉止痛，分解粘连，放松肌肉，广泛用于各种软组织损伤的筋结、条索及压痛点。用于保健应适当减小按压和拨动的力量。拨动神经干可以治疗肢体麻木或疼痛。

5. 拍法

（1）着力部位：虚掌，虚掌的周边着力。

（2）运动结构：肩肘主动屈伸，腕关节放松被动屈伸，使掌一起一落，节律性垂直于体表用力。

（3）手法特点：轻柔，但有强烈的振动感。

（4）常用部位：肩背、腰臀及下肢，体表较大的平面。

（5）功效及适应证：常用的结束手法之一。适用于局部疼痛麻木（舒筋通络，行气活血）、内脏疾病（振奋脏腑阳气，行气活血）。

6. 击法

（1）着力部位：指尖或拳背、掌根、小鱼际、桑枝棒。

（2）运动结构：肩肘主动屈伸，节律性垂直于体表用力。

（3）手法特点：快速，与治疗部位接触时间短暂，受力较大。

（4）常用部位：肩背、腰臀及下肢。指尖击法常用于头部等较小部位，拳背、掌根、小鱼际、桑枝棒击法常用于腰背四肢较大部位。

（5）功效及适应证：适用于局部疼痛麻木（舒筋通络，行气活血）、内脏疾病（振奋脏腑阳气，行气活血）。

7. 推法

（1）着力部位：掌、指、肘尖。

（2）运动结构：单向直线或弧线运动，先按后推。压力宜平稳适中，推进的速度应缓慢均匀，做到"轻而不浮，重而不滞"。要注意参考经络走行方向及血液运行方向推动，拳、肘推法宜顺肌纤维方向推进。

（3）手法特点：手法的作用与方向有关。紧贴皮肤。着力部位与治疗部位间应涂滑石粉、按摩乳等介质。

（4）常用部位：全身各部。拇指直推多用于头面部；指推法多用于手足肌腱、腱鞘部；鱼际分推法多用于胸腹部；掌推法多用于腰背部、上下肢；肘推法多用于脊柱两侧、下肢。

（5）功效及适应证：功效清利头目，镇静安神，平肝潜阳，通经活络，行气活血，用于经脉痹阻。

8. 搓法

（1）着力部位：以掌指面紧贴治疗部位两侧。

（2）运动结构：先夹后搓，可搓转、搓揉或搓摩，搓摩与体表有摩擦。夹力及搓转用力要对称，紧搓慢移，搓动要快，上下移动宜慢。

（3）手法特点：柔和轻快。

（4）常用部位：四肢、胸腹部。

（5）功效及适应证：本法多用于治疗结束时，给予舒适之感，与快速揉摩动作作用相似。主要用于四肢（肩、膝关节），尤以上肢为主，可舒筋通络，调和气血。胸胁部搓法可疏肝理气，调和气血。

9. 抖法

（1）着力部位：握持患者腕、踝关节。

（2）运动结构：先纵向牵拉，再做连续、快速、小幅度的颤动，频率200~300次/分钟。

（3）手法特点：轻缓柔和，刺激量小。

（4）常用部位：上肢或下肢，上肢或下肢远端，腕、踝附近。

（5）功效及适应证：常先搓后抖，作为按摩的结束手法。功效放松肌肉，舒筋通络，调和气血。

第七章　言语治疗技术 ▷▷▷▷

第一节　构音障碍的治疗

一、轻度至中度构音障碍的治疗

轻度至中度病变时，有时听不懂或很难听懂和分辨患者的言语表达。从治疗学的观点看，治疗往往针对的是异常的言语表现而不是构音障碍的类型。言语的发生是受神经和肌肉影响的，所以姿势、肌张力、肌力和运动协调的异常都会影响到言语的质量。言语治疗应从改变这些状态开始，而这些状态的纠正会促进言语的改善。

关于康复生理的途径，学者们强调按呼吸→喉→腭和腭咽区→舌体→舌尖→唇→下颌运动的顺序一个一个地解决。要仔细分析这些结构与言语产生的关系，从而决定治疗从哪一步开始和先后的顺序。这种顺序是根据构音器官和构音评定的结果来确定的。构音器官评定所发现的异常部位便是构音训练的重点部位。构音评定可发现哪些音可以发、哪些音不能发、哪些音不清楚等，这就决定了构音训练时的发音顺序。一般来说，应遵循由易到难的原则。

（一）构音改善训练

1. 舌、唇运动训练　构音器官检查可以发现，几乎所有患者都存在舌、唇运动不良，导致发音歪曲、置换或难以理解。所以要训练患者唇的张开、闭合、前凸、缩回，舌的前伸、后缩、上举、向两侧的运动等。训练时要面对镜子，这样会使患者便于模仿和纠正动作，对病情较重者可用压舌板和手法协助完成。另外，可以用冰块摩擦面部、唇以促进运动，每次1~2分钟，每日3~4次。

2. 发音训练　待患者能够完成以上动作后，要让其尽量长时间地保持这些动作，如双唇闭合、伸舌等，随后做无声的构音运动，最后轻声地引出靶音。原则是先训练发元音，然后发辅音，辅音先由双唇音开始，如p、m等。待能发辅音后，要训练将已掌握的辅音与元音相结合，也就是发无意义的音节pa、ma、fa。这些音比较熟练后，就采取元音加辅音再加元音的形式，最后过渡到单词和句子的训练。在训练发音之前，一定要依据构音检查中构音类似运动的检查结果，让患者掌握靶音构音类似运动后，才能进行此项训练。如构音检查发现有明显的置换音，可以通过手法协助使音发准确后，再纠正其他音，这样效果较好。

3. 减慢言语速度 轻至中度的患者可能表现为绝大多数音可以发，但由于痉挛或运动不协调而使多数音发成歪曲音或失韵律。这时可以利用节拍器控制速度，由慢开始逐渐变快，患者随节拍器的节拍发音可以增加理解度。节拍的速度根据患者的具体情况而定。如果没有节拍器，可以由治疗师轻拍桌子，患者随着节律进行训练。但这种方法不适合重症肌无力的患者，因为会进一步使肌力减弱。

4. 辨音训练 患者对音的分辨能力对正确发音很重要，所以要训练患者对音的分辨。首先要能分辨出错音，可通过口述或放录音分辨；也可采取小组训练的形式进行，由患者说一段话，让其他患者评议，最后由治疗师纠正。这样效果很好。

5. 利用患者的视觉途径 如患者的理解能力好，要充分利用其视觉能力，如通过画图让患者了解发音的部位和机制，指出其主要问题所在，告诉准确的发音部位。此外，也可以结合手法促进准确发音，首先是单音，然后是拼音、四声、词、短句；还可给患者录音、录像，让患者一起对构音错误进行分析。

（二） 克服鼻音化的训练

鼻音化是由于软腭运动不充分，腭咽不能适当闭合，将鼻音以外的音发成鼻音。治疗的目的是加强软腭肌肉的强度。

1. "推撑"疗法 具体做法：患者两手掌放在桌面上向下推、两手掌放在桌子下由下向上推、两手掌相对推或两手掌同时向下推时发 au 的音。随着一组肌肉的突然收缩，其他肌肉也趋向收缩，从而增加了腭肌的功能。该疗法与打哈欠和叹息疗法结合应用，效果更好。另外，也可以训练发舌后部音，如 ka、kei、ka、kei 等，以增强软腭肌力。

2. 引导气流法 这种方法是引导气流通过口腔，减少鼻漏气。如吹吸管、吹乒乓球、吹喇叭、吹哨子、吹奏乐器、吹蜡烛、吹羽毛、吹纸张都可以用来集中和引导气流。如用手拿一张中心有洞或画有靶心的纸，接近患者的嘴唇，让患者通过发 u 声去吹洞或靶心。当患者持续发音时，把纸慢慢向远处移，一方面可以引导气流，另一方面可以训练患者延长吹气。

3. 使用腭托 如果软腭下垂导致重度鼻音化构音，而且训练无效时，可以采用腭托来改善鼻音化构音。

（三） 克服费力音的训练

这种音是由于声带过分内收所致。听起来喉部充满力量，声音好似从其中挤出来似的。因此，主要的治疗目的是获得容易的发音方式，打哈欠的方法很有效。

具体做法：让患者处在一种很轻的打哈欠状态时发声，理论上打哈欠可以完全打开声带而停止声带的过分内收。开始让患者打哈欠并伴随呼气，成功后，在打哈欠的呼气相再教其词和短句。另一种方法是训练患者随着 x 发音，由于此音是由声带的外展产生，因此可以用来克服费力音。此外，头颈部为中心的放松训练也可以应用。方法是让患者设想他的头是空铁球，让头"掉进"胸腔然后从前到后慢慢旋转，同时发声。这种头颈部放松可以产生较容易的发声方式。头颈、喉的松弛性生物反馈也有良好作用，可以减轻费力音，同时也可以减轻鼻音化构音。另外，咀嚼训练可以使声带放松并产生适当的肌张力，训练患者咀嚼时发声，利用这些运动使患者能够说出单词、短句并进行对话。

（四）　克服气息音的训练

气息音的产生是由于声门闭合不充分引起，因此主要克服途径是在发声时关闭声门。"推撑"方法可以促进声门闭合。另一种方法是用一个元音或双元音结合辅音和另一个元音发音，如 ama、eima 等，再用这种元音和双元音诱导发音的方法来产生词、词组和句子。对单侧声带麻痹的患者，注射硅可增加声带体积，当声带接近中线时，会产生较好的声带振动。

（五）　语调训练

通过构音检查可以发现患者的音调特征，多数患者表现为音调低或单一音调，训练时要指出患者的音调问题，训练者可以由低到高发音，乐器的音阶变化也可以用来克服单一的音调。另外，也可以用"可视语言音量训练器"帮助训练，患者可以通过仪器监视器上的曲线升降调节音调。

（六）　音量训练

呼吸是发音的动力，自主的呼吸控制对音量的控制和调节也极为重要。因此，要训练患者强有力的呼吸并延长呼气的时间。对儿童可以利用声控的玩具进行训练。这种训练玩具有控制音量的开关，将音量由高至低进行调节，可有效地改善患儿的音量。成人可使用具有监视器的语言训练器，患者发音时观看监视器的图形变化，以训练和调节其发音的音量。

二、重度构音障碍的治疗

重度构音障碍是严重的肌肉麻痹使运动功能严重障碍而难以发声，在构音检查的项目中只能完成个别音节的复述和个别音节的部分构音类似运动，而且不充分，构音器官检查中的绝大多数项目均不能完成。这类患者多见于两种情况：一种是处于急性期的患者；另一种见于病程长、病重并已形成后遗症或病情逐渐加重的退行性病变的患者，如肌萎缩侧索硬化症和多发性硬化症等。前一种适合用言语辅助装置，确保进行交流的同时利用手法辅助进行呼吸和构音训练；后一种适合用各种类型的交流辅助系统，以保证交流，构音训练常难以收效。

（一）　手法

适合重度构音障碍无法进行主动运动或自主运动控制很差的患者，手法可以使患者逐步自主完成构音运动。

1. 呼吸训练　这类患者往往呼吸很差，特别是呼气相短而弱，很难在声门下和口腔形成一定的压力，呼吸训练应视为首要训练项目。训练时可以采用卧位和坐位进行。采取仰卧位时双下肢屈曲，腹部放松。患者要放松并平稳地呼吸，治疗师的手平放在患者的上腹部；在呼气末时，随着患者的呼气动作平稳地施加压力，通过横隔的上升运动使呼气相延长，并逐步让患者结合 fa、xa 等发音进行。如患者可以坐稳可采用坐位，鼓励患者放松，治疗师站在患者前方，两手置于胸廓的下部，在呼气末轻轻挤压，使呼气逐渐延长。注意力量不要过大，老年人或伴有骨质疏松的患者不宜采用此法。

2. 舌训练　重度患者舌的运动严重受限，无法完成前伸、后缩、上举、侧方运动等。上运动神经元损伤患者，舌为僵硬状态；下运动神经元损伤患者，舌表现为软瘫并存在舌肌的萎缩。治疗时在手法的应用上有所不同，上运动神经元损伤的训练要适当，避免过度训练，否则会出现运动功能下降的情况。具体方法是治疗师戴上指套或用压舌板协助患者做舌的各种运动。

3. 唇训练　唇的运动对构音很重要，大部分患者都存在严重的唇运动障碍，通过手法可以帮助患者做双唇展开、缩拢、前凸运动，并进行吹吸及爆破音的训练。下颌肌麻痹的患者可能会出现下颌的下垂或偏移而使唇不能闭合，治疗师可以把左手放在颌下，右手放在患者的头部，帮助做下颌上举和下拉的运动，使双唇闭合。唇的训练不仅能为患者发双唇音做好准备，也可以使流涎逐渐减轻或消失。

（二）　交流辅助替代系统　（AAC）

1. 交流辅助替代系统的种类　交流辅助替代系统种类繁多，最简单的有图片板、词板和句子结构板。经过训练，患者可通过交流板上的内容表达各种意思。近些年，随着电子工业的高速发展，许多发达国家已研制出体积小、便于携带和操作的交流器，有的装置还可以合成声音，这在我国还是待开发的领域。可以使用各种类型的交流板，也可根据患者的情况设计交流板，这种方法简单而可行，可以发挥促进交流的作用。为患者设计交流板时，要对患者的运动功能、智力、语言能力等进行全面评定，充分利用残余能力进行设计。除此之外，还要对患者的交流对象进行评价。在使用途径和方法方面，还要评价患者的运动功能，如果患者是高位四肢截瘫，可以利用"眼指示"或"头棒"，选择交流板上的内容进行交流。总之，要选择能充分发挥患者残余功能和最简单易行的交流手段。随着患者水平的提高，要调整和增加交流板上的内容，最终使患者能使用现代的交流辅助系统来补偿重度运动障碍所造成的言语交流障碍。

2. 交流者类型与能力评价　评价患者时要执行"最低标准"。如果患者可以完成目标行为，即使只有 1 次，也要给予鼓励并记为"+"；部分完成记为"±"，完全不能完成记为"－"。如果认为患者在特定的辅助和/或多加训练后有可能完成目标行为，就需要在最后一栏里为患者划分等级（G＝好，F＝较好，P＝差）。要在患者有可能出现目标行为的功能性或强化活动中进行观察。如果患者的能力、需求和自身情况发生了变化，则需要重新评价。

通过计算患者每一部分所得的"+""±""-"总数并将结果与正式测试和临床观察相比较，确定患者的基本交流类型（例如，有听理解障碍但可完成辅助输入部分所列的某些行为的患者可归为辅助输入型交流者）。大部分交流者的类型容易区分，某些个体存在多种类型，特别是理解型和辅助输入型交流者；还有一些患者很难归入哪一类型。

附：案例

某患者，男性，62岁，干部，大学文化，右利手，应用普通话。既往高血压病史10余年。患者于2002年7月12日在家中休息时突发头疼，视物不清，继而意识丧失，呼之不应。随后马上被送到医院，入院检查发现，双侧瞳孔缩小，对光反射消失，双侧巴氏征（+）。经CT检查发现，脑干不规则片状高密度影（32mm×23mm），诊断为脑干出血，昏迷，言语障碍，吞咽障碍。经抢救治疗，患者3周后清醒，病情趋于稳定，于发病4周后介入言语康复。言语检查：神清，合作，保留鼻饲管，气管切开置管。能理解言语，可以发声，但不能说话。右侧面部下垂，口角偏向左侧，流涎，张口困难，凸唇和展唇活动受限，舌前伸不能过力、左右摆动及上挑不能，呕吐反射及下颌反射增强，最长发声间仅2~3秒，声质粗糙、费力、轻度沙哑，鼻音化构音。咀嚼困难，进食普通食物及喝水均出现明显呛咳。阅读理解及书写正常。

言语障碍诊断：运动性构音障碍（痉挛型）；吞咽障碍。

言语训练：初期患者不能说话，但阅读很好，为了建立有效的交流方式，首先为患者设计交流板，利用交流板进行沟通。同时采取头颈部的放松训练；呼吸训练，特别是长呼气的训练；发声训练；唇的训练；刺激舌、软腭；构音器官训练，如伸舌、缩舌、舌上挑、凸唇、展唇等；构音及言语训练；会话训练；吞咽功能训练。每天进行1次，每次20分钟，逐渐过渡到半小时。经过3个月的训练，患者构音器官运动明显改善，最长发声时间延长至10秒以上，可以进行口语交流，言语可懂度较好，部分发音仍欠清晰，拔除鼻饲管可以进普食。

三、脑瘫儿童构音障碍的治疗

脑瘫儿童在发音方面的异常称为运动障碍性构音障碍。目前多倾向对呼吸、喉、腭、咽区、舌、下颌运动逐个进行康复治疗。首先要分析以上结构与言语产生的关系，然后决定治疗的顺序，决定这种顺序要根据构音器官和构音评定的结果。先进行运动功能和知觉方面的训练，然后在此基础上进行构音和表达训练。在发音上遵循由易到难原则。

（一）构音训练

1. 呼吸训练 呼吸是构音的动力，而且必须在声门下形成一定的压力才能产生理想的发音和构音。先调整坐姿，如果患儿可自己坐稳，应做到躯干要直，双肩水平，头保持正中位。如患儿年龄小又不能坐稳，可将其放入可固定躯干和坐位的椅子内，四周用毛巾垫好，尽量使患儿保持正确的体位进行训练。如果患儿呼气时间短而且弱，可采取卧位，由治疗师帮助进行，如做双臂外展和扩胸运动的同时进行呼吸训练，也可在呼气末向前下方轻轻按压腹部，以延长呼气的时间，增加呼气的力量。这种训练可结合发声、发音一起进行。

2. 下颌、舌、唇的训练 如果出现下颌下垂或偏移导致双唇不能闭合，可以用手拍打下颌中央部位和颞颌关节附近的皮肤，这样不仅可以促进双唇闭合，还可以防止下颌前伸，也可使用手法帮助下颌上抬。做法是把左手放在患儿的颌下，右手放在头部，左手用力协助下颌的上举和下拉运动，逐步使双唇闭合。

多数患儿都有不同程度的口唇运动障碍，导致发音歪曲或置换成其他音，所以要训练患儿唇的展开、闭合、前凸、后缩运动，以及训练舌的前伸、后缩、上举和侧方运动等。症轻者大多可以主动完成，症重者可以利用压舌板和手法帮助完成。可采用 Rood 疗法促进双唇的闭合和舌的运动（用冰块对面部、口唇和舌刺激），每次 1~2 分钟，每日 3~4 次；也可用刷子快速地进行刺激（5 次/秒）双唇和口唇；还可用小勺把食物放在双唇前，让患儿用唇将食物吸入口内以训练口唇的运动控制，通过变换食物种类增加训练难度。这些训练不仅可以为发双唇音做好准备，也可使流涎逐步减轻或消失。为了建立下颌和双唇的联合运动，开始时可先让患儿做咀嚼运动，待巩固后，在做咀嚼的同时发声，随后在咀嚼时说单词进行训练。

（二） 发音训练

患儿可以做双唇、舌、下颌的动作后，要使其尽量长时间保持，随后做无声的发音动作，最后轻声引出目的音。原则为先发元音，如 a、u；然后发辅音，由双唇音开始加 b、p、m，能发这些音后，学习发较难的音，如舌根音、舌面音、卷舌音等。随后，将已经学会的辅音与元音结合，如 ana、apa，继续训练，最后过渡到单词和句子的训练。在训练过程中，治疗师可以利用压舌板或手指对患儿的构音器官做被动运动，对患儿进行触觉、听觉、视觉的联合刺激以帮助其构音运动，达到尽量使发音准确的目的。

（三） 口腔知觉训练

脑瘫儿童除了运动之外，大多存在知觉的发育落后或过于敏感而使发音出现困难。特别是口腔内的触觉异常，一些儿童特别反感别人接触这些部位，有的患儿还易诱发呕吐和全身紧张。正常儿童在发育的过程中，会经常将不同形状的东西或食物放在口中，通过口来感知不同物体的形状。脑瘫儿童由于吞咽困难和过于敏感，往往缺乏这方面的体验。这种对口中物体形状的辨别能力与构音能力有密切关系。因此，训练过程中，治疗人员可以使用各种形状的较硬的物体或食物对舌和口腔进行刺激，以改善患儿口腔内的知觉，但训练时注意防止患儿将训练物咽下。

（四） 克服鼻音化训练

鼻音化构音是由于软腭运动减弱，腭咽部不能适当闭合造成的后果。非鼻音发成鼻音，在脑瘫患儿常见。这种情况会明显降低清晰度而难以交流，可采用引导气流通过口腔的方法进行训练，如吹蜡烛、喇叭，哨子等。年龄较大的儿童可采用"推撑"的方法，让患儿把两手放在桌面上向下推或两手掌放在桌面下向上推，用力的同时发 α 音，以促进腭肌收缩和上抬功能。另外，发舌根音 kα 也可以加强软腭肌力，促进腭咽闭合。

（五） 韵律训练

由于运动障碍，很多患儿的语言表达缺乏抑扬顿挫及重音变化而表现出音调单一、音量单一及节律的异常，可用电子琴等乐器让患儿随音的变化训练音调和音量。也可用"可视语音训练器"来训练，现国内已生产类似产品并配有软件，使患儿在玩的过程中进行韵律训练。用带有音量控制开关的声控玩具训练也很有效，特别适合年龄较小的患儿。节律的训练可以用节拍器，设定不同的节律和速度，患儿随节奏纠正节律异常。

（六） 交流辅助系统的应用

部分脑瘫患儿，通过各种手段治疗后仍不能讲话或清晰度极低，此为交流辅助系统的适应证。交流辅助系统的种类很多，最简单的有用图片或文字构成的交流板，通过交流板上的内容表达各种意愿。具有专门软件系统的计算机也逐步用于构音障碍患者的交流，有的还可以合成言语声音。交流板具有促进交流的作用，而且简单易行。设计交流板要注意三点。

1. 内容 交流板上的内容要适合患儿的认知水平。

2. 操作 要确定如何使用交流系统，确定利用哪一部分进行操作。先对患儿的运动功能、智力、语言进行全面评定，充分利用其残余功能。

3. 训练与调整 对患儿使用交流系统进行训练后，随着患儿交流水平的提高要调整和增加交流板上的内容。如果患儿可以阅读文字，可以由图片过渡到词语，并增加适当的语言结构。

第二节　失语症的治疗

一、概述

（一） 治疗目的

失语症治疗的目的是利用各种方法改善患者的语言功能和交流能力，使之尽可能像正常人一样生活。

（二） 治疗措施

失语症的治疗通常采取的措施有：①通过对语言的符号化和解读直接进行训练。②以语言各模式间的互通为目的，对信息的传达媒介实行代偿。③采取通过认知理论间接作用于交流活动的措施。

从临床出发，这些措施可以归纳为三个方面：①以语言功能改善为目的的措施。②在实际交流中以提高信息传达能力为目的的措施。③以家庭指导和环境调整为中心的措施。

这些措施共同作用，以促进患儿语言能力的改善。

（三）　治疗方法

1. 以改善语言功能为目的的治疗方法

（1）阻断去除法：根据 Weigl 理论，失语症患者基本上保留着语言能力，只是语言的运用能力存在障碍，通过训练可使患者重新获得语言运用能力。

（2）Schuell 刺激法：刺激训练法是多年失语症训练中摸索出的有效方法，20 世纪 70 年代，刺激法被应用到认知心理学的研究并产生了新的理论。

（3）程序介绍法：将刺激的顺序分成若干阶段，对刺激的方法和反应的强化严格限定，使之有再现性，并定量测定正答率。

（4）脱抑制法：利用患者本身可能保留的功能，如唱歌等来解除功能的抑制。

（5）功能重组法：通过对被抑制的通路和其他通路的训练使功能重新组合、开发，以达到语言运用的目的。

（6）非自主性言语的自主控制：一些失语症患者的言语表达很困难，只残留有很少的词语或刻板言语，这些言语是在非自主状态下产生的。因此，可以把这些自主产生的词语作为康复的基础，首先是自主性词语反应的建立，然后是这种反应的进一步扩展并达到自主控制水平，从而使交流得到改善。有文献报道，此方法主要用于皮质下失语症患者。

2. 以改善日常生活交流能力为目的的治疗方法

（1）交流效果促进法（promoting aphasics communication effectiveness，PACE）。

（2）功能性交际治疗（functional communication therapy，FCP）。

（3）小组治疗及交流板的应用。虽然从理论上讲失语症治疗有改善语言功能和提高日常生活能力之分，但这并不是绝对的，治疗人员在选择治疗方法时也要全面考虑，运用传统方法时要考虑到日常生活语言的需要。总之要相互促进，真正达到提高患者日常生活交流能力的目的。

（四）　适应证与过程

原则上所有失语症都是治疗的适应证。但有明显意识障碍、情感异常、行为异常和精神疾病者不适合训练。失语症治疗的过程分为三个时期。

1. 开始期　原发疾病不再进展，生命体征平稳。此期应尽早开始训练，并使患者及其家属充分了解其障碍和训练的有关情况。

2. 进行期　在训练室训练的频度和时间是有限的，此时期要使患者在家中或病房配合训练。此时期也可能发现初期评定存在的问题，有时需要修改最初制定的计划。

3. 结束期　当经过一段时间的训练，患者的改善达到一定程度后几乎不再进展或进展很缓慢时，可以看作是平台期，此时要把以前掌握的内容或再获得的能力进行适应性训练。结束时可向患者的家属介绍训练的情况，并设法采取一定的指导和帮助。

二、失语症的分类治疗

（一）完全性失语症与非流畅性失语症的治疗

Lenenberg（1967 年）认为，与正常幼儿相比，成人失语患者不是再学习言语，因为他们的问题不是不知道言语，而是不能像从前一样使用已学过的言语。Jenkins 等（1964 年）认为，损害的成人脑不同于儿童正在发育的脑，治疗人员不是教患者，而是通过与患者交往，刺激中枢神经，最大限度地促进言语过程的整合，使受损害的言语发挥功能。

回顾言语康复历史，言语障碍的产生原因有两种不同的观点：一是因为言语功能受到损害；二是因为损害了获得使用完整言语知识的能力。原因的不同决定了治疗的途径也不同。

1. 完全性失语症的治疗　完全性失语是指全部言语模式受到严重损害。这类患者几乎没有能力通过言语和书写进行交流，也不能理解口语和书面语。其康复对言语治疗师来说是一个严峻的挑战。完全性失语症的治疗包括教患者言语和再建患者使用言语的能力。

（1）教患者言语：失语可以看作是损伤了言语或使用言语的能力受到损伤。完全性失语意味着严重的言语丧失。由于脑的左半球广泛受损，完全性失语不能应用任何言语形式。在这种情况下，可以采用两种方法：一是试图再建立或教会最基本的言语技能；二是忽略自然言语，教会另一种交际形式。前者在历史上是最流行的方法，Fhosehels 称之为 "大脑田径"。由于涉及全部言语模式，该方法是先让患者复述和书写单个音素，然后是字，之后把字连成词，最后把词连成句子。

治疗师也可教患者利用手势进行交流。手势对口语的恢复是有促进作用的。还可利用人工语言，如使用交流板、利用形状和线条画代替言语和概念。对一些完全性失语的患者利用交流板进行训练，能使其在理解和表达方面都有不同程度的改善。也可应用带有符号标志的剪纸来表达不同的关系，包括相同与不同、肯定与否定等动作的状态。尽管患者完全丧失了使用语言的能力，但仍有能力学习人工语言。有研究显示，这类患者能表现出不同程度的视觉交流能力，包括：①执行指令。②回答问题。③描述事情。④表达感情。⑤表达即刻需要。⑥表达要求。表明其某些自然语言的认知活动是完整的。

（2）再建患者使用语言的能力：临床证实，只要给予适当的暗示、提词和刺激，即使很严重的失语患者也能理解和发声。虽然训练不能明显改善回忆能力，但可以临时帮助理解和表达。近些年，波士顿治疗中心应用 VAT 方法进行训练，把专门的物体与活动和概念形式联系起来，并进行一系列与图画有关的训练。VAT 应用 8 个实物，例如刮脸刀和杯子，所有这些物品都很容易用一只手操作，并可以用一种手势表示。操作过程按难易程度分为不同的步骤和水平，目的是使患者逐渐认识线条画和手势所代表的意思，然后产生有代表意义的手势。12 名完全性失语患者接受了 VAT 治疗，治疗前后的标准测试分数比较表明，患者在理解和手势表意方面有明显改善，在命名和书写方面也有不同程度的改善。尽管 VAT 过程是在无声情形下进行的，但仍可收到这个效果，这个发现也支持失语患者言语可能没完全损害的观点。

2. 非流畅性失语症的治疗　非流畅性失语包括三种基本类型：Broca 失语、经皮质运动性失语和完全性失语。这类失语构音费力，常常一个字一个字地说话。因此，语言旋律很差或丧失，语句长度变短，语言常由单词组成。经常出现词的替代、失语法结构或类似电报式语言及不同类型的错语。听理解除完全性失语，另外两型较轻。非流畅性失语常伴有言语失用和右侧偏瘫。最严重的非流畅性失语患者有时会有很好的构音并反复说出一些音素、音节、咕噜音，如 "bika, bika" "莫鸟莫鸟……" 但不能产生有意义的词语。非流畅性失语症的治疗包括以下几方面。

（1）教会言语表达技能：Froschels 指出了言语知识丧失的观点。他认为，患者就像聋哑人一样在言语声音的收集上功能低下，所以必须教会他说话。先教会一个个音素、音节（字），然后把字组成词，最后组成句子。在训练汉语失语症时，可以先教患者最容易发出的音，如 b、p、m，张口元音 a。这种方法有时可用压舌板帮助发音准确，可经常面对面进行训练；也可以利用患者随机产生的声音协助发出更多的音，比如患者会说 "笔"，采用看毛笔的图片和用夸张、减慢发音速度的口型引导患者发出 "毛笔" 这个词。

（2）自动性言语：让患者数数，由 1～21，逐日增加。每日必须掌握规定的数字，不宜过快过多地增加，每日增加 3～5 个即可。

（3）命名训练：命名障碍是非流畅性失语症较常见的类型，原因是物品的视觉形象与对物品的知识、语言之间的连续中断。有时患者对出示的图片或实物不能命名，如患者不能命名电话，就对他说："王先生，您如果下班后有其他事情要办，不能及时回家，就必须先给您太太通个……" 让患者顺利说出 "电话" 两字，以达到训练目的。还可以单个词的首音和手势引导患者命名。

（4）看图说话：给患者出示有简单情景的卡片，让患者说出卡片内容。这种方法适合表达性失语症状较轻者。

（5）描述训练：给患者出示有情景的图片，让患者描述。这种方法适合较轻的患者。另外，还可以利用手势表达的方法进行训练。因为言语活动是整体的反应，这些活动可以跟言语、模仿结合在一起，在适当的时候从记忆中诱发口语反应。实践证明，该方法对严重失语症患者是有效的。训练中先教会患者手势，然后训练发音，最后使患者掌握完整的词和短句。

（三）失语法结构的治疗

随着治疗的进展，患者的口语状况有可能迅速改善，但改善后的口语会表现出失语法结构特征，即语句长度变短、语法形式受限。Good Class 把失语症的失语法结构分为运动性失语法结构和语法错乱两种类型。运动性失语法结构患者常常表现为漏掉连词、冠词、助动词，而实词如名词、动词、形容词则相对完整。根据治疗模式，失语法结构多可看作丧失了语法知识或者丧失了应用这种知识的途径和应用效率的降低。如果失语法结构被看作是丧失了语法知识，那么治疗的任务就是依照正常语法获得语法结构或者应用教中文为第二语言的途径，通过教语法规则建立语法知识。如果认为是由于使用语法知识的效率降低或丧失了使用完整语法知识的途径，那么治疗的任务就是设计出其他技术，以促进语法结构的建立，如利用刺激法。还可采用先教主、谓、宾结构，再教形容词、副词、介词、连词的方法进行训练；也可用表示动作的句子进行训练，例如"妈妈开门"。因为这类句子最容易被正常人和失语症患者理解。

另一种观点认为，失语法结构的患者仍然保留语法结构知识，通过适当提示可以刺激其应用完整的语法知识，其被称为"冲破阻滞"。训练方面可采用几个句子并逐句增加句子语法复杂性的方法，如"妈妈熨衣服"→"妈妈一边熨衣服一边看电视"→"妈妈一边熨衣服一边看精彩的电视节目"→"昨天晚上，妈妈一边熨衣服一边看精彩的电视节目"等。

（四）命名性失语的治疗

实际上，所有的失语症都有不同程度的找词和命名困难，可以通过命名测试了解其程度。由于失语类型和损伤部位与范围不同，命名困难也有所不同。

Goldstein 描述了两种不同的命名障碍：一种是涉及抽象概念的丧失，不能把词与它们代表的东西联系起来；另一种是"言语工具"的丧失，损伤了产生词的能力。Luria 也描述了两类不同的命名障碍：一种涉及高水平语意组织方面的选择性困难；一种是在专门感觉运动过程输出模式的缺陷。Geschwind 描述了四种不同的命名错误：第一种是命名性失语，患者呼名测试中出现困难；第二种是主要通路阻断，患者无能力感知刺激；第三种是非失语性错误命名，在无明显失语症时出现；第四种是歇斯底里错误命名，在假性失语时出现。

命名性失语虽然可能相对较轻，但并不意味着很容易治疗。患者也会有较长时间的命名困难。命名性失语的治疗途径有以下两方面。

1. 再建命名事物 命名性失语可以视为词汇量的减少，也就是不能命名事物。治疗师的目的是帮助患者重视学习命名，并采用图片进行治疗。Wepman 采用巴甫洛夫途径建立命名，他让治疗师集中几个词反复让患者听读，前 3 个月教 4 个词，结果患者学会两个词后的两周进步很快，到第 5 个月的时候，已经说得比较好了。Rosenber 也应用此法进行治疗，从患者发病后的 6 个月开始，治疗 5 个月后，患者的呼名测试自发性言语突然改善，对此他进行了 3 种可能的解释：①连续治疗一段时间后的突然改善可能类似一种总和。在总和方面，一个神经元在形成以前必须由数个其他神经元激发，因此，这种命名能力可能来自治疗师几百次刺激的累计。②可能这种命名是逐渐改善的，但评分系统不能显示逐渐的变化。③这种特殊的恢复类型受病因（闭合性脑损伤）、利手（左利）和年龄（56 岁）的影响。

2. 再建命名回忆 失语的原因可能是回忆词功能丧失观点的人认为，选用不同的刺激方法有助于对词的回忆，故提出常用的音素（第一音）可用手势、描述、句子引出；目的词可用书写、描图、患者重复的方法等引出。具体的可以用图片和实物进行训练，每次8~10个实物或图片。这些图片表示的词很多，可用明显的手势表明如何使用。如训练说"剪刀"，可以用手指比划剪东西的动作；训练说"刮脸刀"，可用手在面部做刮脸的动作，以此刺激患者回忆要说的词。

刺激命名性困难患者说出望远镜的例子。

治疗师问："这是什么"（出示望远镜的线条画）？

患者："圈里有玻璃片，用眼睛可以看见东西。"

治疗师用手指着画和玻璃窗。

患者："这是小玻璃，这是大玻璃。"

治疗师："请像我这样做"（用拇指和食指形成一个圈放在眼睛前）。

患者模仿动作后说："望远镜。"

（五） 听理解障碍的治疗

许多失语患者都有不同程度的听理解障碍。治疗师需注意两个问题：①听理解障碍不是单独存在的，而是作为失语表现的一部分。②失语患者所表现出的听理解障碍与言语表达程度并不完全一致。Schuell观察了130名不同类型的失语患者，发现在理解测验中均存在理解错误，但基本机制不同。运动性患者表现为口语的思维、内部言语的丧失，语意性失语患者则表现为没有能力抓住完整的语法结构。

虽然听理解障碍是失语症的一部分，但常见于感觉性失语。Hecaen等描述了3类不同的感觉性失语：①语音译码（decoding）障碍。②语意理解障碍。③非语言学注意障碍。这种障碍有言语理解丧失，而且阅读和书写也严重受损，听力和发音则是完整的。听理解障碍的治疗途径包括以下两方面。

1. 再建对口语词的理解 感觉性失语可表现为对口语意思的丧失，其可通过重新学习使患者的听理解能力获得改善。方法是从最简单的声音开始，一直到最复杂的信息。此方法类似非流畅性失语的再建立途径，不同点在于非流畅性失语是试图使患者先发出简单声音，然后是词，最后连成句子；听理解障碍的治疗是试图教给患者由易到难建立对所听词语的理解。感觉性失语患者必须通过听觉再学习语音和词。训练者不是坐在患者的对面或面对镜子的侧面，而是站在患者背后，让他重复发音，先连成词，然后再连成句子。训练顺序是先教单元音，然后是双元音、辅音、单词。

2. 再建口语理解途径 去阻滞技术理论认为，患者的言语理解能力是完整的，只是得到这种知识的途径受到了阻滞，应采用印刷体文字增强训练效果。该训练分为3项：复述词、单独读词和按顺序把词排列在句子中。另外，对某些口语理解困难的患者，有人采用唱歌的形式，以使患者能很快理解词语的意思。

听理解训练举例：

①标记训练："指红匙""指小红匙和绿杯子"。

②对/错问题回答训练:"下雨了吗""你喜欢鱼吗""你脚上穿着鞋吗"?

③系列指点:"指杯子和房子""指杯子、房子和树木""指房子、杯子和汽车"。

④系列指令:"指天花板,再站起来""站起来转过身,坐下""过来,关上窗,坐下,递给我笔"。

第八章　康复工程 ▷▷▷▷

第一节　辅助器具的适配与应用

一、轮椅

（一）轮椅的种类

1. 手动轮椅　手动轮椅是指以乘坐者手驱动、脚踏驱动或陪伴者推动的轮椅车，分为标准型（成人型）和小型。这两种轮椅的区别是前者座位较后者宽，高度也高。所有轮椅的脚踏板、扶手都是可以拆卸的，以便患者完成转移动作。

2. 电动轮椅　电动轮椅是指电力驱动的轮椅车，分为标准型和小型两种。电动轮椅的控制方式有三种：上肢或手控制、呼吸控制、下颌控制。电动轮椅的重量约为标准手动轮椅的两倍。电动轮椅主要适用于不能自己驱动轮椅的患者，或者虽然自己能驱动轮椅，但驱动时间有限。

3. 轻便轮椅　轻便轮椅的样式与标准轮椅相同，但重量仅为标准轮椅的2/3，经常靠轮椅上下汽车的患者宜选择此类轮椅。轻便轮椅可以折叠，轮子亦可拆卸。

4. 靠背轮椅　靠背轮椅一般分为低靠背、中靠背、高靠背和高靠背加头托几种。

5. 躺式轮椅　躺式轮椅分半躺式与全躺式。半躺式轮椅可以使身后倾斜30°，适用于高位颈椎损伤患者，有利于患者保持平衡和呼吸通畅。躺式轮椅的重量明显大于标准轮椅，总长度亦长，在较狭窄的地方不易操作。

6. 运送轮椅　运送轮椅是由陪护人员驱动的轮椅，前后轮较小，重量大致与轻便轮椅相同。该轮椅是使用电动轮椅所必需的，对使用半躺式轮椅的患者也很有帮助。

7. 站立轮椅　此轮椅可以使患者站立或坐下，以完成某一动作。患者按下一个按钮后，轮椅座位会自动升高或降低至所需高度，适合患者坐、站体位转换。

8. 坐厕轮椅　坐厕轮椅供不能独立完成如厕的残疾人及老年人使用，分为小轮式坐厕椅和带便桶的轮椅。

（二）轮椅的结构

1. 轮椅的基本结构　普通轮椅主要由轮椅车架、车轮（大车轮、小车轮）、驱动装置、制动装置、座椅和靠背等组成。电动轮椅的结构远较普通轮椅复杂，由以下几部分组成：①驱动装置：由 12V 或 24V 蓄电池提供能源，有前轮驱动式和后轮驱动式，前轮驱动式易于跨越障碍物。②变速装置：分有级变速和无级变速两种。③制动装置：又称刹车装置，大多采用马达反转。④蓄电池：用 24V 的汽车蓄电池，充 1 次电能连续使用 3~6 小时。

2. 附属结构　轮椅除基本结构之外还有一些根据乘坐者需要而设置的附属结构：①坐垫：放在轮椅座椅表面的垫子。轮椅坐垫一般 5~10cm 厚，选择一个合适的坐垫要考虑许多因素，不合适的坐垫可能是造成压疮的一个因素，常用的轮椅坐垫有海绵坐垫、凝胶坐垫、充气坐垫、复合型坐垫等。②头颈托：是安装在轮椅靠背上方提供头颈部支撑的装置，适用于患有神经系统疾病、脑损伤的成年人及脑瘫患儿。③固定带：是为患者躯干或肢体提供固定和保护、防止患者从轮椅滑落的软质宽带。④足护带：用于防止轮椅乘坐者足部滑出脚踏板的保护带。⑤防翻轮：是安装于轮椅车架后面双侧或中间起保护作用的小轮。⑥轮椅桌：是临时安装在轮椅上提供患者日常生活帮助的特制小桌。⑦轮椅背包或存放器：是提供乘坐者放拐杖、雨伞或日常用品等的一种简易装置。⑧轮椅手套：是患者戴的用于保护双手的手套，一般采用软皮革制作，适用于上肢运动功能较好、经常自己操纵轮椅出行的患者，特别是轮椅运动爱好者及轮椅运动员的必备品。⑨轮椅电脑架：安装在轮椅上可全方位调整角度、高度和位置的电脑架。

（三）　选配

根据乘坐者的运动、感觉、认知功能、对使用轮椅的态度、身材、转移能力、生活方式等为其选配合适的轮椅，具体方法与步骤如下。

1. 一般状况的评定　由康复医师评估患者，了解使用者的年龄、疾病诊断、运动、感觉、认知功能、康复需求，以及对使用轮椅的态度和能力等，根据评估情况选择适合使用者的轮椅，偏瘫者宜选用单侧手驱动轮椅；下肢截肢者宜选用重心调整过的轮椅；截瘫有压疮者宜选用俯卧式轮椅；不宜久坐或久站者宜选用坐立两用轮椅；一般患者可选用标准轮椅；残疾人或年老体弱者宜选用电动轮椅；特别需求者宜选择特殊轮椅。

2. 轮椅的尺寸与大小　测量轮椅的尺寸，特别是座椅宽窄、深浅与靠背的高度，以及脚踏板到坐垫的距离是否合适，这些都会影响乘坐者的舒适度。此外，还要考虑患者的安全性、操作能力、外观等问题。轮椅测量设备与用具：测量用座椅、皮尺等。要求：受检者穿着普通衣服，坐在测量用座椅上，髋关节和膝关节屈曲 90°，足底着地，有支具者要穿戴支具。

（四）　轮椅尺寸与大小参数

1. 座椅高度　座椅高度是测量腘窝至地面高度，一般为 45~50cm；座椅太高，轮椅不能靠近桌子；座椅太低，则坐骨承受重量过大。

2. 座椅宽度　座椅宽度是测量坐位时两侧臀部最宽处的距离再加 5cm，一般为 40~46cm。座椅太窄，进出轮椅比较困难，臀部及大腿组织受到压迫；座椅太宽不易坐稳，操纵轮椅不方便，双上肢易疲劳，进出大门也有困难。

3. 座椅深度　座椅深度是测量臀部向后最突出处至小腿腓肠肌间的水平距离再减5cm，一般为41~43cm。座椅太浅，体重将主要落在坐骨上，易造成局部受压过多；座椅太深会压迫腘窝，影响局部的血液循环，并易刺激该部皮肤产生压疮。对大腿较短或髋、膝屈曲挛缩的患者，使用浅座椅较好。

4. 扶手高度　扶手高度是测量在上臂自然下垂肘关节屈曲90°时肘下缘至椅面的距离再加2.5cm，一般为22.5~25cm。有坐垫者应加上坐垫。适当的扶手高度有助于保持正确的身体姿势和平衡，并可使上肢放置在舒适的位置上。扶手太高，上臂被迫上抬，易感疲劳；扶手太低，需要上半身前倾才能维持平衡，不仅容易疲劳，还会影响呼吸。

5. 靠背高度　靠背高度分为低靠背高度和高靠背高度。低靠背高度通常测量从座椅面到腋窝的实际距离再减去10cm；高靠背高度通常测量从座椅面到肩部或后枕部的实际高度。靠背越高，越稳定；靠背越低，躯干上部及上肢的活动范围越大。

6. 脚踏板高度　脚踏板高度一般应与地面至少保持5cm距离。

7. 轮椅全高　轮椅全高为从手推把上缘至地面的高度，一般为93cm。

8. 坐垫与脚踏板的距离　最佳距离为乘坐者坐好后，双脚放在脚踏板上，腘窝处大腿前端底部与坐垫之间约有4cm间隔，这样可使大腿底部与臀部同时承受重量，而又不压迫腘窝处的血管和神经，同时还要使脚踏板与地面之间保持一定的间隔。坐垫与脚踏板之间的距离过小，会使大腿前端底部与坐垫之间离开过多，造成坐骨结节承重过大，长时间乘坐会产生压疮。坐垫与脚踏板距离过大，乘坐者的脚不能踏在脚踏板上，双脚失去依托而晃动，容易导致碰伤。如果大腿底部完全承受小腿和脚的重量，长时间乘坐会压迫腘窝处的血管和神经。同时小腿自由晃动，也容易造成皮肤擦伤或压迫神经与血管。

（五）　轮椅类型与附件的选配

1. 双侧上肢无力，但手指可搬动小手把或按动电开关者，选用电动轮椅。

2. 肩肘部有力，但手的握力不够者，可将手轮加粗，或选择带推把的手轮。

3. 力弱者，可安装车闸延长杆。

4. 不能独立行走和进出轮椅者，应选用能向两侧分开的脚踏板。

5. 髋关节屈曲受限者，选用可倾斜式靠背轮椅。

6. 膝关节屈曲受限者，选用可抬起的脚踏板支架。

7. 双下肢完全瘫痪者，应选择带腿托和脚跟环的轮椅。

8. 不能维持稳定坐位者，应加用安全带。

9. 下肢截肢，特别是双侧大腿截肢者，要把轮椅的车轴后移，安装倾斜杆。

10. 在室内、城市街道使用，宜选用实心轮胎、直径较小的脚轮；在农村及路面差的环境中使用，宜选用充气轮胎、稍大的脚轮。

11. 需坐在轮椅上工作和就餐者，应选用台阶式短扶手或轮椅桌。

（六）　轮椅质量检查方法

1. 轮椅折叠是否顺利。

2. 四轮是否同时着地。

3. 两手握住轮椅把手均匀向前推动轮椅，是否呈直线行走。

4. 将轮椅横放，用手推动大轮，检查转动是否灵活，有无摆动现象；前脚轮转动是否灵活。

5. 电镀和喷漆质量如何。

6. 制动器是否牢固，其装置是否与轮胎靠得太近。

7. 脚踏的开合是否灵活，调节是否灵活。

8. 各部件的安装、开合、调节是否灵活可靠。

（七） 轮椅选配的注意事项

1. 选择轮椅时需注意使用的安全性、患者的操作能力、轮椅的重量、使用的地点、舒适价格、外观等。应特别注意选用合适的轮椅坐垫，以防压疮。躯干平衡和头颈部控制不良的患者可用头托或颈托。要特别注意安全因素，如车轴的位置、脚轮的位置和直径、座位的位置和高度、载物的放置位置，以及大车轮和地面接触点的间距宽度等。

2. 测量用座椅的椅面不可太软。

3. 独自驾驶轮椅者，选择轮椅时应把轻便放在第一位。

4. 定做轮椅既要考虑外观，也要考虑使用者的功能、使用地点、经济能力及更换零件的费用等。

（八） 轮椅的使用

1. 轮椅使用注意　根据乘坐者的能力、正确的使用和操作轮椅的方法选择一部合适的轮椅，要考虑到各种主客观因素。首先要看使用者的残疾和功能障碍的程度、年龄、健康情况、体形大小；其次还要看使用者的生活方式、生活习惯、居住及工作环境、经济条件、轮椅资源等。

2. 适应证

（1）步行功能减退或丧失者，如截肢、下肢骨折未愈合、截瘫、其他神经性疾病引起的双下肢麻痹、严重的下肢关节炎症或疾病等。

（2）非运动系统本身疾病但步行对全身状态不利者，如严重的心脏病或其他疾病引起的全身性衰竭等。

（3）中枢神经系统疾病使独立步行有危险者，如有认知、感知障碍的脑血管意外、颅脑损伤患者，严重帕金森病、脑性瘫痪难以步行的患者等。

（4）高龄老人、步履困难易出意外者、长期卧床者。

3. 禁忌证

（1）严重臀部压疮或骨盆骨折未愈合者不宜选用坐式轮椅。

（2）缺乏足够视力、判断力和运动控制能力者不宜选用电动轮椅。

4. 轮椅使用步骤　以普通轮椅为例。

（1）操作前的检查与调试技术：包括：①规格、尺寸与处方是否相符。②各紧固部件是否拧紧无松动。③各操作部件是否灵活可靠；轮椅打开、折叠是否顺利。④刹车装置是否灵活、有效、可靠。⑤脚踏板的开合是否灵活，打开后固定是否牢固。⑥四个车轮是否均匀着地、脚轮转动是否灵活、大车轮转动是否平稳灵活、两侧用同样的肌力向前推动轮椅时能否直线前进。⑦座椅及靠背是否紧绷、有无污染和破损，乘坐是否舒适。

（2）乘坐轮椅前的准备：排空大小便；移去障碍物，准备好必要的操作空间；打开轮椅并移动到方便转移的位置，使两个转移面尽可能靠近且高度相同、稳定或用转移板相连接。

（3）轮椅中的坐姿与维持：一般要求乘坐者在轮椅中保持躯干直立、两侧对称、抬起脚踏板舒适、功能最好的姿势。某些姿势异常者需定制特殊的轮椅座位及座位系统来校正或维持坐姿；使用特制的座椅、坐垫、扶手和扶手垫、脚踏板，给乘坐者以稳定的支撑。

（4）轮椅使用注意事项：①由他人推轮椅时，推动轮椅前要注意患者的体位是否正确，是否过度受压，是否保持舒适和良好的姿势，是否前倾与歪斜；帮助患者将双手放于扶手上，双足踩住脚踏板，必要时用固定带束紧；平衡功能障碍严重、难以保持身体平衡者，应采用腰带将其固定，这一点在下坡时尤其重要。行进速度宜缓慢，应随时注意周围环境和观察患者情况，以免发生意外。下马路沿或台阶时，要让轮子后方先下；上马路沿或台阶或门槛时，要让轮椅前轮先上。②患者自己操作轮椅时，要掌握轮椅操作要领，坐姿正确，保持平衡；随时注意周围环境，并对自己的体力有充分的估计，特别是上街和上坡时更应小心；上、下坡时要注意保持相应的前倾或后仰体位，防止身体被前抛或后翻；长期使用轮椅的患者，操作时要戴防护手套，以免手部损伤。③在推轮椅的过程中要眼看前方，随时观察周围环境，不可快速推动轮椅进行嬉耍，避免脚轮方向与大车轮垂直。④推动折叠轮椅或在不平的地面推动轮椅时要抬起脚轮，抬起脚轮时要用脚踩倾倒杆，同时双手下压手推把，以防倾倒杆折断。⑤长时间乘坐轮椅者，要特别注意预防压疮。应保持座面清洁、干燥、平整、柔软、舒适，定时进行臀部减压，一般 30~60 分钟抬臀 1 次，每次 3~5 秒。⑥长时间使用轮椅者，要戴五指手套，以减少轮圈对手指的摩擦。⑦为便于轮椅出入，要在台阶处修建坡道并防滑，在侧面安装扶手。⑧不使用轮椅时要把车闸打开；定期对轮椅进行检查与保养，维持轮椅在正常状态。⑨高位截瘫患者乘坐轮椅时要有人保护。

5. 轮椅处方 患者在配备轮椅前，要由康复医师对其进行评估，了解患者年龄、疾病诊断、功能障碍、康复需求、家庭及工作环境、经济状况及特殊需要等，开出轮椅处方并帮助病伤残者选择和调整轮椅。

轮椅处方包括：①患者一般情况，如姓名、年龄、性别、住址、文化程度、职业等。②临床诊断。③残疾诊断，或主要问题及功能障碍情况。④特殊需要，如使用者类型及体形参数。⑤轮椅参数，如驱动方式是手动还是电动，手动是双轮还是单轮，电动是手控、颌控还是气控等。尺寸为大小轮直径、轮胎、座位、靠背、扶手、脚踏板类型等。⑥结构要求，包括特殊附件等。⑦医师签名。⑧处方时间等。

二、助行杖

用于辅助人体行走的杖类器具统称助行杖。助行杖可分为手杖和拐杖两大类。

（一）手杖

手杖是指利用腕关节及以下部位用力以助行走的器具，可以由铝合金等轻型材料制造，也可由木质、硬质塑料制作。根据高度是否可调，手杖可分为固定式和可调式；根据着地点数，手杖可分为单足手杖和多足手杖。

1. 单足手杖　单足手杖通常采用木头或铝合金材料制作，主要由把手、支撑杆、套头几部分组成。单足手杖又可分为直立手杖和减力手杖。

（1）直立手杖：直立手杖的把手在矢状面上位于着地点的后方，加上本身的直立结构，使手杖触地时的上传震动可以直达把手，故对使用者的手（尤其是腕关节）有一定的力量要求。长期使用直立手杖，使用者会感觉手腕不适，甚至出现腕管综合征等。

（2）减力手杖：减力手杖的把手位于着地点的正上方，可以避免使用者手腕过度尺侧屈曲。减力手杖上部的"7"字形结构，可以大大减轻着地点触地时的上传力量，从而减少对上肢的慢性损伤，包括减少腕管综合征的发生等。

2. 多足手杖　多足手杖主要由把手、基座、支撑杆三部分组成，支撑面广且稳定。多足手杖又分为四足手杖和三足手杖。

（1）四足手杖：四足手杖的基座有四个着地点，每个点通常采用硬质橡胶套头紧紧套住，起到缓震作用。四足手杖有小号和大号两种。小号四足手杖呈矩形，占地面积约为12cm×22cm；大号四足手杖占地面积约为16cm×29cm。使用时，把手的开口侧向后，把四足在地面构成的矩形平侧（而不是斜的两侧）靠近患者身旁。走路时四足手杖不要太靠近患者，以免行进过程中手杖与身体发生碰撞；也不要离得太远，以免手杖着地负重时向内倾倒。四足手杖的支撑面大，稳定性好，但占地面积大，不太适用于上下楼梯或高低不平处。由于四足同时着地方能保证其稳定性，故行走过程中，使用者常会放慢脚步，从而降低行走速度。

（2）三足手杖：三足手杖的基座被三角形的硬质橡胶板块所替代，故较单足拐杖移动性更好，较四足手杖更稳定。

（二）拐杖

拐杖是指利用腕关节以上部位用力以助行走的器具。拐杖简称拐，又可分为腋拐、矫形拐、前臂拐、腋下拐、四足拐、平台拐、H型拐等。

1. 腋拐　腋拐又称标准拐，主要由上端的腋托、中间的把手、支撑杆、套头组成，分固定式和可调式两种。腋拐可以单侧使用，也可双侧使用。单侧使用腋拐时，使用侧上肢及腋拐可共同承担近80%的体重；双侧使用腋拐时，双上肢及腋拐可共同承担100%的体重。腋拐采用单足着地，移动性良好；腋拐的稳定性与单足手杖相似，但比四足手杖稍差。腋拐的负重点是位于中间的把手，而不是肩托。腋拐的肩托抵住胸部或者被夹于腋窝，可提供较好的侧向（左倾或右倾）平衡力，帮助稳定肩部。腋拐对使用者的体能、手腕部力量有较高的要求。当整个身体重量完全依靠腋拐时，有可能导致过于前倾造成的腋神经损伤，或相对侧倾造成的桡神经损伤。使用腋拐行进时所需空间较大，故腋拐不适合于空间狭小处使用。

2. 矫形拐 在结构上，矫形拐比腋拐少了一边，有点像是减力手杖的向上延伸；功能上，矫形拐与腋拐相同，但比腋拐轻便、美观。

3. 前臂拐 前臂拐又称肘拐。其显著特点是在把手的上方配有一个轻金属或塑料制成的弧形前臂套。此套环扣于使用者前臂，可以让使用者腾出手来做其他事情，同时减轻了对手腕部的力量要求。使用时，前臂套不要太紧，以免使拐难以移动；也不要太松，以免失去支撑力。前臂套环扣在肘关节和腕关节之间中点的稍上方，太低会导致支撑力不足；太高会妨碍肘的活动，甚至碰撞尺神经，引起尺神经损伤。前臂拐可单侧使用，也可以双侧使用。把手的位置和支撑杆的长度可以调节。与手杖相比，前臂拐可较好地保护腕关节；与腋拐相比，前臂拐轻便、美观，但防止身体左右侧倾斜的能力不如腋拐。前臂拐对使用者的躯干力量有较高要求。有时前臂套不易解脱，妨碍其使用。

4. 腋下拐 腋下拐的结构类似于前臂拐。

5. 四足拐 四足拐主要由前臂套、把手、支撑杆和四足基座组成。四足拐的稳定性较好，但重量相对较重。

6. 平台拐 平台拐又称类风湿拐，主要由把手、前臂托、支撑杆和套头组成。使用时，将使用者的前臂固定于平台拐的前臂托，用手握住前臂托前方的把手，掌控行走方向。由于使用者的前臂被固定，遇到危险时会妨碍其手的防护性伸出，故使用者要具备一定的平衡与协调能力之后，才能使用平台拐在无监护下行走。

7. H 型拐 H 型拐由两个前臂拐和 1 个曲线形金属杠组成。金属杠将两个前臂拐之间保持一定距离，增加了稳定性。随着使用者行走能力的增强，可将金属杠撤除，H 型拐就变成了两个前臂拐。H 型拐填补了常规拐与助行架之间的空白，兼顾了两者的优点。

三、助行架

用于辅助人体行走的框架类器具统称为助行架。根据是否带轮，将助行架分为无轮助行架和有轮助行架两大类。

（一）无轮助行架

无轮助行架属于标准型助行架，临床常见类型有固定式、平行式、交互式和前推式。

1. 固定式助行架 固定式助行架又称讲坛架，是一种三边形（前面、左侧、右侧）的金属框架式结构，具有较高的稳定性。使用时，需要将助行架提起前行，故对使用者的上肢力量有较高要求。

2. 交互式助行架 交互式助行架是一种三边形的框架式结构，两边装有铰链。使用时，先向前移动一侧，然后再移动另一侧向前，如此来回交替移动前进。交互式助行架分固定式和可调式两种。

3. 平行式助行架 平行式助行架相当于一个微型的、可携带的平行杠，支撑面大，稳定性高，对上肢力量有较高要求。

4. 前推式助行架 前推式助行架是一种金属结构的助行架，主要由防滑的基座和高度可调的杆状扶手组成。与平行式助行架相比，前推式助行架在地毯上的移动性较好。

（二） 有轮助行架

带有脚轮的助行架，称为有轮助行架。根据脚轮的数量，有轮助行架分为两轮、三轮和四轮助行架。

1. 两轮助行架 两轮助行架是指带有两个脚轮的助行架。通常情况下，前面两个着地端带有脚轮，为助行轮；后面两个着地端不带脚轮，为滑行件或网球状滚球。使用者推着助行架在平整地面上行走，可提高使用者的步行速度且对使用者的上肢力量要求不高。与无轮助行架相比，两轮助行架的移动性较好。两轮助行架又分为框内型与框外型、前置式与后置式。

（1）框内型助行架和框外型助行架：根据使用者起步时是否需要站在框架内，可将两轮助行架分为框内型和框外型。需要使用者起步时站在框架内称为框内型助行架，反之则为框外型助行架。

（2）前置式助行架与后置式助行架：根据使用者与助行架之间的前后位置关系，可将两轮助行架分为前置式和后置式。助行架在前，使用者在后推动的称前置式助行架；助行架在后，使用者在前拉动的称后置式助行架。

2. 三轮助行架 带有三个脚轮的助行架称为三轮助行架。

（1）长柄式助行架：长柄式助行架主要由两个前轮、1个后轮、马鞍座、胸板、控制杆及把手组成。马鞍座的高度可根据使用者的腿长调节，马鞍座的前后位置及前、后轮之间的距离都可以调节，控制杆及把手掌控行进方向。

（2）手闸式助行架：带有手闸的三轮助行架又称三轮助行车，由1个前轮、两个后轮、支撑杆、把手及手闸组成。手闸控制两个后轮，移动性与稳定性均较好。不足之处是手闸用久后磨损、松弛。

3. 四轮助行架 带有四个脚轮的助行架称为四轮助行架。

（1）平台式助行架：平台式助行架又称前臂支撑式助行架，主要由前臂支撑平台及把手、两个前轮、两个后轮、马鞍座、支撑杆组成。使用时，将使用者前臂置于助行架的前臂支撑平台，双手握住支撑平台前方的把手。特点是支撑面积大，移动性好。

（2）折叠式助行架：折叠式助行架主要由可折叠框架、两个前轮、两个后轮组成。使用时，使用者将前臂平放于垫圈上前进，不用握手操作。特点是移动性较好，可以折叠，携带方便。

（3）腋窝支撑式助行架：腋窝支撑式助行架由两侧腋窝支持体重而步行，有4个脚轮，体积较大。

（4）单侧式助行架：单侧式助行架的稳定性较好，但重量相对较大。

（5）手闸式助行架：带有手闸的四轮助行架称手闸式助行架，由两个前轮、两个后轮、椅座、把手及手闸组成。手闸控制两个后轮，对使用者的上肢力量要求不高，移动性、稳定性均较好。不足之处是体积大，转向不便，手闸用久后易磨损、松弛。

（三）　助行器的选配原则

助行器的选配要根据助行器的结构特点、使用者状况，以及使用环境等因素来综合考虑。

1. 助行器的结构特点

（1）稳定性：就助行器的稳定性而言，依次顺序为助行架→腋拐→前臂拐→手杖。

（2）移动性：就助行器的移动性和保持左右上下肢的正常交替运动而言，依次顺序为手杖→前臂拐→腋拐→助行架。

2. 使用者状况

（1）全身与局部状况：对身体虚弱、平衡能力差者，适合选用助行架；对单侧负重能力差、手腕部力量弱者，适合选用单侧腋拐或前臂拐。

（2）伤病时期：疾病初期或术后早期适合选用助行架，用于早期站立与行走训练；随着病情好转、稳定性增强，逐渐过渡到腋拐或前臂拐。

3. 使用环境

（1）多足手杖、H 型拐、助行架适用于平地。

（2）单足手杖、腋拐、前臂拐适用于平地，也适用于高低不平的地面。

（3）助行架适用于较大空间。

（4）单足手杖适用于狭窄空间、上下车或楼梯等。

（5）手杖椅、助行车适用于远距离行走或郊外活动。

（6）助行椅适用于身体虚弱者室内活动。

第二节　假肢、矫形器的应用

一、假肢

（一）　概述

1. 概念　根据目前国外流行的"床旁安装假肢"概念，截肢术后两周左右即进行假肢安装，包括残肢塑型、功能锻炼等。由于对设备、场地、技术要求很高，目前国内还没有开展，但某些环节已开始引入国内。如截肢早期安装的临时假肢技术。早期假肢安装对康复的成功具有独特的作用，不仅能够正确地对残肢施加适当压力，还能让截肢者早日行走，确定患者是否具有站立和行走的能力，还有利于患者试用各种膝关节和假脚。

这种假肢是可以重复使用的治疗装置，由两部分组成，一部分是承受体重的预注成型的框架配合骨骼和假脚而成；另一部分由气压套与气压计组成。原理是采用气压套压缩残肢，防止水肿。同时通过气压计调整装配松紧，帮助患者早期达到站立和移步的功能，对锻炼患者平衡能力，恢复残肢良好生理状态和较早的心理康复有非常积极的意义，实际使用效果很好。经过临时假肢安装的患者都能很快适应正式假肢的安装，残肢的适应能力大大提高，很少有皮肤磨破、残肢疼痛的症状。

2. 分类

（1）根据结构分：可分为壳式假肢（又称外骨骼式假肢）、骨骼式假肢（又称内骨骼式假肢）。

（2）根据安装时间分：可分为临时假肢、正式假肢。

（3）根据驱动假肢的动力来源分：可分为自身力源假肢（又称内动力假肢）、外部力源假肢（又称外动力假肢）。

（4）根据假肢的组件情况分：可分为组件式假肢、非组件式假肢。

（5）根据假肢的主要用途分：可分为装饰性假肢、功能性假肢。

（6）根据假肢的制造技术水平分：可分为传统假肢、现代假肢。

（二）接受腔与常用术语

1. 接受腔的材料　作为接受腔的臂筒材料，要求质轻、刚柔适度，对人体无毒害和便于加工制作。常用于上肢接受腔的材料有皮革、塑料、高分子材料和复合材料。其中，丙烯酸合成软树脂接受腔是现代假肢的重要标志之一，聚丙烯板材也可用于制作接受腔。

2. 接受腔软衬套　用泡沫塑料、皮革、硅橡胶等制作的接受腔内衬套放在残肢与接受腔之间，用于分散作用于残肢上的压力，穿起来更舒适。

3. 检验接受腔　检验接受腔的适配情况，在假肢制作阶段采用透明的热塑板材制作接受腔。

4. 全接受式接受腔　根据解剖学和生物力学设计，使残肢表面与接受腔内壁表面能紧密接触配合。

5. 插入式接受腔　残肢与接受腔内壁面有适当间隙，利用残肢袜套可调整接受腔的适配程度的接受腔。

6. 临时接受腔　用石膏绷带或热塑板材等材料制作的用于临时假肢的接受腔。

（三）残肢定型

一般截肢后，由于术中出血，术后淋巴、静脉回流障碍常引起残肢肿胀。随着肿胀逐渐消失，残肢的肌肉萎缩使残肢形状变细。经过一段时间后，残肢形状不再变细，即称为残肢定型。临床上通常间隔两周时间。残肢同水平部位周长值相同时，是残肢定型的标志，也可作为订制正式假肢的标志。残肢自然定型需半年以上。使用一些促进残肢定型的方法可以将残肢定型时间缩短为2~3个月。

促进残肢定型的方法有弹力绷带包扎、穿用临时性假肢。

（四） 假肢选用原则

1. 以功能为主的原则：装配假肢是要求恢复截去肢体的基本功能。但有些情况，如部分手截肢后装配了装饰假手反而失去了残手感觉，妨碍残手残余功能的发挥，则不一定要勉强装配。

2. 注重实效与价格效益比，不盲目追求高价格：国内生产和国外进口的各种假肢种类很多，价格差距很大，截肢者选择时要了解和比较相关假肢的性能、特点和价格。有的假肢是为某些特殊人群设计的，如英国生产的一种叫智能腿的大腿假肢，价格高达几万元，适合经常需要快速行走者使用，老年人就不适合选用。有些假肢是专门为比赛设计的，日常生活中反而会很不自然。

3. 注重品牌，包括假肢装配单位本身和采用的假肢部件两个方面。要考虑安装单位是否有完善的售前、售中、售后服务体系。采用的假肢部件应注重质量、性能、是否经过时间考验等因素。还要考虑是否便于维修，便于更换易损部件。例如某些非主流进口品牌假肢在国内没有维修服务，遇到较严重损坏必须寄送到国外，这样路途遥远，费用和时间成本很高，不宜采用。

（五） 假肢的安装

待患者身体和残肢条件都适宜安装假肢后，应先到假肢安装单位检查，由专业技术人员给予诊断和处方。然后按照处方的假肢种类配置假肢。假肢训练须经过以下流程。

1. 残肢塑型和残肢训练 利用弹性绷带或临时假肢塑型，训练肌电或腿部肌力、平衡等。

2. 取模 一般用石膏绷带缠绕残肢，取下残肢的阴模。另有多种方法，如气压取型、电脑扫描取型等。

3. 假肢装配 按专门的技术要求，将选定的假肢部件装配起来，包括各种对线过程。

4. 试穿 患者试穿假肢，进行调试，如动态对线等。

5. 训练 穿戴假肢后的功能锻炼。

6. 康复评价 由装配单位技术和管理人员对假肢的装配和使用效果给予客观评价，并告知患者假肢的使用注意事项。

以上流程一般需要 2~3 周时间，具体时间须视锻炼情况而定。

二、矫形器

（一） 概述

矫形器是用于改变神经肌肉和骨骼系统的机能特性或结构的体外装置。近代神经、肌肉、骨骼疾病的内科、外科治疗已经取得很大进展，但许多儿麻、脑血管意外、肌无力、骨关节等疾病仍然需要装配矫形器，以预防、矫正畸形或代偿失去的功能。

1. 矫形器安装配部位统一命名与缩写 见表8-1。

表8-1 矫形器安装配部位统一命名及缩写

中文名称	缩写	中文名称	缩写	中文名称	缩写
骶髂矫形器	SIO	肘矫形器	EO	踝足矫形器	AFO
腰骶矫形器	LSO	肘腕矫形器	EWO	膝矫形器	KO
胸腰骶矫形器	TLSO	肩矫形器	SO	膝踝足矫形器	KAFO
颈部矫形器	CO	肩肘矫形器	SE	髋矫形器	HO
颈胸矫形器	CTO	肩肘腕矫形器	SEWO	髋膝踝足矫形器	HKAFO
颈胸腰骶矫形器	CTLSO	肩肘腕手矫形器	SEWHO	手矫形器	HO
腕矫形器	WO	足矫形器	FO		

2. 分类

（1）根据装配部位分：可分为上肢矫形器、下肢矫形器、脊柱矫形器。

（2）根据矫形器的作用和目的分：可分为装饰矫形器、保护用矫形器、稳定用矫形器、减免负荷用矫形器、功能用矫形器、站立用矫形器、步行用矫形器、夜间用矫形器、牵引矫形器、功能性骨折治疗用矫形器。

（3）根据主要制造材料分：可分为塑料矫形器、金属矫形器、皮制矫形器、布制矫形器。

（4）根据其他原则分：可分为模塑矫形器、外动力矫形器、标准化矫形器。

（5）根据产品状态分：可分为成品矫形器、定配成品矫形器、定制矫形器。

（6）根据所治疗的疾病分：可分为脊髓灰质炎后遗症矫形器、马蹄内翻足矫形器、脊柱侧弯矫形器、骨折治疗矫形器、股骨头无菌坏死矫形器等。

（二）脊柱矫形器的构成

1. 胸带 大多数LSO或TLSO需要胸带，多用铝板制作。为发挥控制中最大的杠杆作用，胸带的位置应尽量高一些，但不得妨碍肩胛骨的运动。胸带的上缘需位于肩胛下角的下方2cm处。胸带的侧端位于腋中-大转子连线。胸带可与侧方支条、后背支条或肩带相交。

2. 盆带 是脊柱矫形器最下部位的零件，其后下缘位于骶尾关节水平的下方。其侧方位于髂前上棘与大转子之间，其前端止于腋中-大转子连线。

3. 背支条 多用钢板、铝板制成。

4. 侧支条 位于腋中-大转子连线上。其后方与胸带、骨盆带相接，前方与围腰的腹带或腹托相接。

5. 腹带 或称围腰，其上缘需位于胸骨剑突的下方1cm处，下缘位于耻骨联合。

6. 其他 塑料脊柱矫形器的部件。

附　**康复技能操作规范与应用** ▷▷▷▷

第一节　脑瘫儿童 Motomed 智能系统操作规范

一、概述

（一）概念

脑瘫儿童 Motomed 智能系统是通过电脑控制，对患儿的上肢或下肢进行主动或被动运动，以促进血液循环，改善关节的活动度，提高肌肉力量，缓解肌张力，为功能恢复创造有利条件。

（二）适应证

各种疾病引起的关节活动受限、肌张力升高、四肢肌力降低、上下肢运动不协调、脑瘫和脑中风引起的运动功能障碍。

（三）禁忌证

1. 肌腱、韧带损伤。
2. 关节疼痛。
3. 膝关节僵硬。
4. 严重的骨质疏松症。
5. 肢体严重畸形。
6. 髋关节或其他关节脱臼。

二、操作方法与注意事项

（一）操作方法

1. 取坐位，选择需训练的上肢或下肢。
2. 调整上肢或下肢扶手、踏板的方向和高度。
3. 用绷带固定好上肢或下肢。
4. 开机，选择上肢或下肢按钮。

5. 选择运动模式，被动运动或主动运动或助力运动。

6. 设置转动速度，施加一定阻力。

7. 训练结束，解开固定带，关机。

8. 记录训练数据（治疗前后对比）。

（二）注意事项

1. 参数的设置须根据患者年龄、身高、身体条件，以及总体健康状况进行调整。

2. 开始先进行被动训练，训练前热身。

3. 训练开始前，务必将支撑杆上的螺丝扭紧，将腿或手臂绑好，做到安全牢靠。

4. 如发生疼痛、恶心等情况，必须马上停止训练。

5. 踏板运转时，使用者或任何人不得对设备进行机械调整或改动。

6. 只有启动 Mo Tomed 后才能开始训练，禁止空转。

三、经验分享

1. MoTomed 又叫肢体主被动智能训练系统，是比较先进的康复训练器械，人机合一，主被动结合，电脑反馈信息，可以减轻治疗师的体力劳动，提高疗效。

2. 治疗前必须掌握患者的肌力和肌张力情况，以便于选择训练模式，不可盲目确定训练模式，否则达不到预期效果。

3. 注意"对称性训练"的显示，针对上肢或下肢的左右肢肌力差距，制定针对性训练计划。

4. 治疗时间 30 分钟，1 个月为 1 个疗程，时间过短则疗效不明显。

第二节　关节松动训练操作规范

一、概述

（一）概念

关节松动训练是指治疗师采用一定的手法，在患者关节活动允许范围内、以改善关节活动为目的的治疗方法。

（二）适应证

非神经疾患引起的关节疼痛、肌肉紧张及痉挛、可逆性关节活动降低、进行性关节活动受限、功能性关节制动等。

（三）禁忌证

1. 关节松弛或习惯性脱位。

2. 关节因外伤或疾病引起肿胀。

3. 关节的急性炎症。

4. 关节部位的恶性肿瘤或结核。

5. 未愈合的关节内骨折。

二、操作方法与注意事项

（一）操作方法

1. 治疗前评估　以选择有针对性的手法。疼痛和僵硬同时存在时，先用小级别手法（Ⅰ、Ⅱ级）改善活动。

Ⅰ级：起始端，小范围、节律性来回推动关节。

Ⅱ级：大范围、节律性推动关节，不接触关节活动的起始端和终末端。

Ⅲ级：大范围、节律性推动关节，接触到关节末端，感觉到关节周围的紧张。

Ⅳ级：终末端，小范围、节律性推动关节，接触到关节活动终末端，感觉到关节的紧张。

2. 患者体位　选择舒适、放松、无痛体位，取卧位或坐位。

3. 治疗师体位　靠近暴露的需治疗的关节，根据患者体位决定医者的体位。

4. 肩关节松动（主要是生理运动，分离和牵引较少）　生理运动：前屈、后伸、外展、水平内收摆动、旋转摆动等。

5. 肘关节松动生理运动　屈、伸，桡尺近端关节与桡尺远端关节共同作用，旋前、旋后。

6. 髋关节松动生理运动　屈曲摆动，旋转摆动，内收、内旋摆动，外展、外旋摆动。

7. 膝部关节　长轴牵引、前后向滑动、伸膝摆动、旋转摆动。

8. 颈椎松动

（1）附属运动：分离、牵引、滑动、旋转摆动。

（2）生理运动：包括前屈、后伸、侧屈、旋转运动。

9. 腰椎松动

（1）附属运动：滑动（向头侧和向足侧）、侧方推棘突、旋转摆动。

（2）生理运动：前屈、后伸、侧屈、旋转运动。

10. 骨盆松动

（1）附属运动：骨盆分离和挤压、侧方推棘突、旋转摆动。

（2）生理运动：前屈、后伸、侧屈、旋转（侧方旋转、交叉旋转、髂嵴旋转）。

（二）注意事项

1. 治疗前必须了解发病原因和治疗目的，避免盲目治疗。

2. 治疗中应不断询问患者的感觉，根据患者的反馈来调节手法强度。

3. 治疗后如有轻微疼痛多为正常治疗反应，一般 4~6 小时可消失。如第二天仍未消失或加重，提示手法强度太大，需暂停治疗 1 天。

4. 治疗部位必须充分暴露，以便仔细观察局部的异常变化。

三、经验分享

1. 关节松动术对治疗师要求较高，必须熟悉关节的解剖结构，这对实施的手法至关重要，也关系到医疗安全，避免盲目蛮干。

2. 治疗师要掌握力度，避免暴力。一般情况下，手法级别用得准，疗效就明显。

3. 此手法用于小儿脑瘫较少，因力度较大，患儿反应效果不明确。

4. 帮助患者认识康复训练的意义，讲明力度大效果好、不痛不痒疗效不佳的道理，而且要从专业方面适当讲解，让患者对治疗充满信心，得到理解和配合。

第三节 减重支持系统训练（医用跑台）操作规范

一、概述

（一） 概念

减重支持系统是通过悬吊带控制，减轻患者下肢的承重量，以改善患者行走姿势、提高运动功能、保证行走安全的步态训练系统。

（二） 适应证

1. 骨关节、神经系统疾患引起的下肢无力。
2. 肌力减退，缺乏运动引起的关节酸痛。
3. 各种疾患（包括脑病）引起的行走姿势异常。

（三） 禁忌证

1. 脊柱不稳定、下肢骨折未愈合或关节损伤处于不稳定期。
2. 患者不能主动配合。
3. 运动时诱发肌肉痉挛。
4. 严重骨质疏松者。
5. 无主动迈步意识、下肢肌力小于 2 级者。
6. 没有配置矫形器者。

二、操作方法与注意事项

（一） 操作方法

1. 根据患者功能情况选用、固定并调整好悬吊带。

2. 选择需要的运动模式（等速模式或变速模式）。

3. 确定训练的时间，一般 15 分钟（学龄前）到 30 分钟（学龄期）。

4. 按启动键。

5. 选择强度（步速频率，单位千米/小时），由 0.5~0.8 逐渐增加到 1.5~2.0。

6. 选择坡度，坡度选择为 1°~15°之间，一般在 5°。

7. 调整好参数后，为安全起见，先让患者双手抓握住扶手，适应 5 分钟。

8. 训练结束，先将减重机调零，再松解悬吊带。

（二）　注意事项

1. 戴好悬吊带，悬吊带应充气，避免诱发痉挛。腰部悬吊带不能勒在腋下，以免造成臂丛神经损伤。下肢悬吊带不宜固定在大腿根部，以免影响步态。

2. 固定减重带时要注意左右平衡，每次减重前均要将减重机"校零"。

3. 训练过程中必须有医务人员或家属在场进行步态指导和保护。

4. 可以配戴矫形器进行训练，如存在行走骨盆不稳定或姿势异常，医务人员或家属可给予辅助。

5. 训练中如果发生意外或出现头晕、心慌、哭闹、面色发白等，应及时启用安全开关，停止治疗，并给予相应处理。

三、经验分享

1. 患儿行走姿势异常，通过在其后侧辅助骨盆可有效改善，帮助患儿建立正确的行走模式很重要。

2. 如果患儿膝关节屈曲，可通过增加坡度有效促进其伸展；如果患儿存在膝过伸情况，则不应增加坡度。

3. 减重支持系统训练是行之有效的训练方法，值得大力推广，不但能增强患者的下肢力量，还可以增加患者的自信心，应鼓励有迈步意识的患者积极参与此项治疗。

第四节　髋关节脱位治疗操作规范

一、概述

（一）　概念

髋关节脱位由脑瘫肌张力异常引起股骨头在关节囊内丧失其与髋臼的正常关系所导致，通过手法和理疗等综合手段，以使其尽量恢复正常解剖位置，建立正常功能。

（二）　适应证

髋关节半脱位、髋关节全脱位、骨盆倾斜、髋关节发育不良或先天性髋关节脱位。

（三） 禁忌证

髋关节积液、髋关节周围肌肉损伤、伴有其他疾病、不能耐受者、昏迷不能配合者。

二、操作方法与注意事项

（一） 操作方法

1. 治疗前必须看放射科的确诊片子，了解脱位的方向和程度。
2. 牵引：患者仰卧位，患侧髋外展45°，沿下肢长轴方向牵引，同时压迫大转子部位，使股骨头归入髋臼。
3. 降低肌张力：患者仰卧位，采用推拿手法使内收肌、股四头肌、腘绳肌紧张状态得以缓解，为复位创造条件。
4. 主动肌力训练：缓慢直腿抬高，髋关节外展后蹬腿，必须使肌肉力量达到平衡。
5. 俯卧位，被动牵拉髂腰肌，使髂腰肌处于放松状态。
6. 桥式训练：每次 10 组，每组坚持 30 秒。
7. 站立，使患侧处于负重状态，增强关节盂和关节面的接触。

（二） 注意事项

1. 手法轻柔缓慢，与脱位方向进行相反的压迫。注意检查关节活动范围的程度。
2. 复位应一次性成功。对脑瘫患儿来说，一次性复位困难，不可操之过急。
3. 每次治疗前需检查或询问患儿髋关节有无疼痛加重现象。
4. 填写知情同意书，告知家属病情程度。

三、经验分享

1. 准确判断髋关节脱位的方向和程度，了解髋关节是否有积液或者病理性改变。
2. 肌张力高的患儿均可出现髋关节脱位，不降低肌张力仅用手法对髋关节复位无用。
3. 降低髋关节周围软组织挛缩，以减轻复位后关节间的压力，降低股骨头坏死的概率。
4. 轻度脱位经综合治疗能够恢复到正常位置，但 3 岁后就很难了。早发现、早治疗是预防髋关节脱位的基本原则。

提醒：与其费尽心机寻找"神奇疗效的新方法"，不如尽早给孩子做康复训练。这是最明智的选择。

第五节 偏瘫肢体综合训练操作规范

一、概述

（一） 概念

偏瘫肢体综合训练主要是针对因脑中风引起偏瘫的患者编排的综合训练项目。

（二） 适应证

脑卒中和脑损伤肢体瘫痪者。

（三） 禁忌证

神志不清者、伴患肢骨折、疼痛剧烈者。

二、操作方法与注意事项

（一） 操作方法

1. 病房床边训练阶段 体位良肢位设计（仰卧位方法）：头部放在枕头上，面部朝向患侧，胸椎不出现屈曲。患侧臀部下方垫一枕头，使患侧骨盆前凸，防止髋关节屈曲、外旋。患侧肩关节下方垫一小枕头，使肩胛骨前凸。上肢肘关节伸展，置于枕头上；腕关节背伸，手指伸展。下肢及小腿中部外侧各放一沙袋，防止关节外展、外旋，腘窝处垫一小枕头，防止膝关节过伸。

2. 关节活动度维持训练

（1）在绝对无痛状态下训练，一般以上肢完成一个动作默数 3~5 个数、下肢完成一个动作默数 5~10 个数的速度为宜。通常每个动作 5~10 次即可达到预防挛缩的效果。

（2）注意保护肩关节：迟缓阶段肩关节很容易出现半脱位，早期肩关节活动应在正常活动范围的 50%，严禁使用牵引手法。

3. 床上动作训练阶段（训练室） 双手交叉各方向训练、翻身训练、下肢控制训练、搭桥训练、卧位下肢分离运动强化训练、坐位平衡训练、膝手位平衡训练、跪位平衡训练、坐位上肢分离运动诱发训练。

4. 步行准备训练阶段 立位平衡训练、单腿站立训练、平衡板上髋关节控制模式诱发训练、踝关节控制模式诱发训练、立位下肢分离运动易化训练。

5. 步行训练阶段 平衡杠内步行训练、挂拐步行训练、控制双肩步行训练、控制骨盆步行训练。

（五） 注意事项

每天训练次数根据患者情况而定，一般情况下，每个动作 20~30 次，每天 2 次，以锻炼后不引起头晕、疲劳和关节疼痛为度。

三、经验分享

1. 医患之间建立信任与被信任关系很重要。尊重和接纳每一位患者，包括对方的不同观点、习惯，并让患者感到温暖，不要为了治疗而治疗。训练中一定要对患者真诚，否则会影响训练效果。训练时不能让个人情绪受患者所述事件影响，更不能跟着患者的情绪变化而变化，要始终保持中立和清醒的头脑。

2. 训练前告知患者训练的目的和动作要点，以最大限度地取得患者配合；对康复训练要切合实际，不能夸大康复训练的功效。

3. 避免不良语言刺激，注意说话的分寸和技巧，不能直接告诉患者将来会终生残疾或功能不可能改善等情况，应将神经功能恢复的特点告诉患者，使其明白恢复起来比较慢，需要的时间较长等，给患者一个自己认识残疾、接受残疾的缓冲时间。

第六节　截瘫肢体综合训练操作规范

一、概述

（一）　概念

截瘫肢体综合训练是治疗师通过手法，在截瘫患者积极配合的情况下，对患者实施的针对性综合训练。

（二）　适应证

脊髓损伤引起的肢体瘫痪者。

（三）　禁忌证

1. 神志不清者。
2. 行脊柱手术 3 个月内者。

二、操作方法与注意事项

1. 脊髓损伤训练中的动作训练　了解脊髓损伤的平面，检查患者的感觉反应，评定后制定训练计划（卧床期为急性期，活动自理为离床期，出院后为社会回归做准备）。

2. 关节活动范围（ROM）训练

（1）急性期以维持正常 ROM 为目标，禁止暴力操作，以免引起软组织的损伤，形成异位骨化。

（2）由患者自己训练，扩大关节活动范围，在活动较充分的情况下进行主动训练。

3. 肌肉增强训练

（1）预防卧床期间产生的肌力下降，实施等长运动及左右对称性运动。

（2）离床期肌力增强训练，积极进行肌力强化训练。

（3）准备期肌力增强训练，提高肌力和耐力。

4. 保持坐位姿势训练　坐轮椅时要穿鞋，座位上放 10cm 厚的垫子，选择高靠背轮椅。长坐位姿势训练时，手放在床上取得平衡，中心向前后左右移动，之后恢复原坐位训练。然后不用手支持练习平衡，最后康复治疗师破坏平衡，再恢复平衡。

5. 翻身动作训练　由上肢与头颈部的旋转开始，顺次向尾部传递，最后旋转下肢而结束。

6. 轮椅驱动肌力训练　手指屈肌和伸腕肌甚为重要，主要驱动力源为三角肌前部及中部、胸大肌、前锯肌、肱二头肌、肱三头肌，在剧烈驱动时有重要作用。

三、经验分享

截瘫患者区别于一般疾病，康复周期长，脊髓损伤愈合慢，疗效甚微，还可能会伴肢体残疾。帮助患者全面了解截瘫的特点并接受现实十分重要。建立良好的医患关系是心理疗法的基础，治疗师要充分理解患者的感受和所经历的心理历程，推心置腹地与患者交谈，让患者对生活有信心，并掌握轮椅使用的意义和方法，最大限度地提高其生活质量。

第七节　平衡功能训练操作规范

一、概述

（一）概念

平衡功能训练是通过器械或采用徒手的方法对平衡功能障碍的患者进行训练。

（二）适应证

1. 各种疾患引起的平衡功能异常者。
2. 遗传性小脑共济失调者。
3. 中枢神经系统病变引起的平衡协调障碍者。

（三）禁忌证

1. 骨折、关节脱位未愈合者。
2. 严重认知损害。
3. 严重疼痛。

二、操作方法与注意事项

（一）操作方法

1. 坐位平衡训练　保持坐位稳定，躯干屈曲、伸展、左右倾斜及旋转运动；患者双手平举，治疗师从不同方向推患者，以诱发其头部及躯干向正中线的调正反应。

2. 立位平衡训练

（1）患者先两足分开站立，逐步缩小两足间距，以减小支撑面，增加难度。

（2）躯干屈曲、伸展、左右倾斜及旋转运动。

（3）治疗师双手固定患者髋部，完成重心转移及躯体活动。

（4）抵抗外力并保持身体平衡。

（5）患者可借助平衡板或在站立位完成训练等。

3. 前庭功能训练

（1）患者双足并拢、双手扶墙保持平衡，左右转头，时间逐渐延长。

（2）练习在行走过程中转头，逐渐缩短双足间距离，使支撑面变窄。

（3）上肢前臂先伸展，然后放于体侧，再交叉于胸前。

（4）双眼先断续闭拢，然后时间逐渐延长。

4. 髋调节训练

（1）单腿站立平衡，同时上肢完成矢状面、额状面和水平面运动。

（2）单腿站立，躯干向对侧屈曲和旋转。

（3）单腿站立，躯干向同侧伸展和旋转。

5. 踝调节训练

（1）患者自我进行小范围向前、向后、向侧方的摆动，保持身体直立，不屈髋、屈膝。

（2）分别在睁眼和闭眼的情况下，下肢单侧腿平地站立 30 秒。

6. 增加练习难度　可采取在窄条上站立，足跟、足趾站立或改良的单腿站立等，应用髋策略稳定的各种平衡训练。

（二）注意事项

1. 掌握训练的基本原则：支撑面从稳定到不稳定、重心由低到高、从睁眼到闭眼、从静态平衡到动态平衡。

2. 训练中保护好患者，避免摔伤或产生害怕心理。

3. 明确诊断及病因，病因不同，训练方法和强度要有所不同。

4. 心血管疾病患者必须掌握当日血压情况。

三、经验分享

1. 训练中告知患者全身心放松，不要急躁，以免影响平衡动作完成质量。

2. 共济失调患者一般疗效不显著，病程长，训练时多鼓励患者树立信心。

3. 重建患者的价值观，残疾并不等于失去自由及一切，也不等于没有作为和价值。对患者进行心理干预的任务就是重新建立患者的人生价值观，使其树立正确的价值观，重新找回人生的幸福感，减轻家庭和社会负担。只能靠自己刻苦的训练，没有捷径可走！

第八节　水疗操作规范

一、概述

（一）概念

水疗是康复治疗师借助不同深度的水面、水池和容器，运用不同的治疗方法干预紊乱功能的措施。方法包括肌肉拉伸与肌肉力量训练（关节的主动运动、被动运动）、平衡能力训练、步态训练和耐力训练等。

（二）适应证

1. 正常新生儿的体能培养。

2. 高危患儿的早期干预治疗。

3. 瘫痪、脑积水、智力低下患儿的运动功能障碍。

4. 无主动运动意识、肌张力异常患儿。

5. 胆小、反应迟钝、触觉异常患儿。

6. 各种脑炎恢复期、神经损伤、外伤所致的运动功能障碍。

（三）禁忌证

1. 近期有感染性疾病，高热 38.5 ℃以上。

2. 传染性疾病及皮肤病患儿。

3. 伤口及肢体伤残未愈合者。

4. 呕吐、腹泻、大小便失禁者。

5. 癫痫频发，病情严重的癫痫患儿。

6. 重度心脏病及肾功能差者。

二、操作方法与注意事项

（一）操作方法

1. 水疗前先通风，之后关好门窗，调节室内温度在 26～28℃。做好卫生的基本要求，着水疗工服（防水围裙）及工作帽。

2. 调节水温在 35~38℃，以手部皮肤感觉不烫为度。

3. 在治疗台上查看婴幼儿皮肤、腋下、腹股沟及脐带是否存在异常。

4. 入水前先给小儿身上浇少量温水适应，然后再全身入水。

5. 开机：①选择治疗类型（气泡或涡流）。②调节治疗强度。③选择治疗时间（15~20 分钟）。

（1）头部沐浴顺序：用拇指和中指捏住新生儿双耳，按照眼睛（由内眦洗向外眦）→脸部→头发→擦干的顺序，沐浴后用消毒棉签蘸 0.9% 生理盐水擦眼。

（2）身体沐浴顺序：按照颈部→胸部→腹部→腋窝→上肢→腹股沟及外生殖器（女婴从前向后洗）→翻身→背部→臀部→下肢的顺序。

6. 将婴儿用过的浴巾放入指定容器，清洁双手后为下一个婴儿沐浴。

7. 必须常规开机进行消毒，之后再将下一个小儿放入水疗机。

8. 全天治疗结束后，放尽缸中水，用 84 液擦拭水缸内层两次。

9. 开窗通风，关水疗机，关电源。

（二） 注意事项

1. 水疗前先排二便，之后冲洗臀部和外阴。

2. 水疗前 30 分钟进食少量食物，结束后喝足量水。

3. 水疗过程中必须有医务人员陪同。

4. 水疗室每天通风换气 2~3 次。

5. 水疗时间一般 15~20 分钟，不宜太长。

三、经验分享

1. 水疗中要给患儿进行主动或被动运动的引导，播放儿童音乐会增加患儿的兴趣和减少恐惧感。

2. 小儿进行水疗时必须有医务人员或家属陪同，观察小儿的面部表情和呼吸情况；进水和出水动作一定要小心，防止患儿滑脱或溺水。

第九节　脑瘫肢体综合训练操作规范（学龄儿）

一、概述

（一） 概念

脑瘫肢体综合训练是康复治疗师应用专业的康复治疗技术，如关节活动度训练、平衡协调、肌力训练、神经促通技术、牵拉和挤压等，配合现代智能康复训练器，通过患者主动或被动活动等，达到肢体运动功能恢复的综合训练。

（二）　适应证

各型脑瘫、脑炎后遗症，以及各种脑损伤引起的肢体功能障碍，3~14 岁以内患儿。

（三）　禁忌证

1. 脑病急性期病情不稳定者。
2. 骨折未愈合者。
3. 重度智力低下者。
4. 神志不清者。
5. 体质较差者。
6. 肌张力 3 级以上者。

二、操作方法与注意事项

（一）　操作方法

1. 坐位到站立位转换的训练　患儿坐在椅子上，治疗师面向患儿，将其双脚平放于地面，一只手按住患儿膝部，使其身体向前倾，重心放在脚部；一只手放在患儿臀部，将其稍稍向上托。当臀部抬离椅面时，扶住患儿肘部，保持身体向前倾，并帮助患儿伸直髋部站立。

2. 立位及立位平衡训练　患儿双手扶肋木站立→靠墙站立→扶髋站立（挤压）→扶膝站立（挤压、重心前后左右转移）→扶踝站立（主动调整）→平衡板训练→站立训练→重心左、右腿转移训练→弯腰拾物训练。

3. 立位到坐位转换的训练　患儿取立位，双手十指交叉，上肢肘关节伸直，肩关节前屈 90°，后方放一合适方凳，治疗师位于患儿身体侧方。上方手放在患儿背部，下方手放在双膝关节处，嘱患儿屈躯干、屈膝并坐下，注意提醒重心的控制。

4. 四点位到站位转换的训练　患儿四点位，治疗师位于患儿正后方，单膝跪位，上方手放在患儿一侧肩胛处，下方手放在对侧骨盆外侧，推动骨盆，使患儿重心向对侧移动，屈髋、屈膝，把脚平放在床面，患儿取半蹲位时，双手交换位置，使患儿完成蹲位。患儿取蹲位时，治疗师双手放于患儿骨盆两侧，嘱患儿双手支撑，臀部抬起，伸膝，直腰站起。

5. 立位重心转移训练　患儿取立位，一下肢在前，另一下肢在后，呈迈步站立。治疗师位于患儿后方，双手放在患儿骨盆两侧，辅助患儿做重心在前后下肢的转移运动。

6. 站位迈步训练　患儿取立位，一下肢在前，另一下肢在后，呈迈步站立。治疗师位于患儿后方，上方手放在患儿前下肢骨盆外侧，下方手握住后侧下肢的踝关节处，做向前迈步运动。

7. 步行训练　患儿取立位，一下肢在前，另一下肢在后，呈迈步站立。治疗师位于患儿后方，双手放在患儿骨盆两侧，推动患儿骨盆将重心向下肢在前的一侧（45°方向）移动，并嘱另一侧下肢迈步，交替进行。

8. 跨越障碍物训练 选择一合适障碍物，拉患儿双手跨越障碍物→拉单手跨越障碍物→独立跨越障碍物。

9. 上、下楼梯训练 选择一适合高度楼梯，拉住患儿双手上、下楼梯→拉单手上、下楼梯→单手扶扶手上、下楼梯→独立上、下楼梯。

（二）注意事项

1. 训练顺序应遵循运动发育规律进行，特殊情况除外。
2. 对肌张力较高的患儿进行手法牵拉时，力度应循序渐进。
3. 训练前半小时内不要让患儿吃得太饱，少量喝水。

三、经验分享

1. 训练方案的制定比较重要，要以功能为主，康复计划要穿插到患儿的日常生活活动中，实行 24 小时管理。每个环节都要涉及，如睡姿、起床、穿衣、下床、移动等。
2. 训练目标必须明确，要针对当前存在的主要问题针对性地进行训练，不要什么都想做，结果什么都没做到位。
3. 训练中以主动运动为主，尽量穿插一些适合年龄阶段的游戏，以提高患儿的主动性。
4. 治疗动作不宜过多，一般 4~5 个动作较为合适。
5. 调动家长的积极性，安排好家庭康复训练。

第十节　脑瘫肢体综合训练操作规范（婴幼儿）

一、概述

（一）概念

脑瘫肢体综合训练是康复治疗师应用专业的康复治疗技术，如关节活动度训练、平衡协调、肌力训练、神经促通技术、牵拉和挤压等，配合现代智能康复训练器，通过患者的主动或被动活动等，达到肢体运动功能恢复的综合训练。

（二）适应证

各型脑瘫、脑炎后遗症，以及各种脑损伤引起的肢体功能障碍，1~3 岁以内患儿。

（三）禁忌证

1. 脑病急性期病情不稳定者。

2. 骨折未愈合者。

3. 重度智力低下者。

4. 神志不清者。

5. 体质较差者。

6. 肌张力 3 级以上者。

二、操作方法与注意事项

（一）　操作方法

1. 竖头训练

（1）颈立直反射促通：患儿俯卧位在巴氏球上，治疗师位于患儿正后方，双手握其小腿部，以缓慢俯冲动作使球向前滚动，诱发患儿脊柱的正常伸展及俯卧位抬头。

（2）仰卧位抬头训练：患儿仰卧位，治疗师坐于患儿对面，握其腕部，将患儿拉至体轴与水平面呈 45°时停止 10~15 秒，诱导患儿主动保持头中立位。

（3）肘支撑抬头及回旋训练：患儿俯卧位，治疗师跪于患儿体侧，使患儿肘关节分开与肩同宽并支撑 3~5 分钟。支撑期间家属用玩具诱导患儿头部左右回旋。

（4）坐位头控训练：患儿取坐位，治疗师位于患儿身后，双手从腋下穿过扶其头部两侧或双肩，使患儿主动或协助完成头部回旋。

2. 翻身训练

（1）上肢控制翻身训练：患儿仰卧位，治疗师双手分别握住患儿双臂使其上举过头，将两臂左右交叉，后方侧上肢向准备翻身侧用力，带动患儿身体旋转，使其完成翻身动作。

（2）下肢控制翻身训练：患儿仰卧位，治疗师握其小腿，屈曲单侧的髋和膝带动骨盆，向左翻时右下肢屈曲，身体向左侧回旋，同时向下牵拉屈曲侧的下肢，身体回旋至俯卧位。

（3）躯干回旋运动训练：患儿仰卧于楔形垫的斜面上，在斜面上完成翻身动作，以促进躯干回旋模式的建立。

（4）巴氏球上翻身训练：患儿仰卧于球上，治疗师握住患儿双膝，屈曲一侧下肢，使其屈髋、屈膝旋转躯干，完成翻身动作。

3. 坐位训练

（1）平衡板上坐位训练：患儿取长坐位姿势坐于平衡板上，治疗师左右晃动平衡板，诱导患儿躯干重心向左右移动并保持平衡。

（2）促通坐位躯干稳定训练：患儿伸腿坐于巴氏球上，治疗师在患儿前方握住小腿处，向后方缓慢推球，诱导患儿重心向前移动。然后缓慢向前方推球，诱导患儿重心向后移动，以促通躯干稳定协调、自我控制能力。

4. 仰卧位到坐位转换的训练　患儿取仰卧位，治疗师拉患儿一只手，使身体重心向侧前方移动，然后慢慢拉起，完成由仰卧位→单肘支撑→单手支撑→侧坐位→长坐位的姿势转换。

5. 爬行训练

（1）四点支撑位保持训练：患儿取四点支撑位，治疗师双手置于患儿肩部，缓慢垂直位加压，以提高其双上肢负重能力。同时向前、后、侧方移动重心，以提高其肩关节负重能力和控制能力。

（2）四爬训练：患儿以双手、双膝着地支撑，肩关节、髋关节、膝关节保持90°。治疗师辅助向前移动左侧上肢，然后向前移动右侧下肢，之后完成右侧上肢与左侧下肢的同时移动。四肢反复交替进行。

（3）高爬训练：当患儿能在平地上自如爬行时，可设置一些障碍物或爬楼梯，练习向直立位过渡。

6. 坐位到四点位的体位转换 患儿取长坐位，治疗师在患儿侧方，一只手扶住患儿肩胛，另一只手扶住患儿对侧骨盆，帮助其完成由长坐位→侧坐位→四点支撑位的姿势转换。

7. 跪位训练

（1）双腿跪位训练：患儿双膝关节屈曲90°跪地，双髋关节充分伸展。治疗师扶住患儿两侧髋部，帮助患儿保持正确的双膝跪位姿势和维持身体的平衡；或让患儿手扶肋木自己练习双膝跪位动作，与此同时，不断纠正患儿训练中出现的异常姿势。

（2）单膝跪位训练：单膝跪位是在双膝跪位的基础上，一条腿跪地的同时抬起另一条腿并使其足底着地。刚开始训练时需在治疗师的帮助下完成，之后经过不断练习逐渐减少帮助，达到患儿能做到独立单膝跪位。

8. 跪位到站立位的转换训练 患儿取双腿跪位，治疗师在一侧诱导或辅助患儿，使其完成由双腿跪位→单腿跪位→立位的体位转换。

（二）注意事项

1. 训练顺序应遵循运动发育规律进行，特殊情况除外。
2. 对于肌张力较高的患儿进行手法牵拉时，力度应循序渐进。
3. 训练前半个小时不要让患儿吃得太饱，少量喝水。

三、经验分享

1. 治疗以患儿回归家庭、回归社会为目的，不能为了治疗而治疗。多鼓励患儿参与集体活动，家属要多引导，尽量少辅助患儿，让患儿相信自己的能力。

2. 治疗顺序不应完全遵循发育规律进行，应根据情况进行调整。如5岁的患儿不会爬，就不要强调先会爬再走，重点要放在站立、行走的训练上。

第十一节　运动治疗操作规范

一、概述

（一）概念

运动治疗是徒手或应用器械进行运动训练以治疗伤、病、残患者，使其恢复或改善功能障碍的一种方法。

（二）适应证

脑卒中、颅脑外伤、小儿脑瘫、肌营养不良等。

（三）禁忌证

1. 处于疾病的急性期或亚急性期，病情不稳定。
2. 有明显的急性炎症存在，体温超过 38℃。
3. 脉搏加快，安静脉搏大于 100 次/分钟。
4. 血压明显升高，临床症状明显，舒张压高于 120mmHg 或出现低血压休克。
5. 关节损伤、软组织拉伤或骨折未愈合。
6. 剧烈疼痛，运动后加重。
7. 身体衰弱，难以承受训练。
8. 训练中有可能发生严重并发症，如动脉瘤破裂者。

二、操作方法与注意事项

（一）操作方法

1. 牵伸训练　肌张力 3 级以上（参考卫生部《康复操作规范肌张力分级标准》）、组织粘连、挛缩、ROM 受限者。
（1）徒手被动助力牵伸。
（2）自我牵伸。
2. 肌力训练
（1）0~1 级，被动运动。
（2）2 级，主动助力运动。
（3）3 级，主动运动。
（4）4~5 级，抗阻运动。
3. 平衡与协调训练　支撑面：大→小；重心：低→高；给予辅助：多→少；体位：坐→爬→跪→站→走→跳。由最稳定体位到最不稳定体位，由静态平衡到动态平衡，由

　　睁眼到闭眼，也可进行特殊位置和空间的训练。

4. 步行训练

（1）平衡杠、助行器步行训练。

（2）双拐步行训练。

（3）手杖步行训练。

（4）轮椅训练。

（二）注意事项

1. 训练时动作及操作手法要轻柔，防止产生剧烈疼痛，避免意外发生。

2. 训练中防止运动过分集中在某一部位，以免产生疲劳。

3. 制定方案时，要根据患者的情况个别对待，明确运动强度。

4. 训练内容要有新意，能调动患者的积极性。

5. 训练时应结合心理交流，取得患者合作。

6. 做好各种记录，定期总结。

三、经验分享

1. 牢记适应证和禁忌证，该做的做，不该做的坚决不做，避免医疗风险的发生。

2. 严格进行康复评估，制定详细的训练方案，深入了解患者病情。训练中要根据患者病情变化调整训练方案。

3. 充分调动患者的积极性，使其主动配合，重视功能的建立和提高。

4. 对疑难患者定期开展小组讨论。

第十二节　作业治疗操作规范

一、概述

（一）概念

　　作业治疗是通过有目的、经过选择的作业活动，对身体上、精神上和发育上有功能障碍或残疾、不同程度丧失生活自理和职业能力的患者所进行的治疗性训练，以恢复和改善其生活自理能力、学习能力和劳动能力。

（二）适应证

　　各型脑瘫、脑炎后遗症、精神发育迟滞、臂丛神经损伤、脑外伤后遗症，以及其他原因引起的各种上肢功能障碍、认知交流障碍、生活自理能力受限者。

（三）禁忌证

1. 严重精神、意识障碍不能配合者。

2. 骨折未愈合者。

3. 疾病急性期等。

二、操作方法与注意事项

（一）操作方法

1. 明确诊断，进行专业检查和评估，制定训练方案。

2. 体位转移训练：如翻身、仰卧位至坐位、坐位至膝立位、独立坐位、爬行等转移运动。

3. 扩大关节运动范围

（1）被动运动

1）肩关节的被动运动

①前屈：患者仰卧位，治疗师一只手握肘关节上方，一只手握腕关节处，沿矢状面慢慢向上举过头（正常屈曲180°）。

②外展：患者仰卧位，治疗师立于患者患侧，一只手握肘关节下方，另一只手握腕关节，上肢缓慢向外打开，当外展90°时要外旋后再继续移动至同侧耳部（正常外展180°）。

③内外旋：患者仰卧位，肩关节外展90°，肘屈曲90°，掌心向下，治疗师一手固定肘关节，另一手握住腕部，以肘关节为轴，将上肢向上、向下旋转（正常内外旋各90°）。

2）肘关节的被动运动：患者仰卧，上肢外展，治疗师一只手固定肘关节，另一只手握住腕关节，做肘关节屈伸动作（正常135°）。

3）前臂、腕关节的被动运动

①前臂旋前、旋后的被动运动：患者肘部屈曲，治疗师一只手握住其腕的上方固定，另一只手抓握全手掌，做旋前、旋后（正常旋前、旋后各90°）运动。

②腕关节的被动运动：治疗师一只手握住患者腕关节的上方，一只手握住腕关节的下方，做屈伸、桡偏和尺偏动作（正常背伸70°、掌屈80°、桡偏25°、尺偏55°）。

4）手指关节的被动运动：治疗师一只手在患手的尺侧固定，另一手四指在患手的背侧，拇指在患手掌侧，使掌指关节完成屈曲90°、伸展30°~45°的运动。

（2）主动运动：患者做推磨砂板、投球、滑轮、吊环、肩梯、双手支撑、体操棒、肩轮、打击、翻手等主动运动。

1）上肢运动功能训练：肩、肘、腕的协调配合，上肢MOTO，手的抓握移动，上肢控制能力训练等。

2）上肢肌力训练：毛刷快速刷擦、冰刺激、关节挤压、上肢支撑、粘木肌力桌、负沙袋、举哑铃、捏面团、拉橡皮筋等。

3）手的精细动作训练：对指游戏、指尖捏物、手指分离运动、拧螺丝、打字、橡皮泥塑形、穿衣板训练、剪纸、手工等。

4）手眼协调性训练：抛接球、串珠、远距离套圈、打地鼠等。

5）日常生活活动能力训练：个人卫生、进食、穿脱衣服、个人物品整理、体位转移、步行等。

（二）注意事项

1. 疾病早期，作业疗法的运动不能太大，须注意作业疗法的强度、幅度要小，目的是减轻肿胀、疼痛，防止肢体出现废用性萎缩。

2. 进行作业治疗时，要注意患者的整体运动，随时纠正异常姿势，特别要注意躯干和下肢的联合反应出现。

3. 治疗时要观察患者的面部表情及反应，发现面色发白、哭叫疼痛，应终止治疗。

4. 强调安全第一，防止发生各种意外。

三、经验分享

1. 作业治疗的内容较多，治疗的内容较局限，目的是提高患者的生活质量，所以生活自理训练要贯穿在治疗中。对于主动运动者要尽量调动其积极性，使其尽全力参与主动训练；需要辅助者，则给予最小的帮助。

2. 对年龄小的患者，前几次治疗以玩耍、游戏为主，减少其对环境的恐惧心理，以使其在后面的治疗中能够配合。

3. 作业治疗和运动治疗是不可分割的训练项目，要多与运动治疗师沟通，在治疗目的和应用手法上尽量保持一致。平时训练多鼓励，奖励为主，减少患者的心理负担，使其轻松快乐地进行治疗。

第十三节　言语训练操作规范（语言发育迟缓）

一、概述

（一）概念

对言语发育落后的小儿进行评定后再按年龄阶段进行不同阶段的训练，从而提高他们对事物状态、概念、事物间关系的理解和用语言表达的能力。

（二）适应证

1. 1岁半至6岁半的语言发育迟缓儿童。

2. 生理年龄超过6岁，但言语发育未达此年龄水平的儿童。

3. 学龄前的儿童获得性失语。

4. 各种疾患引起的语言落后儿童。

二、操作方法与注意事项

（一）操作方法

1. 评定　应用国内外认可的 S-S 语迟评定量表评定（略）。

第一阶段：对事物、事态理解困难。

第二阶段：事物的基础概念。

第三阶段：事物的符号。

第四阶段：主要句子成分。

词句表现的时态和语态。

句子结构：能理解。

2. 不同阶段的训练

第一阶段（语言前阶段）：促进视线接触、沟通意向、听觉反应、引发互联注意。

第二阶段：①交换游戏、交出物件、视觉动作模仿、执行简单指令。②镶嵌板匹配、视觉观察力训练、物件之间的相互关联、物件操作、积木堆高、搭桥、并列。

第三阶段：①手势语理解及表达、幼儿语。②名动词图片理解、仿说、命名。

第四阶段：①概念形成，颜色、形状、数字、比较、方位等。②两词句的理解与表达。③三词句的理解与表达。

句子结构：①句式及语法、两项式、有没有、什么、干什么、哪里、谁、为什么、何时。②描述图片、故事内容及生活场景。③交流训练、表达要求、颜色、命名、提问及日常口语交流为主。

（二）注意事项

1. 家属积极配合，不断用言语交流，用视觉、味觉、触觉去刺激他。

2. 语言训练要求儿童在家庭环境中，要充分利用所有时间、所有人进行强化，让家庭成员参与，并鼓励儿童多与同龄儿童一起交流，不分时间和场地地进行强化训练。

3. 训练选材应丰富多样，颜色鲜艳，趣味性强，有助于儿童的配合。

4. 训练中要对儿童正确的反应予以鼓励强化，避免直接否定其错误。

三、经验分享

1. 语迟的儿童均合并智力低下，我们必须在提高智力的同时进行语言训练。

2. 视觉观察力是提高患儿能力的基础。

3. 舌、口唇与下颌的训练同样要进行，只是侧重点不同。训练顺序应从外至内，先训练唇及下颌的控制能力，再训练舌的控制，下颌的稳定是舌稳定的支点。

4. 在日常生活动作中完成口肌的协调训练，生活中用吸管喝水，夸张地嚼食物，将冷冻果粒放入口腔。

5. 指导家长进行家庭康复，把存在的问题如实地反映给家长，得到家人的认可和理解，通过双方教学强化，效率提高更快。

6. 制订训练的目标、流程、计划，针对性要强，时间要长，单一的训练语言而忽视整体的发育水平往往见效慢，家长不理解会表现出不满意。

7. 语言发育的基础是在婴儿期，不是在孩子说出最初的单词时，而是依赖于人际接触及出生环境的刺激。

第十四节　Ys1002 型吞咽功能障碍治疗仪操作规范

一、操作方法

语言治疗师接到治疗申请单时，先查对姓名、年龄及患者所在科室无误后，严格按照以下操作规范进行治疗。

1. 治疗前在治疗部位常规用 75%酒精棉球消毒皮肤，待干燥。

2. 将专用蝶形电极片导线分别插入 1 和 2 两个输出通道，切勿反插。

3. 根据病情将蝶形电极片贴于治疗部位

(1) 颈前部位：喉结上方、喉结一指下。

(2) 咬肌位置：下颌关节前一指凹陷处。

4. 选择治疗模式：成人选用连续脉冲模式、儿童选用交替脉冲模式。

5. 治疗频率不变：80Hz，治疗脉宽不变。

6. 治疗强度：Ⅰ和Ⅱ，在 0~50mA 范围内进行针对性增减。观察患者表情及面部肌肉收缩情况进行调节。

7. 治疗时间设定：20 分钟，结束时由治疗师轻轻取下电极片（建议电极片个人专用）。拔出导线，挂在机壳钩上。

二、注意事项

1. 仪器操作者要求达到手卫生标准，给患者做好解释工作。

2. 患者绝对不可随意按压调节治疗参数，发生意外后果自负。

3. 使用心脏起搏器者、体内带金属物品者，禁用此治疗。

第十五节　特殊儿童口肌训练器的操作规范

一、概述

（一）概念

口肌训练器又称口腔按摩牙刷，前端呈点状，较柔软，适合对舌的表面进行点按刺激和舌抵抗训练，用于提高口腔和舌肌的触觉敏感性，降低舌肌张力，扩大舌肌运动范围，提高舌肌力量。

（二）　适应证

各种中枢神经系统、周围神经系统损伤或病变等导致的不能言语或言语不清者。

（三）　禁忌证

口腔溃疡、舌系带手术后急性期、口腔黏膜有破损者。

二、操作方法与注意事项

（一）　操作方法

1. 部位：口腔前庭

（1）治疗师将牙刷放于牙齿与面颊之间，向外做环转运动 5 组，每组 10 次，左右面颊交替进行。

（2）治疗师将口肌训练器放于口腔前庭（上下唇和颊与上下牙弓和牙龈之间的间隙）做环形运动 5 组，每组 10 次。

2. 部位：固有口腔

（1）治疗师将口肌训练器放于舌体上做上下运动 5 组，每组 10 次。嘱患者将舌体伸出口腔外，用口肌训练器辅助两侧，做左右摆动训练。嘱患者将舌体伸出口外，用口肌训练器辅助舌体下方，进行向上运动训练。

（2）提高舌肌的力量：舌尖后推、舌尖侧推、舌尖上抬、舌体上抬、舌体下压、舌体侧推、左右两半上抬、舌尖与两颊相碰。

（二）　注意事项

1. 根据孩子构音障碍中的不同问题选用不同的方法。

2. 做好消毒工作，每日开水煮口肌训练器。

3. 训练时间：感知觉刺激时间 5 分钟；降低舌肌张力、扩大舌肌运动范围、提高舌肌力量时间 10 分钟。

第十六节　构音障碍训练操作规范

一、概述

（一）　概念

凡构音器官先天性或后天性结构异常，神经、肌肉功能障碍所致的发音障碍，主要表现为发声异常，构音异常，音调、音量异常，吐字不清都可进行此项训练，不包括失语症、儿童语言发育迟缓、听力障碍所致的发音异常。

（二）适应证

1. 中枢或周围神经损伤，引起言语肌力控制紊乱所导致的呼吸、语声、共振、发音韵律等多种言语基本过程受累的言语障碍。

2. 各类脑瘫患儿引起的构音障碍。

（三）禁忌证

舌部及口腔溃疡、下颌关节脱位、严重心脏病患者、构音器官结构畸形、体质较弱者、严重心脑血管病患者慎之。

二、操作方法与注意事项

（一）操作方法

1. 选择训练项目 呼吸训练、下颌训练、舌训练、唇训练、腭训练、简单发音训练、交流辅助系统的运用、语调训练、会话训练。

2. 构音器官运动功能训练

（1）体位准备：保持正确坐姿，取端坐位（踝 90°，膝 90°，髋 90°），颈肌放松，全身放松。

（2）辅助呼吸训练

①坐位：治疗师站在患者身后，双手置于患者第 11、12 肋部，令患者自然呼吸，在呼气终了时予以适当挤压，将残留呼气挤压出。

②仰卧位：治疗师站在患者的一侧，方法基本同①，挤压时要向上推、向内收。

（3）下颌运动功能训练

①被动训练：治疗者一手稳定头部，一手拇指、食指被动地上抬、下拉下颌关节，进行被动训练。

②主动训练：让患者进行主动张-闭口训练。

（4）口唇运动功能训练：根据患者情况进行被动（压舌板、冰刺激）、主动或抗阻（压舌板）训练。

①口唇闭合：双唇夹住吸管或压舌板，逐渐延长保持时间。

②口唇张大：有节奏地尽量张大口。

③噘嘴-龇牙：双唇尽量向前噘起，外展唇角做龇牙状，反复交替训练。

④鼓腮：用力鼓腮数秒，然后快速呼出。

（5）舌运动功能训练

①舌伸缩：先做舌外伸训练，然后做舌伸缩交替训练。

②在舌外伸的基础上，进行舌尖向上、向下、向左、向右的反复交替训练。

③舌环行运动：舌尖沿上下齿间做环行运动。

（6）软腭训练

①鼻吸气-呼气：由鼻深吸气，鼓腮维持数秒，然后呼出。

②吹气：吹乒乓球、吹喇叭、吹哨子、吹奏乐器、吹蜡烛、吹气球、吹纸张。

③"推掌"练习：患者在两手掌向下、向上相对推的同时发出"啊"音。

（7）发声训练：反复发 a······a······a 音，每次发音后停顿 3~5 秒；辅音-元音组合练习，如重复 pa······da 或 ci······chi；鼻音-非鼻音组合练习，如 ma······ni，舌后部 ga······gei、ka······kei 练习。

（8）软腭抬高：用力叹气或打哈欠，用冰块或细软毛刷直接刺激软腭。用压舌板辅助软腭抬高。

3. 发音训练

（1）音量训练，音的组合训练。

（2）构音点不同音的训练，p······da······ka 等。

（3）构音点相同音的组合训练。

（4）无意义音节的组合训练：如 ha······hu、mi······ki 等。

（5）有意义音节的组合训练：将患者有问题的音组合入有意义的单词中，如 m 音"千里马、开门红"等组合训练有问题时，用"妈妈、棉帽"进行训练。

（6）句子组合训练：利用诗歌、儿歌、短文、会话等训练。

（7）言语代偿交流训练：可依据现有的语言和非语言水平，选择交流板、图画、文字、电脑等进行言语代偿或补充，以助交流。

（二）注意事项

1. 舌肌牵拉要缓慢，患者如有恶心反射或其他不适，不要勉强。

2. 全身状态不佳、病情进展期或体力差难以耐受治疗者、拒绝治疗或完全无康复意愿者不宜进行构音障碍训练。

3. 合并咬肌瘫痪、下颌关节半脱位者，动作要缓慢，不要造成关节全脱。

4. 根据患者残存功能的保留程度，选择适当的项目分次进行，原则是由易到难。

三、经验分享

1. 肌张力较高的患儿，建议先以头颈部放松训练开始。

2. 不随意运动脑瘫患儿训练时注意双侧对称训练。

3. 各类构音障碍患儿有不同程度的口腔敏感度问题（敏感或迟钝），在基础训练中需加入口腔感知训练。

4. 构音障碍训练中，下颌是所有器官的基础（我们比较注重唇、舌、周咽区）。

5. 流涎者有的是口腔肌肉问题，有的是感知问题。如果是感知问题，需加入冰刺激。

6. 呼吸训练自始至终都要在训练方案里。

7. 根据患者障碍制定阶段化的方案，在一段时间内重点解决一两个问题。

第十七节　吞咽功能障碍训练操作规范

一、概述

（一）概念

吞咽功能障碍训练是放松口部肌肉、增强口周肌肉力量和协调性功能的一种治疗方法。

（二）适应证

1. 头部紧张或口唇功能异常者。
2. 神经系统疾患引起肌群的异常表现者。

（三）禁忌证

1. 神志不清、治疗不配合者。
2. 下颌关节脱位、面部外伤者。

二、操作方法与注意事项

（一）操作方法

1. 头部放松训练　点头，仰头，左右偏头，左右转头、旋转动作，注意动作要缓慢。

2. 口唇闭锁训练
（1）患者面对镜子训练抿嘴动作，对无法主动完成动作者可予以辅助。
（2）让患者做鼓腮练习，鼓腮的同时使用适当阻力挤压两腮。
（3）进行吹口哨、做鬼脸或夸张表情等训练。

3. 下颌运动训练
（1）练习张口动作，然后松弛，进行下颌向两侧运动练习；张口困难者，可对痉挛肌肉进行冰刺激或轻柔按摩，也可在局部进行温热理疗。
（2）通过主动或被动运动让患者体会咀嚼过程中开合下颌的感觉。
（3）患者做牙齿咬紧压舌板训练。
（4）舌体运动训练：舌的前后伸缩训练、舌尖舔吮口唇周围和齿颊间隙训练、舌根抬高训练。

（二）注意事项

1. 假性延髓麻痹的患者可能会伴吸吮和掌颌反射，也可因训练口唇动作而诱发强哭强笑，此时口唇闭锁训练应注意避免过度强化局部肌肉的痉挛。

2. 伴下颌关节功能紊乱者，下颌运动时会产生疼痛，应避免过度忍痛训练，必要时可在局部进行超短波理疗或注射治疗。

3. 如果出现舌体收缩，可在用布保护的情况下进行适度的舌体牵拉，但始终要强调患者主动活动的重要性。

4. 头部放松训练时，有严重颈椎病者应注意动作幅度不宜太大，速度不宜太快。

5. 进食前训练，每日 3 次，每次 10 分钟。

三、经验分享

1. 操作前要仔细进行口腔检查，处理可脱卸的假牙和松动的牙齿。

2. 熟练手法，切勿暴力操作造成口角或口腔黏膜损伤、牙齿受损。

3. 如果出现呕吐反射，则终止刺激。如果患者流涎过多，可对患侧颈部唾液腺行冰刺激。

第十八节　感觉统合训练操作规范

一、概述

（一）概念

感觉统合训练是机体有效利用自己的各种感觉器官，以不同的感觉通路（本体觉、前庭觉、触觉、视听觉等）从环境中获取信息输入大脑，使身体做出正确的反应，是大脑和身体相互协调的学习过程。

（二）适应证

各类脑瘫、智力低下、多动症、孤独症及正常发育期某方面统合失调的儿童。

（三）禁忌证

1. 癫痫发作频发者。
2. 重度脑积水者。
3. 严重意识障碍者。
4. 不能完成坐、站及独立行走等的运动功能较差者。

二、操作方法与注意事项

（一）操作方法

1. 评定　应用儿童感觉统合发育量表进行评定，明确是哪方面失调，制定相应的训练计划，记录分值，1个月后进行评定对比。

2. 触觉　敏感者的刺激强度由弱到强；大龙球全身滚压敏感者由背部开始（背部敏感性较弱患儿容易接受）；迟钝者可由腹部开始逐渐至全身，局部手、脸、脚可采用小毛刷或触觉球进行刺激；钻滚筒或单筒内滚，穿越隧道。

3. 前庭觉　竖抱筒或陀螺旋转，滚筒内滚动，四足位平衡板荡摆，站立位大龙球上起落与震动，走、跑、跳中骤起急停，碰撞大龙球、组合式刺激。

4. 本体觉　关节挤压、韧带牵拉、负重训练、单动作重复训练、多动作序列训练、复杂动作分解整合训练。

5. 平衡功能　可在训练球上、平衡板、独木桥、浪桥上针对性训练。

（二）注意事项

1. 要对患者进行必要的认知教育，训练形式要多样化，提高患儿兴趣。
2. 安全防护问题很重要，保护好患儿，做到放手不放眼。
3. 主动参与训练，发现不主动者应考虑是否动作太难，患儿胆怯。
4. 训练时穿宽松衣服，不要带锐器和与训练无关的东西。
5. 感统器材要经常检修，发现螺丝松动、器材破损、木质或铁质材料暴露要及时维修或更换。

三、经验分享

1. 感知统合训练是某功能改善的辅助治疗，是为功能恢复创造条件，必须进行功能训练，才能达到最佳疗效。
2. 设计适合不同患儿的多样化游戏，提高患儿训练的积极性和主动参与能力。
3. 在快乐、放松的氛围中激发患儿潜能，多用表情和语言鼓励孩子的表现。

第十九节　多感官综合训练操作规范

一、概述

（一）概念

多感官综合训练是目前促进脑发育的最佳治疗方式之一，主要由视听互动训练系统、动感彩轮、幻彩光纤、泡泡管、互动嗅觉装置等组成，适合感官失调患儿，是在康复师指导下以游戏方式进行视觉、听觉、触觉、嗅觉等感觉的综合训练。

（二）适应证

1. 脑瘫、孤独症、多动、注意力不集中的患儿。
2. 视觉能力较弱，协调性较差，容易出现相似概念混淆的智力障碍患儿。

3. 反应迟钝，注意力短暂，兴趣狭窄，缺乏自我认识，形象思维与逻辑思维能力差，情绪不稳定等的患儿。

（三）禁忌证

1. 近日有感染性疾病者停止治疗。
2. 视力障碍严重者。
3. 听觉敏感初期治疗应减少刺激量。

二、操作方法与注意事项

（一）操作方法

需熟练掌握多感官配套设施后再进行操作。

1. 评定　评定整体情况后，选择性进行多感官治疗。

2. 视觉刺激　每次治疗先进行视觉刺激（深度镜灯和动感彩轮），安排患儿坐好后，打开控制开关，进行视觉刺激训练；逐步加深到视觉追视及注视训练（泡泡管及双上肢引导性训练都可选择）。

3. 听觉刺激　启动电脑及音响，进入声音刺激系统，可根据情况调节音量大小。

4. 触觉刺激　可选择波波池、温控水床、踩光地毯等。

5. 嗅觉刺激　可直接用配套的嗅觉系统训练。

6. 互动游戏设计　让患儿自由活动，治疗师打开所有灯光（声控闪灯、LED 灯），放奥尔夫音乐，可带患儿做律动，也可让患儿自由发挥。

7. 训练形式　采用个别训练与小组训练相结合，每周 3 次。

（1）个别训练：有助于满足患儿的特殊需要。通过与老师、多媒体沟通和交流，提高其整体能力。注意每次时间不宜过长，根据患儿的学习状态灵活决定。如要达到更佳的效果，需提供经常性训练和足够指示。

（2）小组训练：有些活动必须以小组形式进行。治疗师可安排患儿一起进行活动，彼此分享及交流经验，增加沟通和多接触伙伴的机会。

（二）注意事项

1. 必须保持室内器具整洁，每日通风换气 3 次，各类器械消毒 1 次。
2. 患儿穿宽松衣服，严禁带锐器玩具和与训练无关的物品等。
3. 家长不能陪同，并按时接送儿童，有事必须请假。

三、经验分享

孤独症、智障儿童首选治疗项目。这类患儿大多感知觉异常，对某些声音特别敏感或反应迟钝，有的对视觉图像敏感，有的不喜欢被人抚触、拥抱；有的痛觉异常，喜欢旋转。不同的患儿感知觉异常程度不同。我们必须了解每个孩子的特性，有针对性地解决其存在的问题，不能千篇一律、一个模式地训练。

多感官治疗能够帮助患儿改善异常的感知觉，促进其语言的发展，提高对环境的观察力和手眼的协调能力，让孤独症和智力低下患儿得到更全面的治疗。正常儿童也可进行较难的多感官训练。

第二十节　视听音乐训练操作规范

一、概述

（一）　概念

采用专门的电脑软件系统，用波段频率诱发听觉，对声音的各种感知和理解进行分析训练（包括言语和非言语声）。

（二）　适应证

1. 听力感知发育障碍者。
2. 情绪反应异常者。
3. 心理存在障碍者。
4. 智力发育落后者。

（三）　禁忌证

1. 严重精神异常者。
2. 严重癫痫患者。

二、操作方法与注意事项

（一）　操作方法

1. 确定存在问题，对症状、生理、情绪、社会状态进行全面评估。
2. 制定长期目标和短期计划。
3. 根据治疗目标，制定与其音乐能力相适应的音乐治疗计划。
（1）点击视听音乐统合训练系统中的模块，进入训练模块。
（2）针对性给予丰富的听觉刺激。
（3）配合视觉色彩刺激。

（二）　注意事项

1. 每次刺激训练后应适当休息，以免引起疲劳。
2. 仔细观察对声音的面部表情，适当调节听音强度。

3. 利用触摸屏调动听力障碍患者的动手能力，效果更佳。

4. 癫痫患者的时间和强度要适当降低。

5. 听觉敏感初期治疗应减少刺激量。

三、经验分享

1. 在第一阶段，音乐可以暂时越过认知过程而触及情绪和性格障碍。

2. 我们可以注意到，孩子越来越认知人和音乐，增加沟通的体验。

3. 第三阶段能够显示出明确的方向，走向一个具体的领域，患者能从中找到满意和成功的自我表达方法。

4. 奥尔夫乐器的使用，可以将唱、动、奏三种音乐表现融为一体，形成音乐游戏模式。

5. 舞动方法的运用是通过身体感受和动作，帮助患者建立自信，以及自主能力、行为能力、完成能力和承担能力等。

第二十一节　特殊教育（行为矫正）

一、概述

（一）概念

特殊教育是使用经过特别设计的课程、教材、教法和教学组织形式及教学设备，对特殊儿童进行培养，以达到不同预期目标的教育。其目的是最大限度地满足特殊儿童的教育需要，挖掘其潜能，使其增长知识，获得技能，增强社会适应能力，成为对社会有用的人才。

（二）适应证

智力低下、自闭症、脑瘫、21-3体综合征、脑炎后遗症等各类合并智力低下的儿童。

（三）禁忌证

1. 行为问题特别严重者。

2. 癫痫频发者。

3. 重度智障患儿（IQ<20分）。

4. 急性感染性疾病者。

二、操作方法与注意事项

（一）操作方法

1. 根据患儿的能力进行分班。

2. 授课内容：个人程序，启智特点，社会适应，手工精细，生活自理，唱游律动。

3. 授课形式：以小组授课为主、亲子互动。

4. 授课方式：蒙氏教育、ABA 应用行为分析法。

5. 授课时间：1 天 2 次。

（二） 注意事项

1. 家长可陪同上课，辅助孩子完成课程目标，上课勿打电话。

2. 禁止带锐利物和与训练无关的玩具。

3. 自带的学习用品要交给老师。

4. 按时上下课，因故不能上课要及时请假。

三、经验分享

1. 特殊教育的老师要耐心、细心，有爱心，多思考。特殊儿童因为自身缺陷某些方面会比较弱，即使很简单的内容也要训练成百上千遍方能掌握。要有很强的耐心和恒心，不轻言放弃。特殊孩子的每一点变化可能很微小，但却能产生很大影响，特教老师要细心观察孩子，从偶然的一句话或某一个动作中看到其能力的提升，抓住孩子的微小进步予以鼓励。对一些不良行为，要注意发现苗头，及时干预，避免其形成不好的习惯。教学中要多思考，如教学方法、教学步骤、成功的经验和不足，不断提升教学能力。

2. 做到因材施教。针对每个孩子的性格和能力采用适宜的教学方法和课程。对孩子表现好的地方及时给予表扬，激励其不断努力。同时，不断督促，严格教学。

3. 重视孩子的兴趣、爱好。这些孩子普遍注意力不佳，但往往对感兴趣的事物特别专注，故要根据每个孩子的兴趣选择教学方法。

4. 注重与家长进行沟通。家长是孩子教育的主体，老师的干预毕竟有限，只有家长与老师相互配合，孩子的进步才能更快。

第二十二节　认知知觉功能障碍训练规范操作

一、概述

（一） 概念

通过对患儿进行感觉、知觉、注意、记忆、思维、判断、想象和语言等方面的训练，提高的患儿认知水平，使其能接近正常的生活和学习，早日回归家庭和社会。

（二） 适应证

各类疾患引起的感知、认知功能障碍，发育落后，行为失常，反应缓慢，注意力不集中，语言障碍，学习困难，思维紊乱。

（三） 禁忌证

1. 全身状态不佳、意识丧失或障碍者。
2. 拒绝训练或完全无训练动机者。

二、操作方法与注意事项

（一） 操作方法

先进行认知检查，发现存在问题，制定计划，进行针对性训练。

1. 颜色 进行颜色的认知训练，红→黄→绿，慢慢过渡到颜色的认知，如橙→蓝→紫等。采用带颜色的图片、玩具或实物进行训练，以提高颜色的教识效果。

2. 形状 进行图形的认知训练，圆形→三角形→长方形，慢慢过渡到形状的认知，如菱形→椭圆形→梯形。采用图片、玩具或实物进行训练，以提高图形的教识效果。

3. 数字 进行数字的认知训练，由1~10，再到100以内的数字读法，慢慢过渡到点数、数的分解、加减法，以及钱币的认知。采用数字卡片、挂图、实物等进行训练，以提高数字的教识效果。

4. 拼音 进行单韵母的认知训练，如 a、o、e、i、u，慢慢过渡到声母、复韵母、整体认读音节的训练。采用拼音卡片、声音挂图等进行训练，以提高拼音的教识效果。

5. 字、词、句 进行从单字→词组→词语→句子的训练，采用汉字配图卡片等进行训练，以提高字、词、句的教识效果。

6. 书写 点线成形→笔画顺序→拼音书写→简单汉字书写。两点之间先连线，用图举例，根据图片再造句，如横线、竖线、斜线。根据线条再书写笔画顺序，最后到简单汉字的书写，完成汉字书写。

（二） 注意事项

1. 要选择安静的房间，避免干扰。
2. 每次训练前要根据患儿的评定结果和上次训练的反应，制定具体的训练计划，循序渐进地训练。
3. 治疗师要充分理解患儿，尊重其人格，使患儿对自身障碍有正确的认识，注意正面引导，避免直接否定患儿，以增强患儿的自信心，提高训练欲望。
4. 关注患儿的情绪变化，不要勉强进行，切忌批评患儿。

三、经验分享

1. 把训练者当作完整的常人，先从感情上得到认可，才能进入训练程序；称呼要亲切，态度要和蔼，表情要丰富甚至夸张。

2. 感认知训练是一种学习过程，形式和教具要多样化，要启发患儿兴趣和求知欲望，有条件的尽量将多种训练方法进行结合。

3. 训练形式多样化，可采取一对一、一对二、小组、大组等形式，根据患儿的情况开设相应的文化课，针对患儿的认知及学习能力进行训练。上述方法和步骤也适用成年人，训练计划需根据病情和患者情况而定，使患者早日恢复认知功能，回归家庭与社会。

第二十三节　超短波治疗仪操作规范

一、概述

（一）概念

超短波治疗仪是一种传统的治疗仪器，是将频率在 30~300MHz、波长为 10~1m 的超高频交流电作用于人体，通过一定的热效应而改善机体循环，达到消炎、消肿和镇痛的目的。

（二）适应证

急性、亚急性和慢性炎症，如肺炎、支气管炎、胃炎、肾炎、盆腔炎等。

（三）禁忌证

1. 高热、昏迷者。
2. 活动性出血者。
3. 局部有金属异物者。
4. 装有心脏起搏器者。
5. 活动性结核病者。

二、操作方法与注意事项

（一）操作方法

1. 先检查各开关钮在指定位置，电流输出在零位，电极导线的插头牢固。
2. 接通电源，治疗仪预热 2~3 分钟，按要求将电极放置于治疗部位。
3. 间隙调节：按照治疗仪的输出功率，根据病灶部位的深度、患者的温热感觉，调整治疗部位电极与治疗皮肤之间的间隙。
4. 将输出档调节至"治疗档"，人工或自动调谐，输出时不论应用何级剂量，必须使仪器输出谐振。

5. 治疗量根据患者治疗时局部温热感觉分为无热量、微热量、温热量、热量四级。

6. 治疗结束：将输出档调回到零位，关闭高压与电源，取下电缆，移开电极。

（二） 注意事项

1. 电容电极法作用比较深，电极并置作用比较浅，两电极的最近距离应大于6cm。

2. 治疗前除去患者身上的金属物品，局部衣物和皮肤要保持干燥，有感觉障碍者不能根据患者主诉调节剂量，头部不宜选择大功率治疗。

3. 输出电线不能交叉，每次治疗应使仪器保持谐振状态，注意询问患者治疗时的感受，严格控制剂量，有不适反应及时停止治疗，对症处理。

4. 对某些急性炎症、急性损伤、化脓性急性炎症疾病，采用无热量有显著疗效。

三、经验分享

临床上，对于急性炎症或急性病，一般用无热量（8~10分钟）或微热量（每次10~12分钟）；对于慢性炎症或慢性病用温热量或微热量（每次15~20分钟），热量一般很少用。

全身情况衰弱，均采用无热量治疗。对于儿童肺炎约10分钟。疗程根据病情发展而定，如一般急性炎症6~8次即有明显好转或可治愈，慢性炎症则需12~24次方可好转，癌症患者不宜用此治疗。

训练的时间应该短暂，一旦孩子感到厌烦，发现了任何形式的抵抗后，先要暂停和做心理诱导，不能强制训练。

第二十四节 经络导平治疗仪操作规范

一、概述

（一） 概念

经络导平治疗仪是一种应用现代医疗设备，其遵照中医理论，根据生物电子激导平衡疗法，安全运用上千伏高电压的脉冲电流，对患者人体中迟缓运行的不正常生物电子群进行超强刺激、超导激活，以疏通经脉，平衡阴阳，最终达到治疗疾病的目的。

（二） 适应证

针灸、推拿治疗的适应证也是经络导平治疗仪的适应证，涉及内、外、妇、儿、骨伤、皮肤、五官各科，如头痛、面神经麻痹、面肌抽搐、三叉神经痛、肋间神经痛、坐骨神经痛、中风、偏瘫、落枕、颈椎病、肩周炎、腱鞘炎等。

（三） 禁忌证

1. 活动期高血压，心脏病，出血性疾病，恶性肿瘤，骨折急性期。

2. 凡高度近视、可能眼底出血、视网膜剥脱者为禁忌证，禁止在头部取穴。

3. 对非开放性组织损伤，无明显活动性出血者，局部可选作"主穴"。

4. 对极度虚衰的患者，或存在潜在内出血可能的患者，功率不宜过强。

二、操作方法与注意事项

（一） 操作方法

"十字"操作方法与步骤要领：接、选、回、扎、插、开、调、增、关、理。

1. 接 接通"电源"。本机适用 220V 和 110V 两种电源。

2. 选 选强度。将强度开关旋至治疗疾病部位需要的档次。

3. 回 回始"0"。将所有按钮全部按回到"初始"状态或旋回到"0"位。

4. 扎 扎"电极"。在选定的每个穴位，固定扎紧电极棉垫。

5. 插 插"孔"。将导线插头按"极性"需要分别插入导平仪输出插孔内。

6. 开 开"总调"。按回"0"，然后将输出按钮开关按下，并逐渐开大"总调"按钮。

7. 调 调平衡。顺时针旋转为"增强"，逆时针旋转为"减弱"，分别调节正负。

8. 增 增申量。达到患者最大耐受量。

9. 关 关总调。结束时先关总调，然后将全部电极棉垫、导线、扎带拆下。

10. 埋 理"附件"。将用过的棉垫放在医用罐内，洗涤、清洁、整理导线。

（二） 注意事项

1. 佩戴植入式电子装置的患者，不可使用经络导平治疗仪。

2. 该机使用的电极采用通用式半圆球形、导电硅橡胶模压而成，与皮肤接触处隔以注水柔质电片，不能用其他电片替代。

3. 治疗前要告诉患者局部感觉似小锤敲打，不是刺痛感。

4. 注意患者的表情变化，若出现异常，立即切断电源。

5. 严防棉垫滑脱，以免电极片直接接触皮肤引起电烧伤。

6. 使用导平推拿时，颈前血管、神经密布区禁止推拿。

三、经验分享

经络导平治疗仪运用的是中医调节人体阴阳平衡的理论，所以要重点学习《针灸学》，掌握经络、腧穴及作用，以便灵活应用。经络导平治疗仪的正负极一定不能搞错，主穴必须是负极，否则适得其反。临床使用过程中须根据患者病情拟定治疗处方（如强度、频率等）。

第二十五节 导平推拿操作规范

一、概述

（一）概念

导平推拿是借助特制的导推工具与经络导平治疗仪连接，针对患者的病变部位及相应部位进行动态治疗的一种方法，即人工电按摩。肌肉在接受 10Hz 或 60Hz 频率的刺激下，肌腱内的张力感受器会发生变化，从而使机体功能得以恢复。

（二）适应证

各种原因引起的肌张力增高、肌力降低疾病；脑与脊髓损伤所致的肢体瘫痪、废用性萎缩等。

（三）禁忌证

体内有金属异物、高热、皮肤过敏、破损、感染、皮疹等。

二、操作方法与注意事项

（一）操作方法

1. 治疗前准备：打开电源，检测每一个频率是否可正常工作，正确连接导推轮（-）和导线（+），旋钮全部顺时针调到低位（最大输出量），暴露患者治疗部位，寻找穴位，固定好扎带，接好导线，打湿导推轮，放于病灶区来回滚动 3~4 次。

2. 治疗部位喷中药导推液，边推边喷，以增加导电量。

3. 治疗操作：根据患者情况调节电流输出，由小到大。

运用导推手法：搓、推、拉、揉、压移、揉移六种手法，松弛肌肉紧张。

（1）搓：使用中等压力在患者病灶区大面积中速前进或后退为"搓"。在大面积病灶区寻找压痛点，为起始手法，小电量，让患者放松，然后逐步适应。

（2）推：轻压力、快速（10~20cm/s）地在病灶区向前滚动为推。一直推到主病灶点，推是拉、压移、揉移的过渡。

（3）拉：中等压力，中慢速，从患者主病灶点向离心方向来回滚动，目的是将压痛点上大量聚集的生物电子打散拉开，向前、向上为推，向后、向下为拉。

（4）揉：揉是以重压力在压痛点上进行无位移的画圈，目的是打散生物电子的聚集。时间不能过长，数秒即可。揉→揉移→推是一个循环。

（5）压移：用重压力慢速的拉为压移，通常 1~2cm/s。

（6）揉移：揉移是揉与压移的结合，即一边揉一边慢慢向离心方向移动，大面积滚动 1 分钟，放松结束。

4. 治疗结束按停止键，解开扎带，整理导线，清洗导推轮，消毒。

（二） 注意事项

1. 治疗前打湿导推轮，放于暴露的病灶区来回滚动才可启动电流输出。

2. 病灶区治疗过程中，导推轮不能离开病灶区或停留在某一部位。如要变更治疗部位，需将电流输出回 "0"。注意电流由小到大，手法由轻到重。

3. 治疗结束后按停止键，将导推轮离开治疗部位。

4. 导推轮每天常规 84 液消毒，最好一人一轮。

三、经验分享

导平推拿是降低脑瘫患儿肌张力的一种行之有效的方法，有效率在 90% 以上。疗效的关键是治疗者的手法要规范，要有一定的力度。此外，时间要 1 个月以上，"欲速则不达"。随着年龄的增长，孩子的骨骼也在长，同时肌肉也应被动拉长，否则增高的肌张力会引起肌肉挛缩。

第二十六节　低频电疗法操作规范

一、概述

（一） 概念

频率在 1000Hz 以下的脉冲电流称中频电流，或低频脉冲电流。采用低频率脉冲电流治疗疾病的方法称低频电疗法，又称低频脉冲电疗法。

低频电疗法包括神经肌肉电刺激疗法、TENS 疗法、电体操疗法、功能性电刺激疗法、痉挛肌电刺激疗法、感应电疗法、电兴奋疗法、电睡眠疗法、间动电疗法、超刺激电疗法、直角脉冲脊髓通电疗法、脊髓电刺激疗法、微电流疗法、高压脉冲电疗法。

（二） 适应证

1. 各种扭挫伤、肌筋膜炎、瘢痕、粘连、慢性炎症等软组织疾病，颈椎病、腰椎间盘突出症、各种骨关节疾病、脉管炎及血管疾病等。

2. 各种神经炎、脑与脊髓损伤所致的肢体瘫痪、废用性肌萎缩、尿潴留、肌张力低下、迟缓性便秘、癔症性瘫痪、外周神经损伤等。

（三） 禁忌证

1. 出血倾向、癫痫、传染性疾病、各种重要脏器疾病急性进展期和危重期。

2. 金属异物及结核病灶局部，安装有心脏起搏器者，心前区、颈动脉窦区、体腔、孕妇腰腹部等特定部位，皮肤过敏、破损、感染、皮疹等区域。

二、操作方法与注意事项

（一） 操作方法

根据治疗需要选择具有相关波形和参数的低频电疗仪，如感应电疗仪、直流感应电疗仪、经皮神经电刺激治疗仪、功能性电刺激仪等，仪器有相应的电极、衬垫、导线等配件。

1. 治疗前准备 依据治疗目的与部位选择电极，检查电极、导线连接是否正确，将电流输出调至零位后开机。暴露治疗区域皮肤，根据需要放置电极，采取并置法或对置法，电极紧密、平整地接触皮肤。

2. 治疗操作 选择所需波形与物理参数，缓慢调节电流强度，直至达到治疗量。治疗量可用电流量直接表示，也可用感觉阈、运动阈等人体反应情况表示。治疗期间，可根据需要调节电流输出强度。采用移动法治疗时，以单点手柄电极为主电极。

（二） 注意事项

1. 以兴奋神经肌肉为主要治疗目的时，神经肌肉电诊断有助于治疗参数的选择。将治疗中的正常感觉和可能的异常感觉告知患者，使其更好地配合治疗。

2. 治疗时，皮肤的微细损伤处可垫上绝缘衬垫，采用低频电疗法。对局部感觉障碍区域进行治疗时，需采用低电流强度，谨慎治疗。电极要固定良好，保证治疗过程中电极不滑落。

3. 治疗时，仔细参看仪器说明书和操作注意事项。

三、经验分享

1. 消除患者恐惧心理。患者因未接触过此类仪器，治疗前难免会出现紧张、害怕等情绪，治疗师要告知患者治疗的作用，治疗中没有痛苦，以取得患者配合。

2. 对感觉障碍患者治疗强度不宜太大，以免发生电灼伤。

3. 采用床边治疗者，治疗前先接电源，然后开机；治疗结束，先关治疗机，再拔电源，以免蓄积电流通过人体。

第二十七节 中频电疗法操作规范

一、概述

（一） 概念

频率在 1~100KHz 的脉冲电流称中频电流，用中频电流治疗疾病的方法叫中频电疗法。中频电疗法包括等幅中频电疗法、低频调制中频电疗法、干扰电疗法、音乐电疗法等。

（二） 适应证

1. 各种扭挫伤、肌筋膜炎、各种神经炎、各种关节损伤等。
2. 废用性肌萎缩、尿潴留、中枢神经和周围神经疾病所导致的功能障碍。
3. 瘢痕与挛缩、浸润性硬化与粘连、血肿机化、乳腺增生等。

（三） 禁忌证

1. 有出血倾向者。
2. 有金属异物。
3. 安装心脏起搏器者。
4. 心前区部位。
5. 孕妇腰腹部。

中频电疗的禁忌证参照低频电疗禁忌证。

二、操作方法与注意事项

（一） 操作方法

根据治疗需要选择具有相关波形和参数的中频电疗机，仪器有相应的电极、衬垫、导线、耳机、磁带等配件。

1. 治疗前准备 根据治疗目的与部位选择电极，将仪器的电流输出钮调至零后开机。暴露治疗区域皮肤，采取并置法或对置法或交叉并置法，电极紧密平整地接触皮肤。

2. 治疗操作 选择恰当的处方，缓慢调节刺激强度，治疗量以感觉阈或运动阈为依据；治疗中可根据需要调节强度。

3. 治疗结束 将电流输出钮调至零位，取下电极后检查治疗部位皮肤情况，然后关机。必要时，清洗消毒电极衬垫。

（二） 注意事项

1. 治疗前 需将治疗中的正常感觉和可能的异常感觉告知患者，使患者更好地配合治疗。皮肤局部的微细损伤可垫上绝缘衬垫，使用中频电疗法。

2. 治疗中 进行局部感觉障碍区域治疗时，需小剂量谨慎治疗。电极要固定良好，保证治疗过程中电极不滑落。采用干扰电治疗时，要保证病变部位处于两路或多路电流交叉的中心。

三、经验分享

1. 注意消除患者的恐惧心理。患者因未接触过这类仪器，治疗前会出现紧张、害怕心理，治疗师需告知患者治疗的作用，治疗过程没有痛苦，以取得患者配合。

2. 治疗师要熟悉肌肉解剖知识，能够准确定位患者体表位置。

3. 对感觉障碍患者治疗时，强度不宜太大，以免发生电灼伤。

4. 床边治疗时，治疗前，先插电源再开机；结束治疗后，先关闭治疗机，再关电源，以免电流通过人体。

第二十八节 颈椎牵引操作规范

一、概述

（一） 概念

颈椎牵引是依据力学中作用力与反作用力的原理，应用现代化电脑调控的牵引装置，对颈部施加牵拉力，使颈椎椎体各关节面发生一定的分离，周围软组织得到适当牵引，从而达到复位、固定、减轻神经根压迫、纠正关节畸形的物理治疗方法。

（二） 适应证

神经根型颈椎病、颈型颈椎病、症状较轻的椎动脉型颈椎病、交感神经型颈椎病等。

（三） 禁忌证

重度骨质疏松、骨折、年迈体弱不能耐受牵引者。

二、操作方法与注意事项

（一） 操作方法

1. 体位 一般采取坐位牵引，牵引带分别拖住下颌和后枕部。

2. 角度 根据颈椎病变部位及颈椎曲度选择，可以采用中立位、前屈位或后伸位。上位颈椎疾患多采用中立位牵引，下位颈椎疾患多采用前屈位牵引，角度10°~30°。椎动脉型和较轻的脊髓型颈椎病采用中立位牵引。

3. 时间 颈椎牵引的时间以15~30分钟为宜，每日1~2次，10~14次为1个疗程。

4. 重量 一般以体重的8%~10%开始牵引。根据患者体质及颈部肌肉发达情况逐渐增加牵引重量，通常每3~5天增加1kg。如症状有所改善，可维持此重量；如果症状没有改善，可适当增加重量，最大可达10~12kg。

（二） 注意事项

1. 颈椎牵引过程中禁止说话，禁止使用手机。

2. 牵引结束时，缓慢解除牵引力后取下牵引带。患者需静坐 10 分钟后再站起离开。

3. 如果牵引中患者出现头晕、心慌、出冷汗或症状加重，应立即中止牵引，并给予相应处理。

4. 牵引的力度因人而异，但不可过大，特别对老年人千万小心。

三、经验分享

1. 操作要规范，这对提高医疗质量、防范医疗事故意义重大。

2. 理论结合实际，修改后的操作规范更贴近临床。

3. 治疗前必须拍颈椎片，以明确诊断，了解病情。

4. 根据病情，1 个疗程 5~10 天，配合中频和颈部体操，疗效会更好。

第二十九节　腰椎牵引操作规范

一、概述

（一）概念

腰椎牵引是应用力学中的作用力与反作用力原理，通过徒手、机械或电动牵引装置，对腰椎施加牵拉力，使关节面发生一定分离，周围软组织得到适当牵伸，达到复位、固定、减轻神经根压迫、纠正关节畸形目的的一种物理治疗方法。

（二）适应证

椎间盘突出、脊柱小关节紊乱、颈背痛、腰背痛及腰腿痛等。

（三）禁忌证

重度骨质疏松、骨折、年迈体弱不能耐受牵引者等。

二、操作方法与注意事项

（一）操作方法与步骤

1. 操作方法

（1）间断性牵引：是指牵引过程中牵引力间断性地放松 5~10 秒然后再牵引。如此反复多次，每次牵引 20~30 分钟。

（2）持续性牵引：是指牵引持续作用于脊柱 20~30 分钟不放松。

2. 操作步骤

（1）患者取仰卧位，上身通过肩部固定带固定，腰椎牵引带捆绑于腰部，下肢伸直或双膝屈曲。

（2）牵引力的初始重量一般不超过体重的 60%，可先用体重 60%～80%（30～40kg）的重量开始，起效后逐渐增加，通常每 3～5 天增加 2～4kg，增加至患者耐受的重量。

（3）每次牵引 20～30 分钟，每日 1 次，10～14 次为 1 个疗程。

（二）注意事项

1. 除掌握好禁忌证与适应证外，还可配合其他治疗方法，如药物、肌力训练等。

2. 如果经 2～3 次牵引症状无明显改善或反而加重，应停止治疗。牵引结束后，松开骨盆带不宜过快，以免腹部压力突然降低引起不适。患者需休息 10 分钟后再站立。

4. 腰围固定有利于增加腰椎的稳定性，故牵引后需使用腰围固定。

5. 恢复期患者每天可进行正确的腰部肌肉训练，以增强腰椎的稳定性。

三、经验分享

1. 操作要规范，这对提高医疗质量、防范医疗事故十分重要。

2. 相关文献和实际操作结果显示，修改后的操作规范更贴近临床。

3. 治疗前必须明确诊断。

第三十节　脑功能治疗仪操作规范

一、概述

（一）概念

脑功能治疗仪是以微机处理为基础，利用交变电磁场、仿真生物电对相关疾病进行治疗的医疗仪器，分磁疗和电疗两部分。

1. 磁疗　磁疗是通过特制的治疗发生体输出特定规律交变电磁场作用于脑细胞和脑血管，以改变病灶区代谢环境，使参与代谢的酶活性增高。其能扩张脑血管并有促进血循环、建立侧支循环的作用；对损伤的脑细胞可起到促进新陈代谢、增强修复能力的作用；可调节植物神经功能，纠正精神活动紊乱。

2. 电疗　电疗是通过对小脑顶核进行电刺激的方式来扩张大脑血管，改善脑部微循环，同时对条件性中枢神经源性神经起到保护作用。通过对患肢肌肉神经系统的电刺激，起到肢体功能的模拟主动运动，从而改善神经系统的传导功能，达到促进收缩肌肉及神经系统康复的效果。

（二）适应证

磁疗部分适用于缺血性脑血管病、神经症（焦虑、神经衰弱、失眠、脑疲劳等症状）、脑损伤性疾病的辅助治疗。

电疗部分适用于缺血性脑血管疾病、脑损伤性疾病、小儿脑瘫及由上述疾病引起的肢体运动功能障碍；焦虑、失眠、偏头痛。

（三） 禁忌证

1. 全身及应急出血性疾病的急性期患者。
2. 颅内感染、颅内肿瘤患者。
3. 孕妇。
4. 重症心脏病及使用心脏起搏器者。

二、操作方法与注意事项

（一） 操作方法

1. 磁疗部分

（1）接电源，接治疗帽输出线，开启电源开关。
（2）戴治疗帽，磁块分别放在前额正中部、双侧颈部和双侧枕部。
（3）按"设置停止"键。
（4）按键，选择时间20分钟，强度设置、振幅设置、频率设置。
（5）开按"启动/暂停"键，仪器进入工作状态，开始倒计时。
（6）关按"设置/停止"键，仪器停止工作，取下治疗帽，关掉电源。

2. 电疗部分

（1）接通电源，接治疗电极输出线，开启电源开关。
（2）清洁乳突及治疗部位，注意用凉白开棉球，勿用酒精棉球，并检查是否有异常。
（3）固定电极片组扣及电片，固定用扎带。
（4）选按"设置停止"键，选择治疗处方。
（5）将主强，轴强1、2键设置到最小（见说明书），选择时间20分钟。
（6）开按"启动/暂停"键，仪器进入工作状态，开始倒计时，再将主强逐渐增加到患者的耐受量。建议对儿童，主强设置1~3，对耐受力较强的患儿可用4或5，主频不限。对成人，主强设置为3~7，对耐受力较强的患者用8或9，主频不限。对感觉功能障碍或无法表达感受的患者，儿童主强设置为2，主频设置为5；成人主强设置为5，主频设置为5。
（7）治疗结束，按"设置/停止"键。
（8）取下电极组和电极片，先取下治疗线、固定扎带，再取下粘贴电极，然后关闭电源开关。

（二） 注意事项

1. 操作过程中禁用酒精清洁皮肤，因为会造成极大阻抗，影响治疗效果。

2. 患者对微振动感到不适时，可将微振动关闭。关闭后治疗量会有所减弱，但不会影响治疗效果。

3. 将高频手术设备与本治疗仪同时用于一个患者时，电疗电极处有可能引起烧伤，并可造成治疗仪的损坏。

4. 靠近短波或微波治疗设备使用电疗部分，会引起电疗的部分输出不稳。

5. 靠近胸部使用电极会增加心脏纤颤的危险。

6. 治疗仪的附电极输出电流密度可能超过 2mA，操作者应特别注意。

7. 如果没有医嘱，应劝告使用植入式电子装置的患者不使用该治疗仪。

三、经验分享

磁疗和电疗的使用视患者情况而定，可以单独使用，也可两者结合使用。其具有无创、方便、安全的优点，用于脑瘫、智力低下、脑炎后遗症、脑发育不全，偏头痛、失眠、多梦、脑疲劳、焦虑等均有明显效果。注意缺血性脑血管疾病、小儿脑瘫康复、颅脑损伤性疾病这三种情况可采用辅电击治疗。电极片连接好后将其贴于肢体或人体其他部位，用绑带辅助固定，按治疗需要用于患肢肌内组织运动神经点。

第三十一节 气压治疗仪操作规范

一、概述

（一）概念

气压治疗是通过对肢体施加周期性的空气压力，以促进血液和组织液循环的一种治疗手段。

（二）适应证

肢体水肿（血管型）、肩手综合征、疼痛、酸胀、肢体沉重感、肢体活动不良。

（三）禁忌证

皮肤病、心功能不全、急性静脉血栓、深部血栓性静脉炎、肺水肿、高血压活动期、心功能不全、肢体感染、溃疡性皮疹、肢体置入异物等。

二、操作方法与注意事项

（一）操作方法

1. 患者取坐位或仰卧位。
2. 选择合适的气囊套在患肢上，并拉好拉链。

3. 将导气管按顺序插在气囊接口上。

4. 设定压力和时间，打开电源即可开始治疗。注意初次治疗，压力从 50~70mmHg 开始，之后根据情况逐渐提高压力。

5. 治疗完毕关电源，把气管、肢体套筒收妥，注意不要使通气管折成锐角；将电源线从电源插座拔下收妥。

6. 每日治疗 1~2 次，每次 20~30 分钟，6~10 次为 1 个疗程，疗程间隔 1~2 天。

（二）注意事项

1. 必须先明确诊断，特别是老年人要注意原发病。

2. 检查治疗部位有无出血点、溃疡、压疮等异常情况。

3. 治疗过程中密切观察患肢的肤色变化，并询问患者的感觉，根据情况及时调整治疗量。

4. 调整压力的大小应慎重，因为压力过大，不仅会使管壁较薄的静脉和管壁较厚的动脉受压导致管腔闭合，从而加重动脉循环障碍，甚至会造成新的损伤。因此，治疗过程中一般只调节作用时间，而不调节压力大小。

三、经验分享

成人脑血管病的初始压力为 30mmHg，根据病情可渐增，但不宜超过 50mmHg。由于应用时间较短，仅作为偏瘫患者的初期辅助治疗，没有发生异常现象，对其他疾病和儿童的治疗尚需探索。

第三十二节 中药熏蒸疗法操作规范

一、概述

（一）概念

中药熏蒸疗法是利用皮肤的吸收、渗透、排泄特性，通过中草药煎煮产生的热气熏蒸机体表面，使热气通过皮肤的孔窍和腧穴等进入血液循环，发挥药效，从而达到治疗效果的方法。其利用温热效应，使新陈代谢旺盛，局部组织营养和全身机能得到改善；通过毛孔开放、出汗等，将体内的代谢产物和有害物质排出体外。

（二）适应证

各型脑瘫皮肤病，风、寒、湿引起的感冒疼痛者。

（三）禁忌证

1. 高热、结核病、皮肤破损、过敏者。

2. 重症高血压、重症贫血者。

3. 严重肝肾疾病患者。

4. 孕妇及经期妇女。

二、操作方法与注意事项

（一） 操作方法

1. 关排水阀门，开进水阀门，接通电源，打开治疗仪主机面板开关，调节预热时间（30 分钟以上）和温度（夏季 38~40℃，冬季 42~48℃）。

2. 铺好舱内垫子，盖好熏蒸盖，根据疾病类型把准备好的中草药放入药炉内（50g/包），预热蒸汽机。

3. 30 分钟后达到设置温度，暴露治疗部位，将患儿放于舱内，盖上盖子，调治疗时间 20 分钟/次，开始治疗。

4. 治疗结束，治疗仪停止工作。治疗师打开熏蒸盖，家属用浴巾包裹患儿出舱。

5. 治疗师更换纱布，重新盖好熏蒸盖，调节控制面板上的温度和时间，准备下一位患儿的治疗。

（二） 注意事项

1. 患儿治疗前上卫生间，小患儿需戴尿不湿。室内温度不要过高（37~42℃），以防汗出过多造成窒息，体虚更需慎重。

2. 治疗过程中要随时测量蒸汽舱内的温度，观察水位。观察患儿的面色及反应，以防止患儿蹬开气垫，烫伤。

3. 治疗后要注意保暖，防止感冒，嘱家属让患儿多饮水。

4. 共用熏蒸物品要注意清洁、消毒。

5. 定期保养熏蒸机。

三、经验分享

采用中药熏蒸疗法患者较舒适，减少了打针、吃药的痛苦，可谓标本兼治。

主要参考书目

[1] 窦祖林 . 作业治疗学 . 2 版 . 北京：人民卫生出版社，2017.

[2] 李奎成 . 作业治疗学 . 北京：人民卫生出版社，2017.

[3] 闵水平 . 作业治疗技术 . 2 版 . 北京：人民卫生出版社，2014.

[4] 燕铁斌 . 物理治疗学 . 2 版 . 北京：人民卫生出版社，2013.

[5] 纪树荣 . 运动疗法技术学 . 北京：华夏出版社，2011.

[6] 章稼 . 运动治疗技术 . 2 版 . 北京：人民卫生出版社，2014.

[7] 沈雪勇 . 经络腧穴学 . 北京：中国中医药出版社，2003.

[8] 高莉萍，邱波 . 传统康复治疗学 . 上海：复旦大学出版社，2009.

[9] 陈健尔，甄德江 . 中国传统康复技术 . 2 版 . 北京：人民卫生出版社，2014.

[10] 王玉龙 . 康复评定技术 . 2 版 . 北京：人民卫生出版社，2014.

[11] 恽小平 . 康复疗法评定学 . 北京：华夏出版社，2008.

[12] 王诗忠 . 康复评定学 . 北京：人民卫生出版社，2012.

[13] 章稼 . 康复功能评定 . 北京：人民卫生出版社，2002.